『연부조직 이완법』 개정증보판

연부조직과 통증유발점 이완법

Soft Tissue and Trigger Point Release

제인 존슨, MCSP, MSC 지음

대표 역자 백형진

대성의학사

『연부조직 이완법』 개정증보판

연부조직과 통증유발점 이완법

Soft Tissue and Trigger Point Release

2판 1쇄 펴냄: 2020년 11월 6일

지은이: 제인 존슨
옮긴이: 김성언, 김주영, 김현수, 김진영, 김준우, 김영훈, 박강균,
박원일, 백형진, 양지혜, 임원현, 전박근, 정한겸, 최희정
펴낸이: 권오현
펴낸곳: 대성의학사

출판등록 2009년 6월 22일(제301-2013-095호)
서울특별시 중구 을지로 126-1 (을지로3가, 3층)
전화 02)2279-3444 / 팩스 02)2285-0108
Homepage www.medibook.co.kr

값 43,000원

ISBN 979-11-90868-07-5(13690)

차례

Part II. 연부조직 이완 치료법

Part IV. 연부조직 이완법 프로그램

역자 서문

현대사회의 근골격계 문제는 대부분 잘못된 자세, 스트레스, 과사용, 외상 등에 의해 발생하고 이로 인해 고통을 받는 사람들이 많이 있습니다. 이러한 근골격계 문제를 해결하기 위한 방법으로 연부조직과 통증유발점 이완법, 심부조직 마사지, 치료적 스트레칭 등 수많은 방법이 있습니다. 그중에서도 이 책은 기존『연부조직 이완법』의 개정증보판으로 통증유발점에 대한 핵심 내용과 아울러 150개 이상의 새로운 사진과 21개의 통증유발점 삽화가 추가되었고, 사례 연구들과 치료사의 도움 없이 스스로 능동적으로 치료할 수 있는 방법이 소개되어 있습니다. 일상생활에서 활용할 수 있는 간단한 도구나 스스로 근골격계 문제를 해결할 수 있는 방법과 통증유발점에 대한 핵심 내용을 요약해서 각 근육별 능동적, 수동적, 능동-보조적 STR을 적용하는 방법을 요약해서 제공합니다.

현장에 계신 수많은 전문가 분들이 연부조직과 통증유발점 이완법과 함께 이 책의 지식과 지혜를 활용하여 나와 고객에게 부상 없이 건강한 삶을 영위할 수 있도록 실천하는 데 도움을 줄 수 있기를 바랍니다.

대표 역자 백형진

시리즈 서문

치료사를 위한 실습 가이드 시리즈는 원래 마사지 치료사들에게 최고의 임상 및 교육 리소스를 제공하기 위해 개발되었다. 그런데 배우고 사용하는 기술을 뒷받침하는 자료들을 바탕으로 『연부조직 이완법』, 『심부조직 마사지』, 『스포츠 마사지』가 출간되었고, 큰 인기를 끌었다. 그에 힘입어 잇따라 『치료적 스트레칭』과 『근막 이완』이 출간되었다. 그 결과 다른 분야의 전문가들이 시리즈의 자료를 사용하고 즐기기 시작하면서 자세 평가 및 비대칭 자세 교정을 포함하여 범위가 확장되어 특히 물리치료사, 정골요법사, 카이로프랙터, 트레이너, 필라테스 지도자, 요가 강사들에게 인기를 얻고 있다.

치료사를 위한 실습 가이드 시리즈의 핵심은 보디워커가 활용할 수 있는 특정 평가 및 치료 도구를 제공하는 것이다. 시리즈의 각 책에는 기술에 대한 간단한 설명이 포함되어 있으며, 종종 단계별 접근 방식과 컬러 사진을 제공한다. 수년간의 경험을 바탕으로 치료 전문가가 기술을 적용하여 능숙해지도록 돕는 유용한 조언이 포함된 팁을 제공한다.

간단한 질문에는 특정 문제가 있는 고객에게 기술을 사용하는 방법의 예시가 포함되어 있다. 각 장 끝에 독자가 지식과 기술을 테스트할 수 있도록 하는 질문이 있으며, 이는 특히 시험에 응시하려는 사람들에게 도움이 된다. 답은 이 책의 마지막에 있다.

치료사를 위한 실습 가이드 시리즈의 정보는 이러한 제목을 교과서로 사용하여 이러한 과목의 과정을 지원하는 교사나 강사에게도 유용하다.

자세 평가 및 자세 교정은 온라인 과정을 통해 지원되며, 완료되면 다양한 관리 기관에서 학점을 제공한다. 시리즈는 다른 주제를 위해 유사한 과정이 개발되고 있다.

서문

기존의 치료 방법에 연부조직 이완법을 추가하고 싶은 모든 치료사들을 위해 작성된 최초의 책인 『연부조직 이완법』은 2009년에 출판되었다. 사진은 단계별 설명을 지원하는 독립형 설명이 포함되도록 설계되었다. 초판은 연부조직 이완법 워크숍에 참석하거나 스포츠 마사지 요법과 같은 긴 과정을 공부하는 치료사에게 유용한 내용으로 입증되었다. 이 기술에 대해 이미 훈련을 받은 치료 전문가들에게도 이 책이 도움이 되는 참고 자료라고 생각했다. 이러한 형태의 방법은 스포츠 치료사, 물리치료사, 정골요법사, 카이로프랙터 및 기타 보디워커들에게도 유용할 수 있다.

이 실습 가이드가 출판된 지 10년이 지나 개정증보판인 『연부조직과 통증유발점 이완법』을 선보인다. 여기에는 내용 보완은 물론이고 사진, 삽화 및 표를 추가하였고, 가장 중요한 추가 사항 중 하나는 STR을 사용하여 통증유발점을 비활성화하는 방법을 포함했다는 것이다.

1장은 기술 적용 방법과 같은 기술 적용에 대한 일반적인 질문에 대한 답을 제공한다. '이 기술은 어떻게 적용하는가?, 누구에게 그것을 적용해야 하는가?, 언제 어디에 적용해야 하는가?, 이 기술의 장점은 무엇인가?' 이 장에서는 통증유발점의 비활성화를 위한 STR 기술 적용과 신장법에 대한 현재 연구에 대한 두 가지 새로운 부분이 있다. 통증유발점에 대한 새로운 부분에서는 현재 상태, 적용해야 하는 이유, 식별 방법 및 STR을 사용하여 비활성화하는 방법에 대해 설명한다. 이러한 점을 명확히 하기 위해 수동형 STR에 대한 단계별 설명이 8장에 사진과 함께 추가되었다.

2장에서는 STR을 준비하는 방법에 대해 설명하고 추가적인 손 기술과 근육을 잡는 방법을 보여 주는 새로운 사진이 있다. 시각통증척도(VAS)의 그림이 추가되었으며, 근육 길이 검사 사진이 효과 측정 섹션에 추가되었다.

3장, 4장 및 5장에서는 수동적, 능동-보조적 및 능동적 등 다양한 형태의 STR을 적용하는 방법에 대한 자세한 정보를 제공한다. 이 장들 각각에 잡는 방향, 근육과 피부를 느슨하게 하는 방법과 압력 방향 등 3가지 새로운 섹션이 추가되었다. 각 장의 사진에 화살표가 추가되어 잡는 방법이 적용될 때 조직의 문제를 극복하기 위해 어떤 방향으로 압력이 적용되어야 하는지 보여 준다. 각 장에는 해당 형태의 STR을 통증유발점의 비활성화를 위해 적용하는 방법에 대한 섹션이 있다. 또한 각 장에는 해당 장에서 설명한 모든 기술을 보여 주는 축소판 사진이 있는 개요표가 있다. 독자는 STR의 적용 방법을 학습할 때 이 체크 리스트를 활용할 수 있다. 마지막으로, 각 장에는 특정 형태의 STR을 능숙하게 사용하는 방법에 대한 아이디어가 담긴 새로운 섹션이 있다.

4장에는 새로운 사진과 삽화가 있다. 또한 새로운 표는 일반적으로 어느 근육이 중립 위치에서 치료되고 어느 근육이 단축되는지 보여 준다. 새로운 섹션에서는 능동-보조적 STR을 오일 마사지에 통합하는 방법을 설명하고 이 기술의 새로운 형태의 글라이딩 STR을 도입했다. 능동-보조적 STR을 설명하는 새로운 섹션으로 ITB, 극하근, 이두근 및 삼두근이 추가되었다.

5장에는 새로운 사진 및 삽화와 함께 둔근, 승모근, 사각근, 능형근과 흉근에 능동적 STR을 적용하는 방법을 설명하는 새로운 섹션이 있다.

3부에는 3개의 장이 있으며, 각 장은 다른 신체 부위에 STR을 적용하는 데 중점을 둔다. 6장에서는 몸통 근육(능형근, 흉근, 견갑거근, 상부 승모근, 척추기립근, 사각근)에 STR을 적용하는 방법을 설명한다. 7장은 하지, 허리, 종아리 장경인대(ITB), 대퇴사두근, 전경골근, 비골근, 둔근 및 장골근 신장법을 포함하고 있다. 8장에서는 상지 근육(삼두근, 이두근, 어깨, 극하근, 손목과 손가락 신전 및 굴곡근)에 STR을 적용하는 데 중점을 둔다. 이 세 장의 각 근육에 대한 그림이 추가되었으며 일반적인 통증유발점을 보여 주는 그림과 STR을 사용하여 근육을 다루는 방법에 대한 설명이 추가되었다. 특정 근육에서 통증유발점의 비활성화와 관련된 참조 내용이 전체에 포함되었다. 이 장의 사진에 화살표가 추가되어 기술이 시작될 때 피부의 어느 방향으로 느슨하게 되는지 보여 준다. 치료의 위치를 바꿀 수 있는 방법이 모든 장에 추가되었다.

6장에는 몸통의 연부조직 이완법인 능동적 STR을 능형근과 흉근 및 승모근, 사각근 적용하는 사진, 해부학 그림 및 새로운 섹션이 추가되었다.

7장에는 하지에 대한 새로운 사진과 해부학 삽화 및 대둔근의 수동적 STR과 ITB에 능동-보조적 STR에 대한 새로운 섹션이 추가되었다.

8장에는 상지에 대한 연부조직 이완법인 수동적 STR과 능동-보조적 STR에 대한 새로운 사진과 삽화가 있다.

마지막으로 4부에서는 고객 상담 및 개별화된 STR 프로그램 설계에 관한 포괄적인 장이 포함되어 있다. 세 번째 장에 두 가지 새로운 사례 연구가 추가되었다. 특히 통증유발점의 비활성화에 STR을 적용하는 방법에 대한 내용이다. 요약하자면, 『연부조직과 통증유발점 이완법』에는 다음과 같은 추가 사항이 포함된다.

- 새로운 사진 153장
- 해부학 그림 21개
- 도구를 적용하는 데 사용되는 사진
- 연부조직에서 느슨해지기 위해 압력을 가하는 방향을 나타내는 화살표
- 치료 위치의 변형을 설명하는 사진 및 글
- 신장법에 대한 연재 연구에 대한 정보
- 통증유발점의 비활성화를 위해 STR을 사용하는 새로운 섹션
- 21개 근육 각각에서 발견되는 공통된 통증유발점의 삽화
- 글 전체에 대한 추가 팁
- 3~5장까지의 개요표는 이 장에서 설명한 모든 기술과 위치를 보여 주는 축소판 사진

- 특정 장의 STR의 적용에 능숙해지는 방법에 대한 아이디어가 추가된 각 장의 새로운 섹션
- 어깨 내전에 수동 STR을 적용하는 방법을 설명하는 새로운 섹션
- ITB, 극하근, 이두근 및 삼두근에 대한 능동-보조적 STR을 설명하는 새로운 섹션
- 둔근, 승모근, 사각근, 능형근 및 흉근에 능동적 STR을 적용하는 방법을 설명하는 새로운 섹션

PART I

연부조직 이완법 들어가기

이 책의 첫 부분에서 여러분은 뛰어난 치료법을 시작하는 데 필요한 모든 사항을 알게 될 것이다.

1장에서는 STR이 필요한 고객의 유형과 그 방법이 작용하는 방식, 시술될 수 있는 환경의 유형 등 도움이 되는 조건의 형태와 이점 등에 관하여 배울 것이다. 여기에서는 통증유발점에 대한 정보와 STR을 사용하여 통증유발점을 치료하는 방법도 있다. STR은 신장법이기 때문에 이 장에서는 이 주제에 대한 몇 가지 연구로 끝을 맺는다. 2장에서는 신체를 사용하여 STR을 적용하는 방법과 유용한 도구에 대한 정보와 사용 시기를 설명한다. 또한 고객 상담의 중요성, STR의 적용에 대한 간단한 안전사항 그리고 이 세 가지 방법의 간략한 설명이 제공될 것이다. 이 책의 전반을 학습하면서 손쉽게 참조할 수 있도록 문제 해결을 위한 여러 조언, 빈번하게 등장하는 질문에 대한 답변 등과 함께 STR의 효과를 측정하기 위한 방법 등이 이 장에서 다루어진다. 이 장과 뒤따르는 각 장의 끝부분에서는 자신의 이해 정도를 확인하기 위하여 스스로가 답해 보도록 몇 가지 간단한 질문이 제시되어 있다.

연부조직 이완법의 개요

STR로 널리 알려진 연부조직 이완법은 연부조직을 평가하고 신장하도록 널리 사용되는 발전된 마사지 치료법이다. 연부조직이란 근육섬유 힘줄과 이러한 조직들을 둘러싸며 그 안으로 분포된 심부 및 천부 근막 등을 포함한다. 신장법은 흔히 근육 긴장의 통증을 완화하기 위하여, 그리고 보다 적합한 방법에서 연부조직이 작용할 수 있도록 신체를 재정렬하기 위하여 사용된다. 그렇지만 일반적인 신장법과는 다르게 연부조직 이완법은 한 근육 내부에서 긴장의 특정한 영역을 목표로 한다. 이 방법은 능동적으로 신장하기 어려운 근육들(예: 종아리 근육 그룹, 또는 골막)을 목표로 하며 통상적으로 함께 신장되는 근육군 내부에서 특정한 근육을 개별화할 때 유용할 것이다. 이 방법은 이러한 병변에서 조직 회복을 도와주기 때문에 내측 및 외측 상과염, 족저근막염 등과 같은 특정한 병변의 치료에서도 유용한 방법임이 입증되었다. 신장법에는 여러 형태가 있다. 기존의 신장법과 달리 STR은 신장법 중 근육 일부에 압력을 가한다.

이러한 점에서 요가와 타이 마사지에 비유될 수 있다. 그러나 요가와 타이 마사지와 달리 특정 경혈점을 대상으로 하지 않으며 특정 경선(경락들: 경혈 선을 의미)을 따라 적용하지 않는다. STR을 적용할 때, 압력은 일반적인 스트레칭 목적보다 특정 경혈에 적용되는지 여부에 관계없이 치료사와 고객이 긴장을 느끼는 연부조직의 특정 영역에 적용된다. STR은 스트레칭 분야보다 과학적인 연구가 필요하다. 그러나 이 책의 정보는 수년간의 임상 실습에 대한 저자의 경험을 기반으로 한다. 일반적으로 스트레칭은 전반적인 건강에 유익한 것으로 여겨지며 미국대학스포츠의학회(ACSM, 2018)는 스트레칭을 일주일에 2~3일 수행하고, 근육 그룹은 목, 어깨, 몸통, 허리, 가슴, 엉덩이, 앞/뒤 다리 및 발목을 포함해서, 각 스트레칭을 10~30초 동안 유지하고 2~4회 반복하도록 권장한다. 스트레칭 기술로 STR을 사용하는 것에 대한 연구는 없었기 때문에 이러한 지침이 STR에도 적용되는지는 알려져 있지 않다.

STR은 거의 항상 마사지 방법의 일부로 수행되며, 적용 방법 및 스트레칭 방식에 따라 마사지를 사용하여 조직을 비활성화하고 스트레칭 한다. 따라서 고객과 치료사가 보고한 STR의 이점은 스트레칭과 마사지가 결합된 결과일 수 있다. 개별 양식이 전체 치료 결과를 달성하는 데 어느 정도 기여하는지는 알려져 있지 않다. STR의 용도 중 하나는 근육의 긴장감을 줄이는 데 도움이 된다. 따라서 고객이 경직이나 불편함을 호소할 때 사용하는 것이 합리적이라고 본다. 그러나 스타톤 외 연구진(2017)은 척추에서 불편한 느낌을 보고한 참가자는 불편함을 보고하지 않은 참가자에 비해 척추의 운동 범위가 감소하지 않았다는 것을 발견했다. 이것이 왜 그런지는 알려지지 않았지만 저자들은 경직도를 보고 참가자들의 척추에 가해지는 힘의 양을 평가해서 그 힘의 변화를 더 잘 감지할 수 있다고 제안했다. 흥미롭게도, 그들은 삐걱거리는 소리가 났을 때보다 후 또는 쉬 소리가 재생될 때보다 더 높은 수준의 힘이 가해지고 있다고 생각한다. 저자는 경직된 느낌이 실제 생체역학적인 경직과 관련이 없지만 보호하고 있는 구조물과 연관되어 나타날 수 있다고 결론지었다. 비슷한 방식으로 이것은 소위 단단한 근육이 실제로 단단한지에 대한 의문을 제기한다.

근육이 경직된 사람은 압박감을 느끼지 않는 사람에 비해 운동 범위가 감소하는가? 전문 무용수를 치료한 적이 있다면 그들이 일반 대중에 비해 관절의 운동 범위가 정상보다 크지만 여전히 근육이 뻣뻣하다고 불평하는 것을 들은 적이 있을 것이다. 이것은 우리가 뻣뻣함이나 경직된 대퇴사두근을 호소하는 사람들의 스트레칭을 중단해야 한다는 의미인가? 아니다. 이는 STR을 포함한 모든 형태의 스트레칭이 지속적인 연구에 비추어 평가되어야 하며, 치료 효과를 측정할 방법과 필요성을 말한다. 신장법은 이렇게 과학적이며 복잡하지만 고객마다 가장 효과적인 방법이 확립될 때까지 다양한 형태의 신장법은 고객에게 치료적 가치가 있을 것이다.

어떤 사람들에게 연부조직 이완법이 필요한가?

거의 모든 사람들이 연부조직 이완법으로 도움을 받게 될 것이다. 특히 다음과 같은 사람들에게서 보다 효과적일 것이다.

- 스포츠나 운동하는 사람. 규칙적인 신장법 프로그램에 참여하는 사람들은 STR로부터 도움을 받을 것이다. 시간이 별로 없을 때 경기에 앞서 그리고 긴장된 특정한 부위를 표적으로 다루기를 원하는 운동선수에게 유용할 것이다. 이러한 경우에 STR은 아마도 가볍고 빠른 방법으로 적용될 것이다. 경기 도중에 경기력을 제한할 수 있는 조직들에서 긴장을 확인하는 하나의 평가도구로도 유용할 것이다.
- 근골격계 손상에서 회복 중인 모든 사람들. 연부조직은 깁스 등의 고정의 결과로 단축되며 위축되고 약해진다. 올바르게 사용될 때 STR은 경직된 조직에서 유연성을 강화시키며 늘어날 수 있도록 도와줄 것이다. 이러한 방식에서 관절의 가동범위를 확보하도록 고객들을 도와줄 것이다. 능동 신장법은 치유 기간 중 콜라겐 섬유의 올바른 배열에도 도움을 주는 것으로 알려져 있다.
- 장시간 정적인 자세를 유지하는 모든 사람들. 장시간 앉아 있어야 하는 사무직 근로자 그리고 운전사들은 흔히 증가된 근육 긴장으로 인한 목과 어깨의 통증이 있다. STR은

아마도 고정된 자세와 연관된 목의 통증을 덜어 주도록 사용될 것이다.

- 테니스 엘보, 골퍼 엘보 또는 족저근막염에 대한 치료를 원하는 사람들. 이 방법은 정강이 통증 그리고 경직된 슬괵근의 치료에서 보조적으로 사용될 수 있다. 대흉근에 대한 STR의 적용은 구부정한 자세를 극복하도록 도와줄 것이다.
- 증가된 근육 긴장에 대하여 그리고 오래된 상처의 반흔조직에 대하여 치료를 필요로 하는 사람들. 이러한 부위는 촉진 가능하며 STR은 뭉친 것으로 흔히 설명되는 연부조직의 부위들을 신장하고 재정렬하도록 도와주는 부가적인 마사지 방법을 치료사에게 제공할 것이다.
- 통증유발점(수축과 압박에 대하여 통증이 있는 건강하지 못한 것으로 생각되는 국소화된 근육 섬유들)의 치료를 필요로 하는 사람들.

연부조직 이완법은 어떻게 작용하는가?

여기에 보이는 사진을 살펴보자. 이 사진은 하나의 근육에서 전체적인 신장법이 적용될 때 어떤 일이 생기는지 설명한다. 치료사는 하나는 적색이고 하나는 검은색으로 서로 묶인 두 개의 고무줄을 잡는다. 적색 고무줄은 쉽게 늘어날 수 있으며, 검은색은 단단하고 잘 늘어나지 않는다. 적색 고무줄은 정상이며 건강한 근육 조직을 대표한다. 검은색 고무줄은 경직된 근육 조직을 대표한다. 이러한 것이 함께 하나의 전체 근육을 나타낸다. 그림 1.1에서 치료사가 자신의 오른손을 벌릴 때 어떤 일이 벌어지는지 살펴보자. 이 근육의 어느 쪽이 늘어나겠는가. 유연한 부분(적색)인가 또는 단단한 부분(검은색)인가? 확실히 유연한 고무줄 쪽에서 대부분 늘어나게 될 것이다.

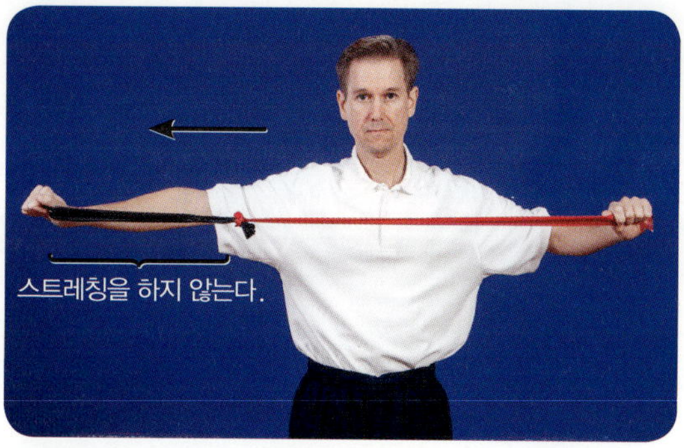

그림 1.1 어느 쪽 고무줄이 늘어나는지 살펴본다.

이제 그림 1.2를 살펴보자. 치료사가 자신의 왼손을 벌리면 어떤 일이 발생하는가? 근육의 어느 부분이 최대로 늘어나는가. 유연한 부분(적색)인가 또는 단단한 부분(검은색)인가? 마찬가지로 유연한 고무줄이 대부분의 신장을 담당할 것이다.

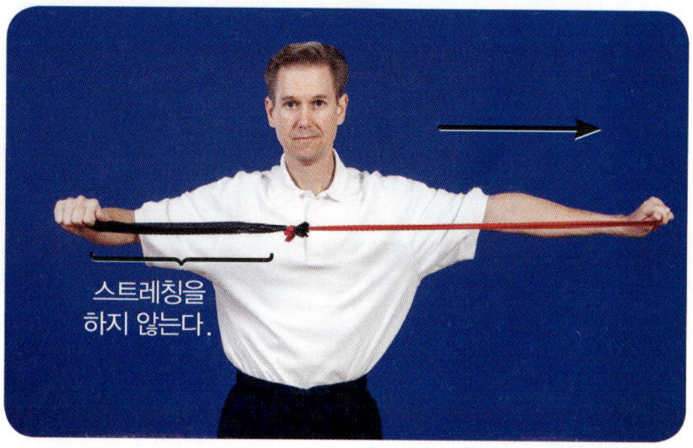

그림 1.2 지금은 어느 쪽 고무줄이 늘어나 있는가?

마지막으로 치료사가 고무줄 모두가 같이 늘어나도록 자신의 양손을 벌릴 때 어떤 일이 벌어질지 살펴보자(그림 1.3).

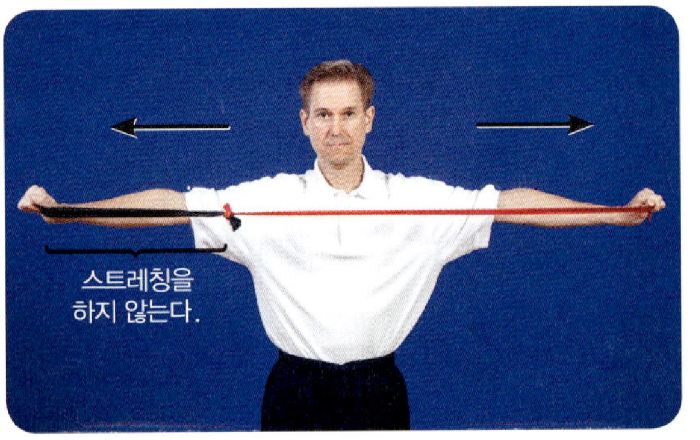

그림 1.3 동일한 길이로 신장할 때조차도 더 부드러운 고무줄이 가장 많이 늘어난다.

이러한 그림을 통해서 근육의 어느 쪽 끝부분을 늘리는 것에 관계없이 근육의 유연한 부분(그림의 적색 고무줄)이 대부분의 신장을 담당하는 것을 보게 될 것이다. 근육의 보다 덜 유연한 부분과 촉진 가능한 단단한 부위를 표적으로 삼음으로써 신장법을 국소화할 수 있다. 이것이 바로 정확하게 STR이 하는 작용이다.

이 신장법을 국소화시키기 위해서 가상의 부착 지점을 만들도록 아래에 놓인 구조 위에서 근육의 일부분을 '고정시킬' 필요성이 있다. 이러한 고정하기는 고정점으로 근육의 일부분을 움직이지 않도록 막아 주는 것으로 치료사가 자신의 상체나 마사지 도구를 이용해서 만들 수 있다. 한 근육이 늘려질 때는 근육의 부착 지점들은 서로 간에 벌어지도록 움직이며, 이는 곧 부착 지점들 사이의 조직들이 늘려지는 것이다. 가상의 고정점을 만들어 주는 것은 그 근육의 특정한 부분에서 보다 강력한 신장으로 결과하게 된다.

가자미근을 보여 주는 그림 1.4를 살펴보자. 아마도 가자미근이 정강이뼈의 뒷면에서부터 시작해서 종골에 부착한다는 것을 알고 있을 것이다. 당신이 자신의 발가락을 위로 당겨 올리면 이 동작은 종아리의 근육들을 신장시킨다. 그러므로 족배굴곡은 가자미근에 대한 전반적인 신장을 적용하는 한 가지 방법이 된다.

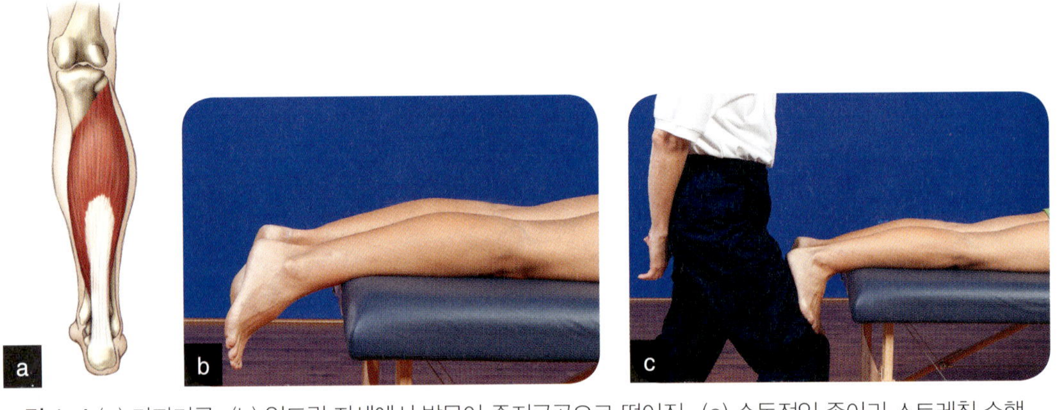

그림 1.4 (a) 가자미근, (b) 엎드린 자세에서 발목이 족저굴곡으로 떨어짐, (c) 수동적인 종아리 스트레칭 수행

이제 그림 1.5를 살펴보자. 근육의 실제적인 기시점보다 약간 아래쪽 정강뼈에서 근육을 고정시킨다고 생각해 보자. 당신이 근육을 지금 신장시킨다면, 오로지 새로운 고정점 A부터 종골까지 이어지는 섬유들만 신장시키는 것이 가능하다는 것을 이해할 수 있겠는가? 당신이 이 사실에 동의하고, 첫 번째 신장에서처럼 동일한 범위의 움직임을 통해서 족배굴곡하는 것이 가능하다면, 지금 신장되고 있는 섬유들에 더 많은 힘이 적용되고 있다는 것에 동의하는 게 고정점 A에 대하여 위쪽 근육 조직의 일부가 더 이상 늘려지지 않기 때문에 이것이 생기는 것이다.

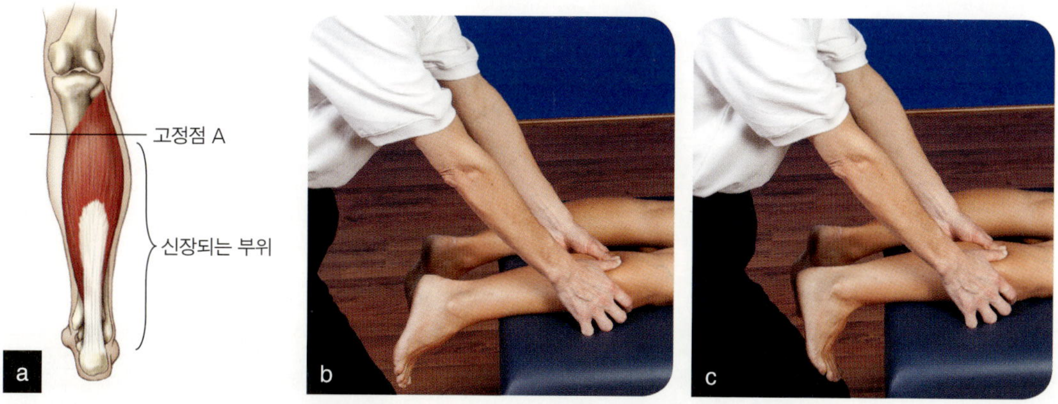

그림 1.5 (a) 종아리 근육에서 약간 떨어져 고정하기, (b) 고정점, (c) 수동적 스트레칭

이제 그림 1.6을 살펴보자. 가자미근에 대한 두 번째 가상의 고정점 B가 보다 정강이뼈(경골)의 아래쪽에 위치하며 그 하부에 놓인 근육 구조를 넓게 고정하고 있다. 이제 그 근육을 늘려 주면 고정점이 A에 있을 때보다 더 많은 신장력을 주게 될 것이다.

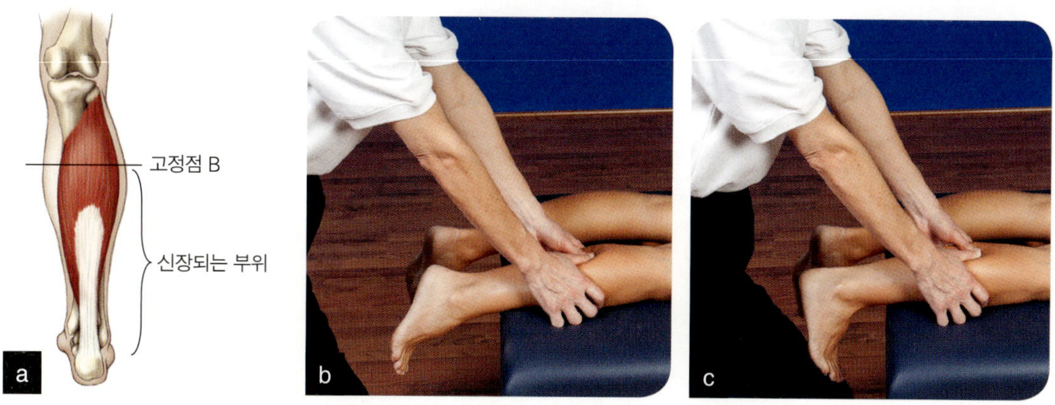

그림 1.6 (a) 정강이뼈 기시점의 약간 먼 곳에서 가자미근 고정하기, (b) 고정점, (c) 수동적 스트레칭

마지막으로 가자미근의 더 먼 쪽에 놓인 세 번째 가상의 고정점 C를 만들어 볼 수 있다(그림 1.7 참조). 이러한 예에서 발과 발목 관절이 족배굴곡될 때 가자미근의 가장 아래쪽에서만 신장이 발생한다.

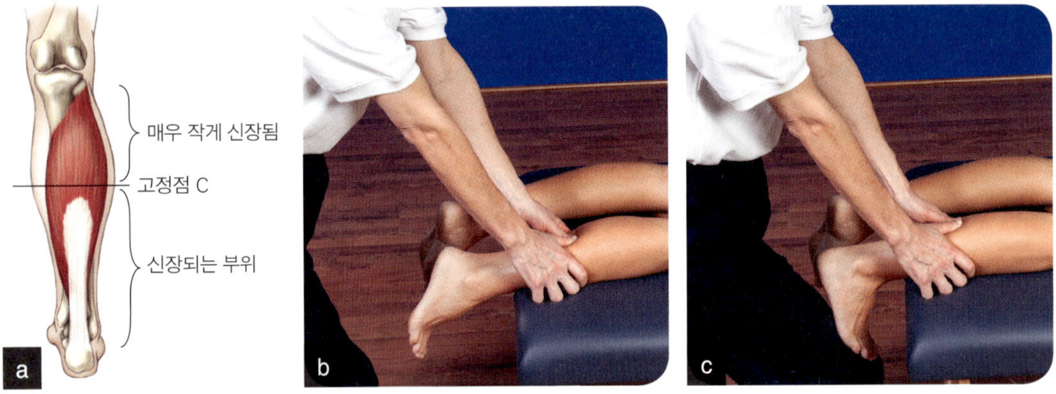

그림 1.7 (a) 정강이뼈 기시점에서 많이 먼 곳에서 가자미근 고정하기, (b) 고정점, (c) 수동적 스트레칭

실제로 근육의 전체 길이를 고정하는 것이 가능하지도 않고 권장되지도 않겠지만, 바로 이것이 STR이 작용하는 방법 이면에 놓인 원리인 것이다. 또 한 가지 다른 방식은 이두근(두갈래근, biceps)의 예를 든 그림 1.8에서 보는 것처럼 넓은 고정점을 제공하는 것이 아닌 특정한 한 지점으로 고정점을 적용하는 것이다. 각각의 고정점들에 대하여 아래쪽에 놓인 근육섬유가 주관절(팔꿉관절, elbow)을 펼 때 더 많은 신장력을 받게 된다. 이러한 개념을 이해하기 위하여 근육섬유를 기타줄에 비유해 보자. 앞의 가자미근의 예에서처럼 근육섬유 전체를 가로질러 고정점을 제공하는 것은 마치 한 손가락으로 기타의 여섯 줄 모두를 누르는 것에 비교되며, 이것은

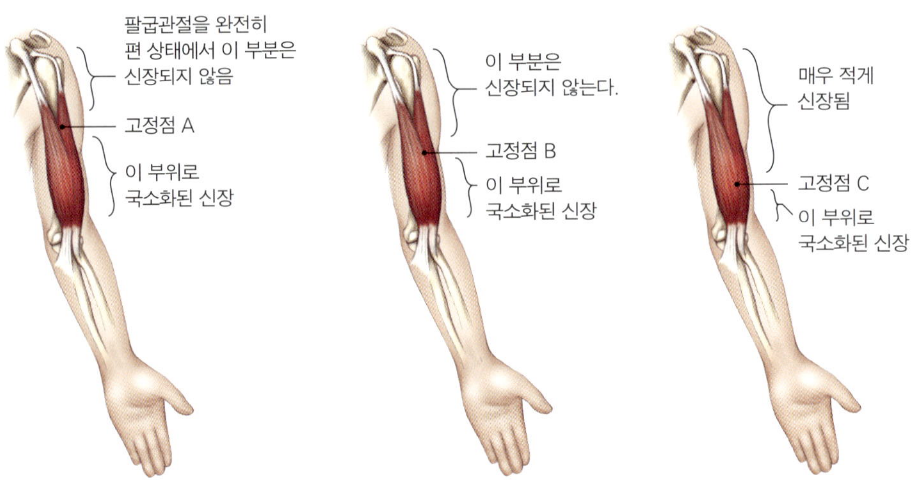

그림 1.8 특정한 고정점을 적용함에서, 팔꿉관절을 펼 때마다 각각의 고정점에 대하여 보다 아래에 위치한 근육섬유 부분에서 더 많은 신장이 만들어진다.

상완 이두근에서 손가락으로 그 근육의 한 지점에 고정점을 제공하는 것과 같이 기타의 한 줄을 손가락으로 누르는 것과는 상당히 다른 것이다. 한 손가락으로 하나의 기타줄을 누르는 것보다는 여섯 줄을 한 번에 같은 압력으로 누르는 것이 상당히 어려울 것이다. 기타를 연주할 때, 특정한 한 지점을 고정하기처럼 단지 하나의 줄을 누르도록 자신의 손가락을 사용한다면, 단지 한 줄에만 영향을 주겠지만 그 영향력은 강력할 것이다. 그렇지만 그 여섯 줄 전체를 가로질러 고정하려는 시도에서 손가락을 사용한다면, 연주할 때 여섯 줄 전체에 영향을 주겠지만 그렇게 강하지는 않을 것이다.

연부조직 이완법은 어떤 장소에서 사용할 수 있는가?

연부조직 이완법은 옷이나 수건 위에서 그리고 엎드린 자세(복와위, prone), 바로 누운 자세(앙와위, supine) 또는 앉은 자세(좌위, sitting position) 등을 통해서 시행될 수 있으므로 어느 곳에서도 사용될 수 있다.

- 사무실에서. 컴퓨터나 기타 사무기기를 사용하며 일할 때, 사무실 근로자는 아마도 자신들의 손목과 손가락 굴곡근(굽힘근, flexors)과 신전근(폄근, extensors)으로 능동적 STR을 적용하는 것이 유용함을 알게 될 것이다.
- 앉은 자세에서. STR은 가시모양의 공(spiky ball)이나 발 돌림판(foot roller) 등을 이용해서 발바닥으로 능동적으로 적용할 수 있다. 앉아 있을 때 대퇴사두근(네갈래근, quadriceps)으로도 STR을 능동적으로 적용할 수 있다. 마사지 치료실에서 앉아 있는 환자를 보고 있는 치료사는 견갑거근(어깨올림근, lavatar scapula)과 상부 승모근(위쪽 등세모근, upper trapezius) 등으로 STR을 적용하는 방법으로 도움을 받게 될 것이다.
- 공원에서. 슬괵근, 전경골근(앞정강근, tibialis anterior)에 대한 STR은 공원에서 또는 달리기 트랙 옆에서 시행할 수 있다.
- 테니스 코트에서. 경기 후의 손목과 손가락 신전근에 대한 STR은 테니스 엘보의 불편함으로부터 일시적인 완화를 제공할 것이다.
- 골프 코스에서. STR은 아마도 골퍼 엘보에 대한 한동안의 통증 완화를 얻을 것이다.
- 수영장에서. 수건을 통해 치료하고 고객의 체온을 따뜻하게 유지하도록 주의하며, 치료사는 거의 모든 주요 근육군으로 STR을 적용할 수 있다.
- 치료실에서. STR은 전신적인 마사지 치료의 한 부분으로 이용될 수 있거나 그 자체로 전체 치료를 구성할 수 있다. 치료실에서 치료 과정은 고객이 보다 편안하고 이완될 필요가 있는 장골근과 같은 민감한 부위를 치료할 때 사용된다.
- 가정에서. 거의 누구든지 연부조직으로 가벼운 고정을 적용하기 위한 간단한 도구를 이용해서 가정 신장 프로그램을 따라 시행할 수 있다.

언제 연부조직 이완법이 시행되어야 하는가?

천천히 그리고 정성스럽게 시행될 때의 연부조직 이완법은 마사지 치료 전, 도중 또는 이후에 또는 그 자체를 중심 치료로 사용할 수 있다. 연부조직은 따뜻할 때 더욱더 유연해지므로, 신장법의 모든 방식은 따뜻한 조직에서 적용될 때 더욱 효과적이다. 그렇지만 관절 가동범위에서 증가는 따뜻하지 않은 조직으로 적용될 때도 역시 성취될 수 있다. 움직임이 천천히 그리고 통제된 상황에서 적용될 때에 이 방법은 신장 치료법 중 완벽하게 안전한 형태가 될 것이다.

신장법은 근력을 일시적으로 감소시키므로 경기 전 상황에서는 조심스럽게 사용되어야 한다. 이러한 경우에는 연관된 근육을 과도하게 신장시키지 않도록 주의를 기울이며 시행하면 관절 내부에서 가동범위를 증가시키도록 도와줄 것이다. 운동경기 직전 즉각적인 도움이 필요한 조직의 국소적인 범위에서 지나친 경직이나 경련을 극복하도록 도움을 줄 수 있다.

경기 후 상황에서 STR을 사용할 때는 지나치게 깊이 적용하지 않도록 주의한다. 아마도 조직 내부에서 미세외상이 존재할 것이므로 STR을 하나의 평가의 도구로써 보존적인 방법으로 사용하며, 회복 마사지의 한 부분으로 보다 깊이 들어가는 치료는 남겨 둔다. 또한 지나친 운동이나 연습 후에 통증 완화 호르몬의 증가는 아마도 고객의 통증 인식을 떨어뜨릴 것이며, 결과적으로 고객은 자신이 감지하는 압력 정도와 연관된 정확한 피드백 반응을 제공할 수 없을 것이다. 경기 전 또는 후의 모든 치료에서 STR은 경련을 극복하기 위한 그리고 근육 길이를 유지하기 위한 치료의 다른 형태와 연계해서 사용되는 경향이 있다. 훈련 과정에서 그리고 재활 치료의 특정 형태의 한 부분으로서 이 방법은 보다 깊고 집중적인 신장법의 형태로써 사용될 것이다.

전반적으로 STR은 사용할 이유가 있을 때마다 항상 사용해야 한다! 그 이유는 단지 고객이 STR을 좋아하기 때문이기도 하지만 치료사로서 반드시 다루어야 할 필요가 있는 긴장된 부위를 확인했기 때문인 것이다. 고객이 곧 열릴 운동경기에 참여하지 않는다면 동일한 고객에게 매일 치료하는 것은 거의 드물다. STR은 확실하게 주 단위로 시술되며, 동일한 근육에서 아마도 1주에 2~3회가 될 것이다. 당신이 한 부위에 과도한 치료를 시행하지 않았음을 확인하기 위한 자신의 판단기준을 사용한다. 일단 STR이 한 차례의 치료에서 한 근육으로 두세 번 적용되었다면, 그 근육은 상당히 유연해졌을 것이다.

연부조직 이완법의 이점

연부조직 이완법은 다양한 이유에서 사용되며 아마도 가장 흔하게 연부조직을 늘려 준다는 이유에서 선택될 것이다. 더욱이 이 방법은 유연성과 자세를 개선시킨다는 것, 근육 긴장의 통증을 완화시킨다는 것, 치료사가 연부조직 내부 그리고 연부조직들 사이에서 긴장의 정도를 평가하도록 도와준다는 것, 그리고 연관된 관절 구조의 압력을 덜어 준다는 것 때문에 더욱 이롭게

치료 사례

다리 전체에 깁스를 했던 환자의 사두근에 사용했으며 슬관절 관절낭의 경직으로 인해서 처음에 완전한 무릎 굴곡의 성취는 불가능했다. 조심스럽게 시작했으며, 처음에는 관절 범위에서 매우 작은 증가만을 얻을 수 있었고 STR은 사두근을 자극하기 위한 시도에서 마사지와 조합하였다. 환자가 스스로 이렇게 하기 위한 자신의 사두근에서 근력을 갖지 못했기 때문에, 환자의 다리를 편 상태로 유지하고 또한 다리를 수동적으로 내려 주어야 했다. 사두근에 대한 수동적 STR이 치료사에게 무척 힘들다는 것을 배웠으며, 이 방법을 시행하는 동안 허리에 무리가 가지 않도록 매우 주의를 기울여야 했다.

된다. 이 방법은 하나의 관절 내부의 가동범위를 유지하거나 증가시키며, 뛰어난 촉진의 능력과 조합된다면 치료사가 연부조직 내부와 조직들 사이에서의 긴장 정도를 평가하도록 도와줄 것이다. 많은 고객들 역시 STR의 여러 방법을 즐기며 자신들의 마사지 방식에 즐거워한다. 이 방법은 치료사에게 자신들이 사용할 수 있으며 그러므로 마사지 치료 방법을 다양하게 만드는 또 다른 도구를 제공할 것이다. STR은 특히 고객이 근육을 신장시키는 것이 필요하지만 관절에서 완전한 가동범위를 유지할 수 없는 치료적 상황에서 유용할 것이다. 예를 들어 여러 가지 형태의 무릎 관절 수술 후에 고객들은 관절의 완전성과 주변 조직의 유연성을 유지하기 위하여 자신들의 무릎 관절에서 굴곡과 신전 운동을 처방받게 된다. 움직임이란 치유 과정을 빠르게 만드는 것으로 여겨지지만 흔하게 통증이나 부종 때문에 제한받게 된다. 치료에서 올바른 조합으로 사용될 때에 STR은 관절의 완전 범위에 걸쳐 움직임을 만들지 않아도 조직을 신장시키도록 도와줄 수 있다. 예를 들어 STR은 단지 90도 정도만 무릎 관절을 굽힐 수 있는 고객에게서도 사두근에 적용될 수 있을 것이다. STR은 다른 방법으로 불가능한 범위에서 증가를 얻고자 사용된다면 재활 치료 과정의 한 부분으로 각별히 유용할 것이다.

연부조직 이완법과 통증유발점

근막의 통증유발점은 골격근 내의 특정 부위로, 긴장 상태가 뚜렷하고, 고객이 눌렀을 때 통증을 호소하는 지점이다. 이러한 부위는 특정 패턴의 통증을 나타내며 수동적 연부조직 이완법으로 제거할 수 있다.

시몬스와 트래블(1999년)은 '골격근의 촉진으로 긴장된 띠와 과민성 반응점을 찾을 수 있다'고 하였으며, 레온 차이토우(2000년)는 '심부의 국소적인 지역에 저항이 증가하고 이러한 통증유발점은 압력에 섬유속연축과 잡아당김을 만들어 낸다'고 했다. 통증유발점의 존재에 관해서는 과학계에서 논쟁이 계속되고 있지만, 그것들은 촉진으로 식별할 수 있다고 보고하는 치료사들에 의해 널리 인정되고 있다. 또한 침술 또는 마취제 및 냉동 치료와 마사지 및 다른 양식의 기타 방법들이 이러한 통증유발점으로 생긴 과민성을 감소시키고 이에 따른 통증을 감소시키는 것으로 보고되었다. 마사지와 스트레칭 모두 통증유발점을 비활성화하는 데 사용된다. STR이 이러한 방법을 결합함에 따라 STR은 그 자체로 의미 있는 치료법으로 사용될 수 있다. 이 책은 공통된 통증유발점을 보여 주는 그림과 함께 통증유발점에 적용하기 위한 STR 적용 방법을 몸통은 6장, 하지는 7장, 상지는 8장에서 다룬다.

통증유발점을 치료해야 하는 이유

통증유발점은 다음과 같은 다양한 문제와 관련이 있다.

- 단단하고 약한 근육
- 근력 감소
- 뻣뻣한 관절
- 관절 통증
- 근육통

또한 두통, 시력 저하, 현기증 및 부비동 문제와 관련이 있다(Davies, 2004).

통증유발점을 식별하는 방법

통증유발점의 위치는 식별 가능한 신호를 나타낸다. 임상적으로 근육의 안쪽에 위치하고 눌렸을 때 쉽게 상처를 입히고 예측 가능한 패턴으로 통증을 나타내기 때문에 쉽게 감지된다. 통증유발점이 있는 근육에 엄지손가락이나 손끝으로 압력을 가하면 긴장이 완두콩 모양의 동그란 영역으로 느껴질 수 있으며, 고객이 의심의 여지가 없음을 알려준다.

이곳의 근육은 만지기 쉽고 압력에 저항성이 있으며 열감을 느낄 수 있다. 누르면, 조직은 깜짝 놀람 반응(Jump Sign)을 일으킨다. 즉, 당신이 통증유발점을 촉진할 때 특징적인 경련을 일으킨다. 통증유발점의 또 다른 흥미로운 특징은 잠재되어 있거나 활성화되어 있을 수 있다는 것이다. 시몬스와 트래블(1999년)은 잠재적 통증유발점은 '자발적 통증에 대한 폐쇄적 정지 상태'(p.4)라고 설명하며, 이는 이러한 지점들이 눌렸을 때만 고통스럽다는 것을 의미한다. 이에 비해 활성화 통증유발점은 '항상 따갑다'(p.1)이며 통증과 압통을 나타낸다. 두 가지 형태의 통증유발점에는 가동범위를 제한하는 긴장된 띠가 있다.

통증유발점의 치료 방법

약한 압력을 가하면 통증유발점을 감소시킬 수 있고, 적용할 수 있는 방법은 다양하다. 데이비스(2004년)는 하루에 6~12번 정도 통증유발점을 쓰다듬는 것을 제안한다. 하지만 고객 스스로에게 이 충고는 가치가 있지만, 치료사에게는 분명히 비현실적이다. STR을 사용하면 다음과 같은 방법을 사용하여 통증유발점을 줄이는 데 도움이 될 수 있다.

1. 통증유발점을 식별하고, 해당 영역을 파악하여 고객으로부터 피드백을 이끌어내야 한다.
2. 수동적 또는 수동-보조적 STR의 적용에 대한 지침을 따르고, 이것이 가능한 경우 통증유발점이 위치한 근육을 수동적으로 단축시킨다.
3. 부드럽고 가볍게 압력을 가한다. 0~10까지 척도로, 10은 가장 심한 통증 수치이고, 0은 전혀 고통스럽지 않은 상태를 의미한다. 당신이 가하는 압박감이 얼마나 고통스러운지 숫자로 알려 달라고 고객에게 요청한다. 많은 치료사들이 통증유발점을 치료할 때 7단계 정도를 가이드로 많이 적용하지만 반면에 제인 존슨은 5단계 정도를 권장한다. 이 접근법의 근거는 두 가지이다. 먼저 STR로 연약하고 문제가 길어지고 늘어나면 긴장이 자연스럽게 증가하고 통증이 증가할 수 있다. 두 번째, 통증이 증가하면 고객의 근육이 긴장 또는 보호를 위한 보상작용이 증가하여 통증유발점을 줄이는 데 역효과가 난다.
4. 치료 중인 근육(이 책의 6, 7, 8장에서 볼 수 있는)에 STR을 적용하기 위한 지침에 따라 STR을 사용하여 근육을 부드럽게 스트레칭 한 다음 마사지로 그 부위를 진정시킨다.
5. 통증유발점을 재배치하고, 부드럽게 압력을 가한 후, 동일한 수준의 압력이 동일한 수준의 통증을 유발하는지를 고객에게 알려달라고 요청한다. 만약 STR의 사용이 성공적이라면, 당신이 이전과 같은 정도의 압력을 가했을 때 고객은 고통을 덜 느낀다고 해야 한다. 필요하면 그 기술을 두 번 반복할 수 있다. 통증유발점을 해소하면 관절의 움직임 범위와 근육의 확장성이 증가한다.

맺음말

연부조직 이완법이 한 근육 안에서 긴장의 특정한 부위를 표적으로 한다는 것을 배웠다. 이것은 특히 연부조직을 신장시킨다. 근육섬유와 그 근육의 힘줄 그리고 근막에 적용하는 이 방법은 대부분의 사람들에게 안전하며 효과적이다.

이제 STR이 무엇이며, 어떻게 작용하며, 누구에게 이 방법이 필요한지 그리고 언제 어디에서 사용하는지를 배웠다. 그 결과 근육 고정의 다양한 방식과 마사지 도구를 사용하는 방법에 대하여 보다 쉽게 알 수 있을 것이다. 추가로 스스로의 효과를 측정하기 위한 착상과 함께 이러한 방법을 사용하여 올바른 치료 과정에 들어서기 위한 많은 조언과 방식도 배울 준비가 된 것이다.

간단한 질문

1. 일반적인 신장과 STR은 어떻게 다른가?
2. 하나의 근육이 어떻게 고정될 수 있는지 세 가지 예를 제시하라.
3. 어떤 고정에 적용할 때 당신은 그 근육의 먼 쪽 또는 아래쪽 끝에서 시작하는가?
4. 왜 경기 전에는 STR이 조심스럽게 사용되어야 하는가?
5. 왜 경기 후에는 심부 STR을 피해야 하는가?
6. 통증유발점과 관련된 근육 문제의 세 가지 예를 제시하라.
7. 통증유발점과 관련된 관절 문제의 두 가지 예를 제시하라.

2

연부조직 이완법을 위한 준비

이 장에서는 STR의 기초를 배울 것이다. 즉 이 방법의 장점과 단점을 포함한 조직 고정의 다양한 방법, 잠재적인 안전성 문제들, 그리고 수동적, 능동-보조적 및 능동적 STR과 같은 STR의 세 가지 유형에 대한 고찰 등이다. 이 장의 끝에서는 자신의 치료 효과를 측정하는 단락과 함께 빈번하게 묻는 질문들과 문제 해결을 위한 조언을 보게 될 것이다. 이제 여러분은 이러한 다재다능한 신장 방법을 시작하기 위해 필요한 모든 것을 갖춘 것이다.

STR을 적용하기 위해서 몸을 이용하기

연부조직 이완법은 아무런 도구 없이 적용할 수 있다. 치료사는 자신의 팔을 이용해서 고객의 근육을 고정할 수 있다. 그렇지만 어떤 경우에는 근육들을 고정시키고 신장시키기 위하여 도구를 사용하는 것이 필요할 수도 있다. 치료사의 상체는 STR을 적용하기 위한 선택 방법의 훌륭한 도구로 제공된다. 전완은 넓은 고정점을 제공하며 팔꿈치는 국소화된 고정점을 제공한다. 비슷하게, 팔의 각 부분은 개별적인 목적에서 사용될 수 있다. 마사지 치료사는 과도한 사용으로 인해서 팔의 손상에 취약한 것으로도 유명하다. 이러한 단점은 여기서 제공된 제안을 통해서 치료사의 전완과 주먹 그리고 팔꿈치를 사용함으로 쉽게 피할 수 있다.

전완

전완은 사두근, 비복근, 그리고 둔근 등과 같은 크고 두꺼운 근육들에서 사용된다. 치료사의 전완은 강하고 넓은 고정을 제공하며, 보다 국소적인 고정을 견디지 못하는 고객들에게 사용하도록 그리고 전반적인 신장법을 제공하기에 적합하다. 이러한 고정은 적용하기 쉬우며 고객의 근육에 대한 접촉의 양을 변화시킬 수 있다. 사두근에 대한 전완의 고정은 넓은 반면 종아리 근육에 대한 고정은 조금 더 특정적이다. 비록 전완 고정법이 보다 알맞은 지렛대 받침을 만들고 치료사 자신의 관절에 부담은 없을지라도, 일부 치료사들은 이러한 고정법을 피하며, 자신의 손을 사용하지 않고는 조직을 평가하는 것이 어렵다고 주장한다. 잠재적인 과사용 손상을 피하기 위해서는 전완을 사용하는 STR을 연습할 필요가 있다. 전완을 사용하는 방법의 단점은 팔꿈치로 고정하는 것보다 적은 특정적인 신장법을 제공한다는 것이며 아래팔은 작은 크기의 근육군에 대하여는 사용하기 어렵다는 것이다.

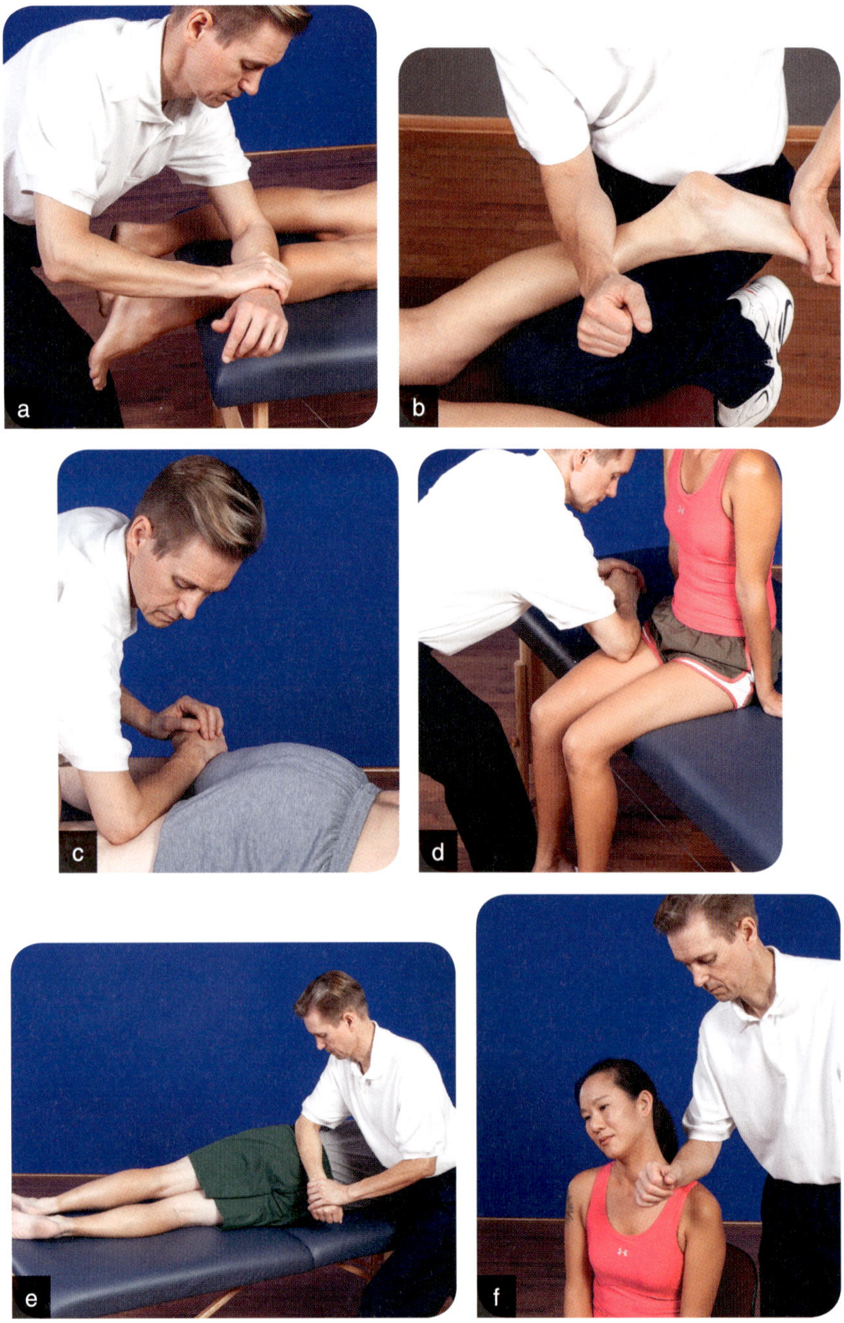

팔꿈치

팔꿈치는 확고하고, 깊은 압박을 적용하도록 사용되며, 이것은 근육의 경직된 부분으로 신장법이 향하기 위한 방식에서 조직을 고정한다. 팔꿈치는 각별히 고객이 능동적으로 근육을 신장시키길 원하는 크고 두꺼운 잘 발달된 종아리(a) 근육이나 고객을 치료할 때, 적극적으로 스트레칭하고 싶거나 흉터 조직으로 인한 압박감이 있는 곳에서와 같이 크고 부피가 큰 근육을 치료하는 데 좋다. 팔꿈치는 또한 견갑거근(b)과 같은 띠 모양의 근육을 목표로 하거나 전경골근(c) 및 비골근과 같은 그 위치로 인하여 전완의 사용을 통해 적절하게 고정할 수 없는 근육들에서 유용할 것이다. 팔꿈치를 사용할 때 반드시 강한 힘이 필요한 것은 아니다. 실제로, 임상에서 팔꿈치는 국소화된 고정을 제공하기 위하여 상부 승모근 주위나 견갑거근에서 조심스럽게 사용될 것이다. 손가락이나 엄지손가락과 마찬가지로 팔꿈치는 STR을 적용하여 촉진을 통해 통증유발점이 식별되면 통증유발점을 비활성화하는 데 사용할 수 있는 방법을 제공한다.

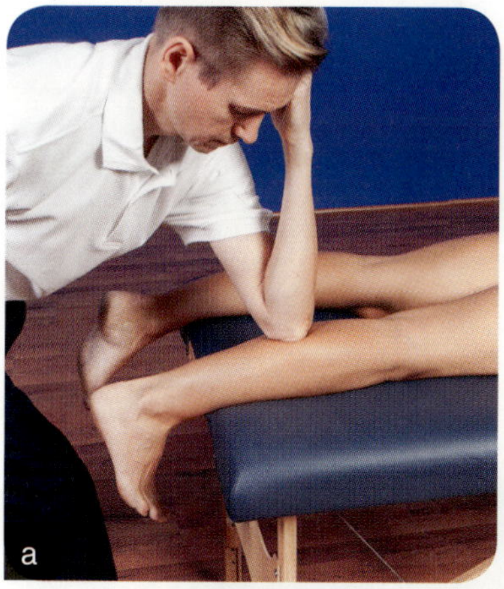
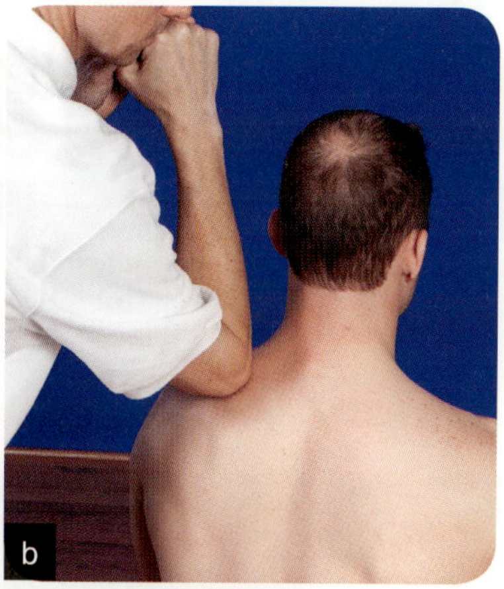
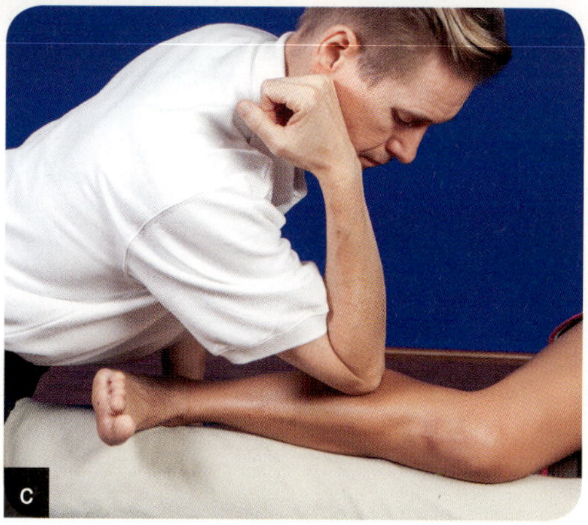

한쪽 주먹

때때로 넓은 고정을 적용할 필요가 있지만 전완이나 손바닥을 적용하기에 충분한 공간이 부족할 때가 있다. 전완보다는 특정한 부위에 적용해야 하지만, 팔꿈치보다는 특정적일 필요가 없을 때에는 한쪽 주먹을 사용할 수 있다. 구부린 손가락을 사용하고 부드러운 주먹을 사용하는 것은 누운 자세에서 고객과 작업할 때 대흉근(a, b, c), 슬괵근(d), 이두근(e), 전경골근(f)에도 효과가 있다. 이 사진들에서 어떻게 주먹을 사용하여 STR을 흉근에 적용할 때 고객의 팔을 원하는 기법에 맞게 다양한 위치(a 및 b)로 고정할 수 있는지 주목한다.

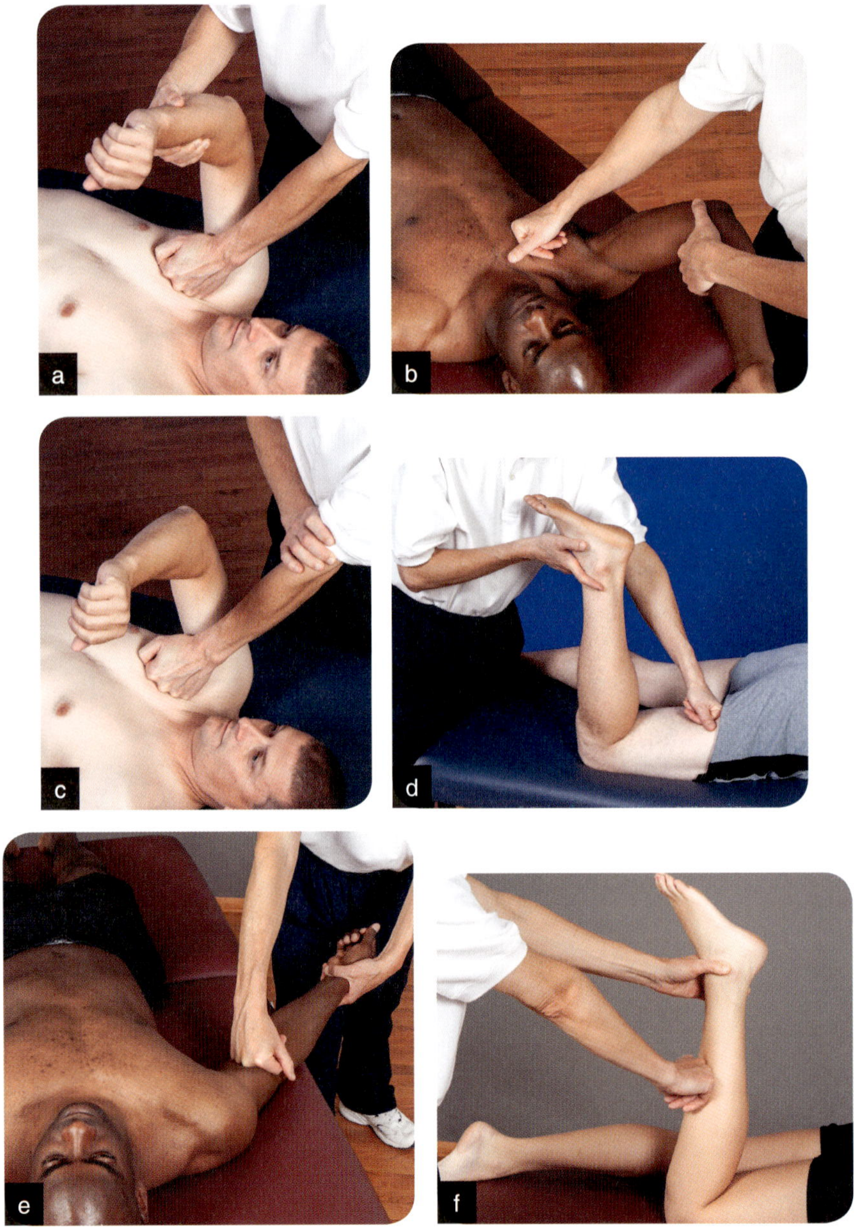

이중 주먹

강한 압력이 필요한 경우 이중 주먹을 사용하여 STR을 사진에서와 같이 한쪽 주먹을 다른 쪽 주먹으로 감싸고 허벅지 측면의 장경인대(a)에 적용할 수 있다. 그러나 엎드린 위치(b) 또는 옆으로 누운 위치(c)에서 고객에게 압력을 가할 때 주먹을 나란히 사용하여 더 부드러운 압박을 제공할 수 있다.

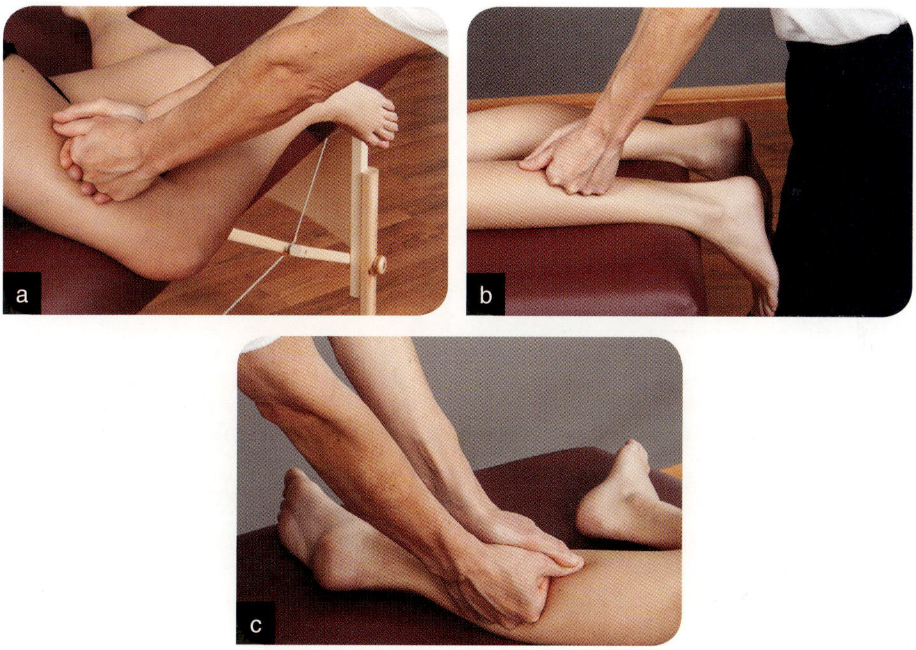

손바닥

손바닥은 고정을 위한 평편한 표면을 제공하지만 치료사의 손목에 어느 정도 스트레스를 준다. 그러므로 이 방법은 조심스럽게 사용된다. 손바닥 압력은 깊이 들어가지 않으므로 가벼운 고정을 제공하기에 적합하며, 스포츠 경기 후나 전에 가벼운 STR의 적용에 유용하다. 손바닥을 사용하면 광배근(a)과 겨드랑이 주위의 조직(b)을 적용할 때 도움이 될 수 있다.

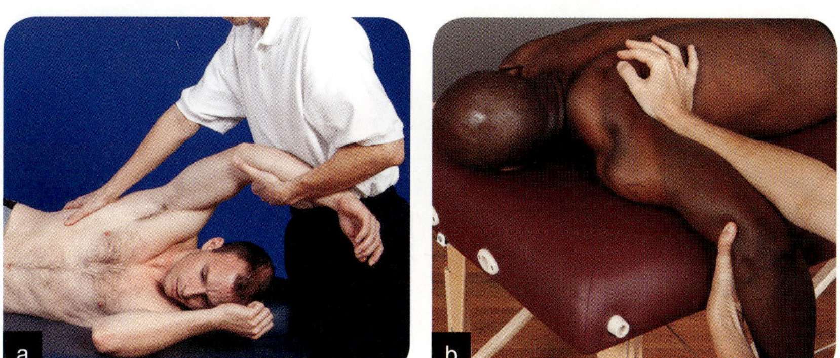

쥐기와 쥐어짜기

때때로 근육의 간단한 쥐기가 고정을 제공하는 한 가지 방법일 수 있다. 쥐기는 최대의 신장이 필요하지 않은 이두근이나 삼두근(a)에서 가장 적합하다. 근육을 꼬집지 않도록 약간의 오일을 적용하며, 작은 수건 등을 통해서 쥐기를 적용한다. 쥐어짜기의 또 다른 용도는 고객이 엎드린 자세(b)에 있을 때 종아리에 압박을 가하는 것이다.

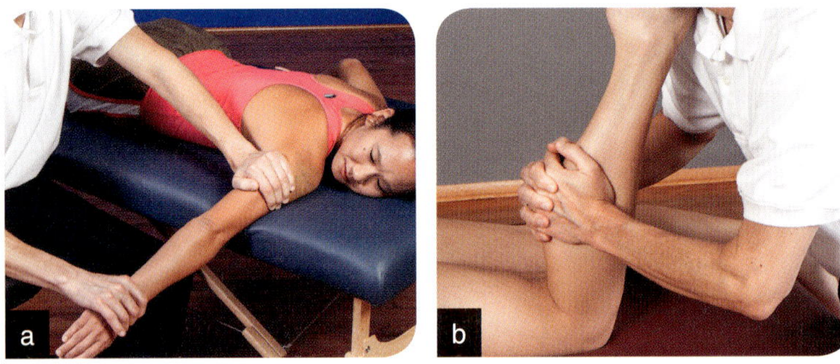

보강된 엄지손가락

이 방법은 일반적으로 고정을 위하여 많은 힘이 요구되지 않는 작은 근육에서 근육의 특정 부위를 고정하도록 사용된다. 보강된 엄지손가락은 손목의 수근굴근(a)과 신근(b)의 기시점과 비골(c)에 적합하다. 종아리(d)에 적용할 때에도 보강된 엄지손가락을 사용할 수 있지만, 이 강한 근육은 일반적으로 더 강한 고정이 필요하므로 주의해야 한다. 만약 치료사가 엄지손가락으로 상당한 압력을 적용할 필요를 느끼게 된다면 사용하는 고정 형태를 바꿔 준다. 치료사의 엄지손가락 관절에 손상을 줄 수 있는 위험을 줄여 주기 위하여 아래팔이나 팔꿈치를 통해서 압박의 힘을 적용하도록 연습한다. 이러한 방법은 STR을 받을 때 고객을 앉은 자세로 잡아 줄 필요가 있다.

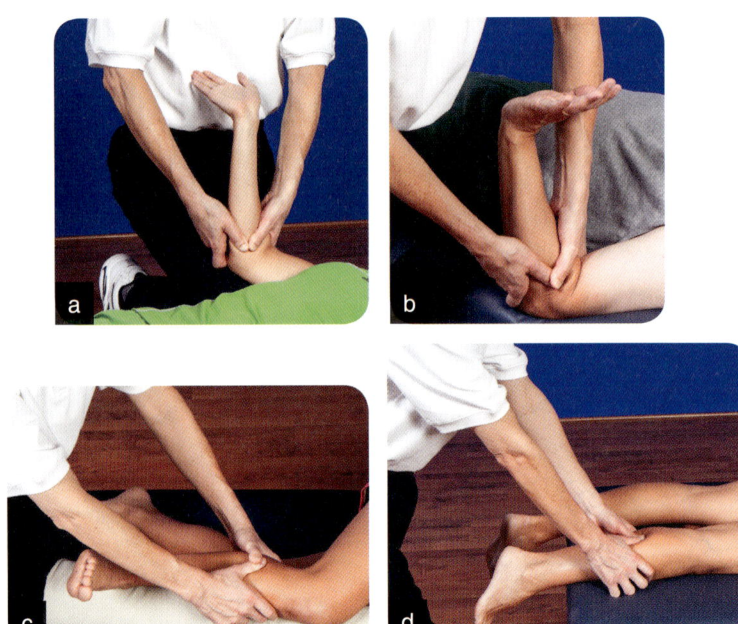

한쪽 엄지손가락

엄지손가락은 조심스럽게 사용되어야 하며, 예를 들어 이두근(a), 손목 굴곡근(b), 손목 신전근(c)과 같이 단지 가벼운 압박이 필요한 부위에 조직을 고정할 때 적용한다. 엄지는 예를 들어 팔꿈치를 사용하여 더 깊은 고정을 적용하기 전에 견갑거근(d)을 촉진하는 데 도움이 될 수 있다. 그러나 이 영역이 부드럽고 압력이 약간만 필요한 경우에도 엄지손가락을 사용할 수 있다. 고객이 앉은 자세로 능형근에 STR을 적용할 때에도 엄지손가락을 사용할 수 있다(e). 그러나 엄지는 피부의 느슨한 부분에 사용되며, 능형근에 압력을 가하기보다는 척추 쪽으로 부드럽게 밀어 넣는다. 이 경우 엎드린 자세로 고객에 적용할 때만큼 효과적이지는 않지만, 엎드린 자세에서는 쉴 수 없는 고객을 치료하거나, 통증유발점 제거를 돕기 위해 STR을 적용할 때 도움이 될 수 있다. 또한 치료 중 엄지손가락의 과사용은 마사지 치료사의 흔한 손상의 원인이다. 가능하다면 다른 방법의 고정 및 대체 가능한 방법을 사용한다.

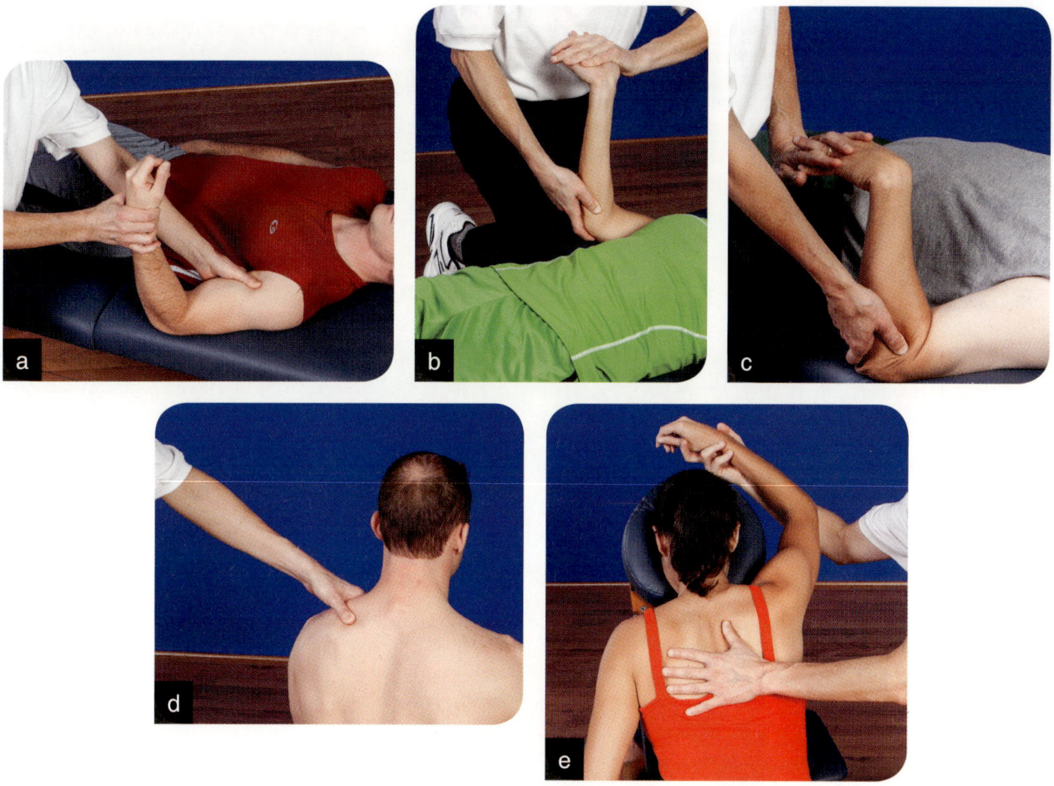

손가락

매우 적은 압력만이 필요한 사각근(a)과 같은 민감한 조직들을 고정하기 위해서는 손가락을 사용하는 것이 유용하다. 압박이 거의 없어야 하는 고객의 가슴 부위(b)나 체구가 작은 고객에게 적용할 때 손가락을 사용하여 가슴 위쪽에서 부드러운 STR을 적용할 수 있다. 또한 손가락은 장골근에 대하여 STR을 적용할 때 유용하며, 손가락의 보강을 위하여 감싸 잡을 수도 있다(c).

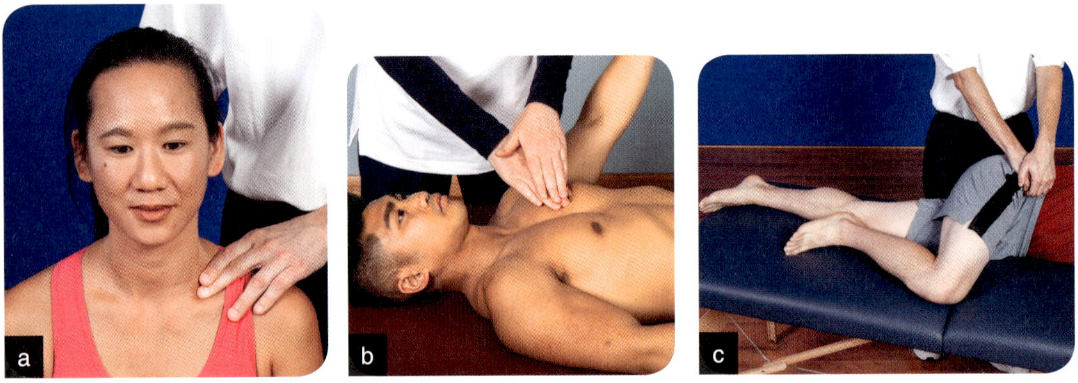

손가락 마디

손가락 마디는 척주기립근을 고정하기에 적합하며 엄지손가락 고정에 대한 변형된 방법으로 적합하다. STR의 모든 방법의 적용에서처럼 치료사의 손가락 마디로 안정되게 고정을 유지하는 것이 중요하다. 다음 방법은 치료사의 손가락 마디 관절을 마모시키기 때문에 조직들을 자꾸 만지거나 문지르기 방식에서 근육의 문지름은 피한다.

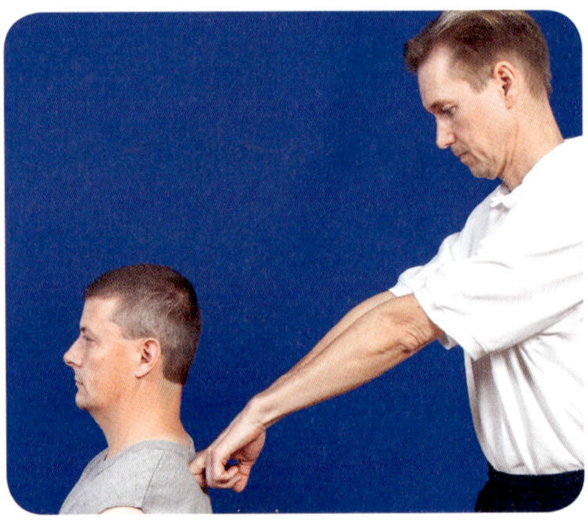

척주기립근에서 손가락 마디 사용하기

STR을 적용하는 도구를 사용하기

모든 형태의 적용에서 치료사는 치료할 때 스스로의 몸을 보호할 필요가 있다. 다행스럽게도 STR은 일부 지침만 따른다면 안전하고 효과적으로 적용될 수 있으며, 다양한 도구가 부가적인 도움을 제공할 것이다. 여기에 예시하는 것은 이러한 목적에 맞도록 일부 개량된 몇 가지 도구와 함께 신체 치료에서 사용할 수 있도록 고안된 도구를 모아 본 것이다.

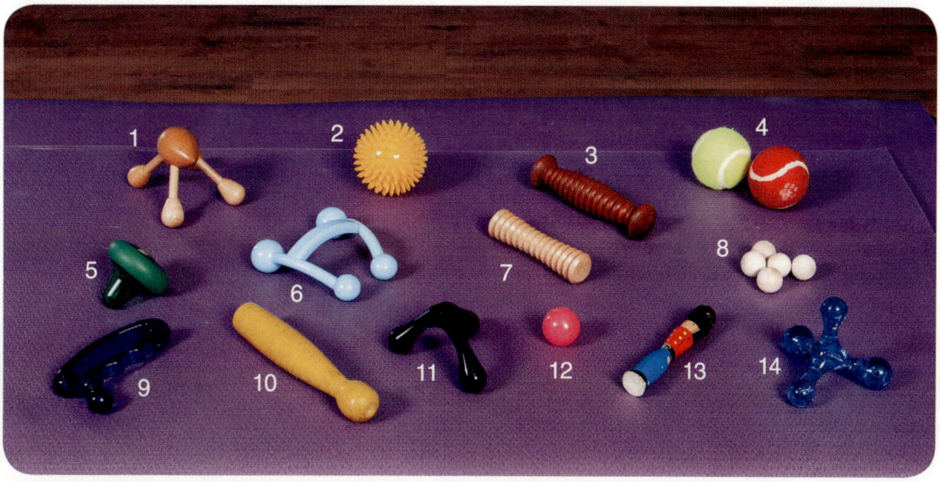

1. 나무 쥐
2. 가시모양 플라스틱 공
3. 나무 발 밀대(볼록)
4. 테니스공
5. 손잡이 모양 마사지 기구
6. 경질 플라스틱 네발 고리
7. 나무 발 밀대(오목, 역시 아래팔에서 사용)
8. 철물점에서 구입한 나무공
9. 시지손잡이
10. 중고 상점에서 구입한 어린이용 나무 기둥
11. 경화 플라스틱 마사지 도구
12. 장난감 가게에서 구입한 플라스틱 고탄력 공
13. 어린이 나무 병사 인형
14. 플라스틱 잭나버

이 사진은 시지손잡이로 발바닥을 치료하는 것을 보여 준다. 이것은 심부의 국소화된 압박을 필요로 하는 모든 부위에서 동일하게 적합할 것이다. 그리고 잭나버를 사용해서 발바닥을 누르는 이것은 치료사의 엄지손가락 사용을 대신하는 좋은 변형법이 된다.

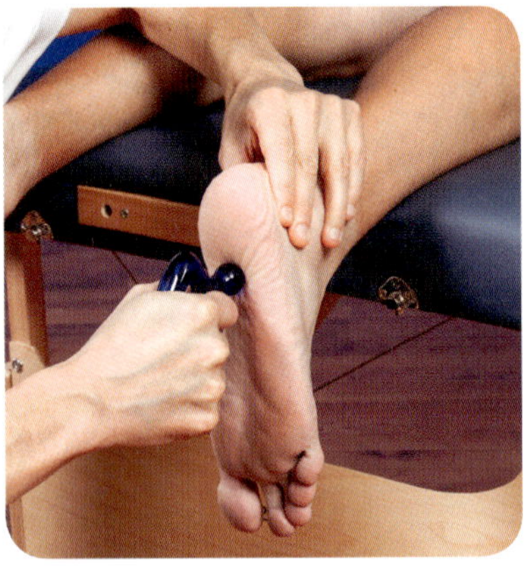

발바닥으로 사용된 시지손잡이

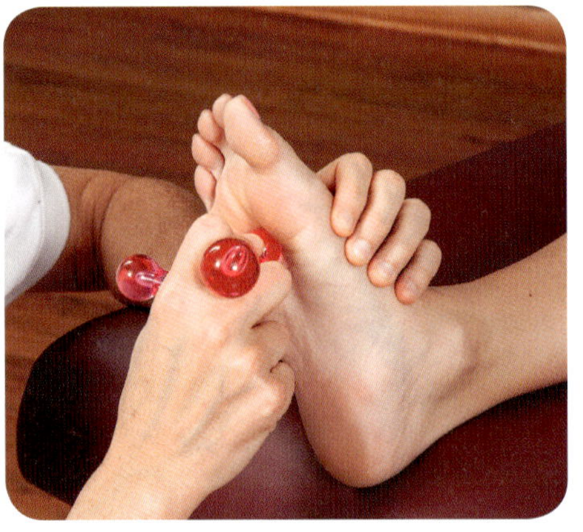

발바닥으로 사용된 잭나버

가시모양 치료 공은 앉은 자세에서 발바닥으로 능동적 STR을 적용할 때 적합하다.

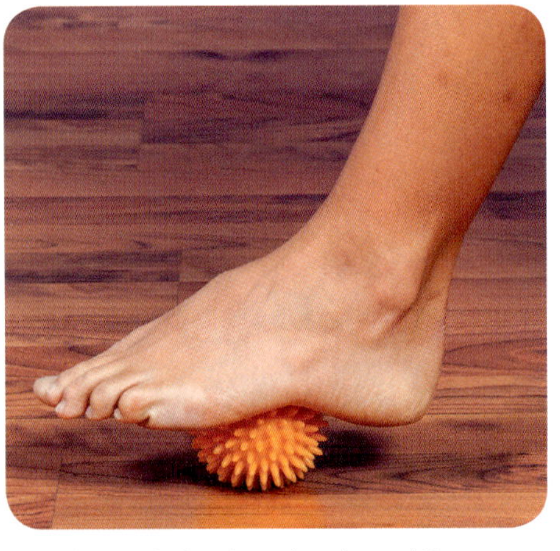

발바닥으로 가시모양 플라스틱 공 적용

테니스공과 비슷한 이것은 본래 개의 장난감이며, 일반적인 테니스공보다 훨씬 작게 만들어진다. 이것은 사진에서처럼 슬괵근이나 사두근에 대한 능동적 STR을 적용함에 유용하다.

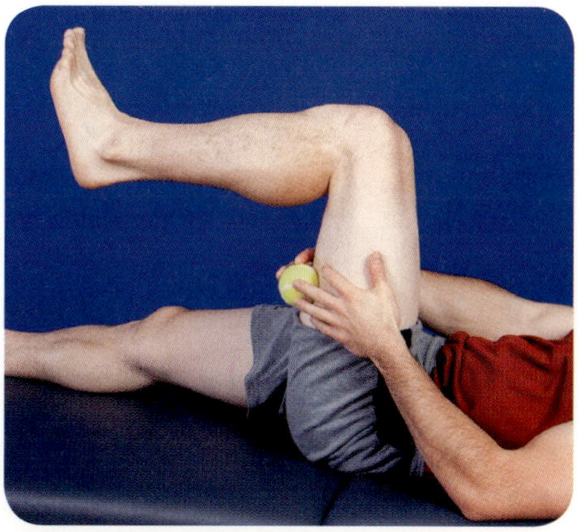

슬괵근에 대한 테니스공 적용법

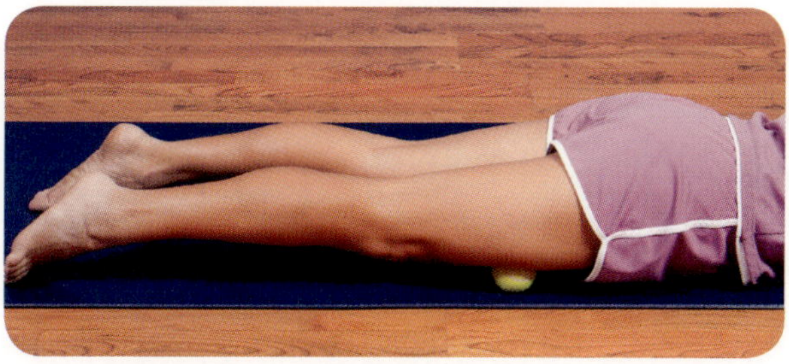

대퇴사두근에 대한 테니스공 적용법

시지손잡이와 테니스공은 능동-보조적 STR에 유용하다.

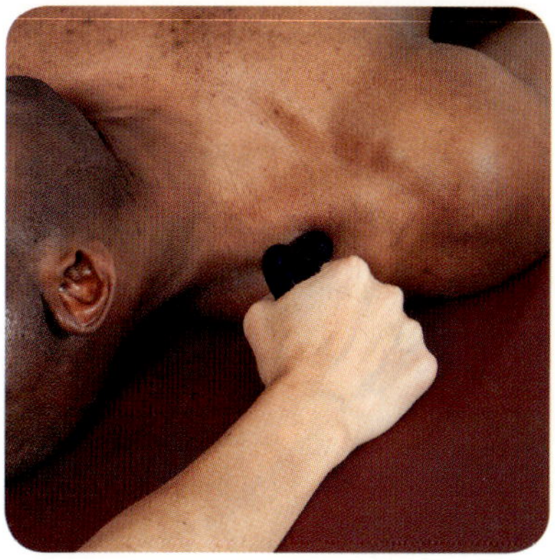

상부 승모근에 시지손잡이 적용

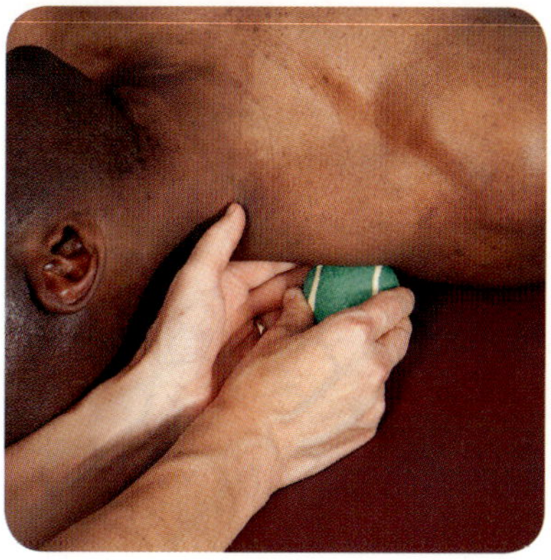

상부 승모근에 테니스공 적용

기타 필요한 도구는 면포 또는 작은 수건 그리고 약간의 마사지 오일을 포함한다. STR은 옷 위로 적용될 수 있지만 보다 강한 고정을 위해서는 고객의 피부에 오일을 바르고 면포나 작은 수건을 통해서 치료한다.

고객과의 상담

모든 형태의 치료와 마찬가지로 처음 고객을 대할 때 고객 문제의 특성을 살펴보고, 고객이 당신의 치료로부터 무엇을 얻으려고 하는가에 관하여 초기에 고객 상담을 시작한다. 자세한 병력을 청취하며, 고객이 복용하는 모든 약을 기록하고 당신의 치료 계획에 대한 어떠한 금기증이 존재하는지 확인한다. 이어서 물리적 검사를 시행하며, 검사의 세부사항은 치료하려는 것이 무엇인가에 따라서 달라진다.

예를 들어 어떤 고객이 오래전의 발목 관절 염좌로 인해 경직된 관절을 가지고 찾아온 고객을 평가할 때는 발목 관절의 가동범위를 검사할 필요가 있으며, 만약 목의 통증이 있는 사무직 환자를 보게 된다면, 앉은 자세의 평가(그리고 발목 관절은 전혀 다루지 않을 것이며)를 시행하기를 원할 것이다. STR을 적용하여 통증유발점을 치료할 때 고객의 불편 수준과 관련하여 고객에게 어떻게 피드백을 제공할 것인지를 설정해야 한다. 압력을 가했을 때 통증유발점이 불편하고 고통스럽기 때문에 이 응답을 측정하는 방법을 결정하는 것이 중요하다. 1장에서 많은 치료사들은 10레벨이 가장 심한 통증을 나타내는 데 사용되는 숫자이고 통증이 없는 것을 설명하는 데 0레벨이라고 했던 것을 기억해야 한다. 통증 척도가 0에서 10사이인 경우 불편함의 레벨이 5를 초과하면 고객에게 경고하도록 조언한다. 압력에 의한 불쾌감이 레벨5를 초과해서는 안 된다는 점을 고객에게 알리면서 처음에는 주의를 기울여야 한다. 많은 고객들이 심부조직 마사지의 감각을 즐기고 있으며, 일부 고객들은 불편함을 겪는 것이 유익하고 근육통이나 뻣뻣함의 느낌을 줄이기 위한 가치 있는 수단이라고 생각한다. 그러나 통증은 이완에 비효율적이다. 고객이 긴장을 풀 수 없을 때 통증유발점 또한 효과적으로 치료되지 않기 때문에 STR을 받을 때 통증이 발생하는 고객은 효과를 얻지 못할 것이다. 이러한 상담이 끝날 즈음에 치료사는 치료 목표를(예: 통증을 완화시키는 것, 가동범위를 증가시키는 것, 운동 연습에서부터 근육 경직을 감소시키는 것 등) 설정할 것이며, 필요하다면 고객에게 확신을 주기 위하여 일상적인 용어로 설명하는 것으로 당신이 하고자 하는 것과 고객이 성취하길 희망하는 목적이 무엇인가에 대한 의견의 일치에 도달할 수 있다. 9장은 제안된 질문, 가능한 신체적 평가와 기록 방법 등과 함께 고객과의 상담이란 주제를 심도 있게 다룬다.

주의점과 안전 관련 문제

연부조직 이완법은 대다수 고객에게 안전하고 효과적인 보조적 신장법의 한 형태이다. 어떤 고객이 연부조직 이완법을 받을지의 여부를 결정할 때는 한 가지 간단한 규칙이 존재한다. 만약 치료사가 마사지 신체 치료 또는 신장법 등으로 그 환자를 정상적으로 다룰 수 없다면 고객은 STR을 받을 수 없을 것이다.

이러한 방법들은 연부조직에 대한 약간의 압박을 포함하기 때문에 쉽게 멍드는 고객이나 얇은 피부를 가진 고객에게서는 주의해야 한다. 관절과운동성증후근(예를 들어 관절 가동범위에서 증가된 범위로, 흔히 전문 무용수들 가운데 보인다)의 고객을 치료할 때에는 조직을 신장시킴과, 그러므로 관절 범위를 증가시키는 것이 실제로 바람직한지 고려해야 한다. 조직의 유연성에서 아마도 이미 지나친 신장이 존재할 것이므로 관절과운동성증후근이 있는 고객에게서 연부조직 이완법은 적합하지 않을 것이다.

처음으로 고정시킬 때에 대부분의 고객들은 전혀 신장감을 느끼지 않는다. 그 신장 느낌이 강해지는 것은 그 근육의 먼 쪽 끝부분에서 고정이 이루어질 때이다. 만약 치료사가 우연히 통증유발점을 고정하게 된다면 고객은 약간의 불편함을 보고할 것이다. 이러한 불편감은 '참을 만한' 또는 '아프긴 하지만, 느낌은 좋은' 등의 어휘로 표현되어야 한다. 마사지 치료사라면 아마도 이러한 설명에 익숙할 것이다. 그렇지만 고객이 정말로 그 느낌이 너무도 심해진다고 보고한다면 STR을 시행하지 말아야 한다. 이것은 아직은 감지하기 어렵지만 내재한 일부 염증이 존재할 수 있을 것이다. 한 가지 간단한 규칙은 증가된 국소 부위 긴장의 느낌은 반드시 고정 적용 후 1분 정도 만에 없어져야 한다는 것이다. 만약 그렇지 않다면 고정 위치를 이동한다. 이러한 느낌은 오래된 촉진 가능한 단단함은 보이지만 불편함은 유발하지 않는 반흔조직의 느낌과 너무도 다르다.

비록 드물지라도 환자들은 때때로 신장법의 다른 형태에서 그러하듯 STR 후에 쑤시는 느낌을 호소한다. 이 느낌은 지체된 지연성근육통(delayed onset muscle sore ness, DOMS)의 발생과 유사할 것이다. 이러한 이유로 어느 특정 부위에서 지나친 치료를 피해야 하며 필요하다면 오일 마사지와 함께 STR을 사용함을 목적으로 한다. 이론적으로 STR 적용 사이에 행하는 마사지는 조직 안으로 신선한 혈액을 공급하도록 그리고 근육 건강을 개선하도록 도와준다. 일부 치료사들은 고객에게 드물게 쑤심이 발생하겠지만 12시간 이내에 자연적으로 풀어질 것이라고 알려주는 것이 필요하다고 주장한다. 하지만 일부 치료사들은 이렇게 말해 주는 것이 자기 확신의 예측 상황을 설정하며 고객이 그러한 쑤심을 경험할 가능성을 증대시킨다고 반론한다.

운동경기 전 또는 후에는 절대로 STR을 깊이 적용하지 말아야 한다. 운동경기 전에는 근력을 감소시키며, 아마도 근육을 깊게 이완시킬 것이다. 운동경기 전 시행되는 STR은 반드시 가벼운 방법을 그리고 고객에게 활력을 주고 관절 범위를 유지하려는 목적으로 사용되어야 한다. 운동경기 후 STR은 아마도 조직에 대한 미세외상 후 멍드는 것의 개연성을 증가시킬 것이다. 운동경기 후 STR은 반드시 전신적으로 사용되고 경련을 극복하도록 도와주어야 한다.

치료사들은 STR을 포함한 모든 치료법의 적용에서 자신의 팔을 과도하게 사용하지 않도록 주의해야 한다. 기능할 때마다 전완과 팔꿈치를 통해서 체중을 실어 주며, 엄지손가락 사용에 대한 대체 방법으로 마사지 도구를 사용한다. 치료사의 엄지손가락과 나머지 손가락들은 보다 작고, 보다 유연한 조직에서만 섬세한 치료에 쓰도록 아껴 주어야 한다. 더 유리한 지렛대 받침을 성취하기 위해서는 현재 보유한 베드보다 1, 2인치 낮은 베드에서 치료하도록 시도한다. 치료사는 고객 몸 위로 기대는 것과 조직 안으로 체중을 실어 주는 것을 연습한다. 많은 치료사들은 고객 몸에 기대는 자세를 적용하지만 실제로는 스스로 고객이 아파할까 하는 두려움 때문에 치료사는 기대는 자세를 유지하기 위해 상당한 에너지를 사용한다. 부드러운 고정을 만드는 것은 치료사의 목적이지만, 치료의 시작에 앞서 고객에게 확고하게 몸을 기댄다. 천천히 그리고 조심스럽게 치료하는 것이 임상에서 STR이 연부조직을 신장시키기 위한 강력하고, 안전하며 효과적인 방법이다.

STR의 세 가지 방법

STR 연부조직 이완법은 세 가지 방식으로 시행될 것이다. 바로 수동적, 능동-보조적 또는 능동적(다음 페이지에서 손목 굴곡근에 사용하는 세 가지 유형의 STR 비교의 예 참조) 방법이다.

1. 수동적: STR이 수동적으로 적용될 때 치료사는 고정을 만들고 신장을 도와주기 위하여 고객의 신체 부분을 치료사가 움직인다.
2. 능동-보조적: STR의 이러한 형태는 고객과 치료사가 함께 치료할 것을 요구한다. 일반적으로 치료사는 고정을 적용한 후 고객은 자신의 신체 부분을 신장자세로 가져가도록 스스로 움직인다.
3. 능동적: 능동적 STR에서 환자는 스스로 고정을 적용하며 보조 없이 신장법을 수행한다. 능동적 STR은 거의 모든 사람들에게 시행될 수 있으며 치료사가 옆에 있을 필요도 없을 것이다.

이 책의 전반에서 우리는 공통적인 해부학적 용어를 사용한다. 그러나 치료사나 건강 전문가가 아니라면 이러한 용어에 익숙하지 않을 것이다. 고객에게 전문적인 용어를 배제하고 능동-보조적 STR에서 고객이 해야 할 필요가 있는 동작을 그들에게 설명하는 것은 연습이 필요하다. 예를 들어 많은 고객들은 그들에게 발을 외번하거나 내번하라, 또는 손목을 굴곡하라거나 신전하라고 요청하는 것이 무엇을 의미하는지 이해하기 어려울 것이다. 한 가지 조언은 고정을 적용하기에 앞서 필요한 동작을 보여 주는 것이다. 예를 들어 치료사가 고객에게 손목의 움직임에 대하여 '위로' 또는 '아래'로 움직이라고 요청하길 원한다면 치료사의 이러한 요청이 무엇을 의미하는지를 실제로 보여 줄 필요가 있다. 또 다른 조언은 동일한 치료 내에서 STR

STR의 세 가지 형태를 비교하기 위한 손목 굽힘근의 예

수동적 STR: 치료사가 환자의 손목을 신전 상태로 만든 채 전체 굴곡근의 기시점을 고정하고 이어서 손목을 신전하며 움직여 간다.

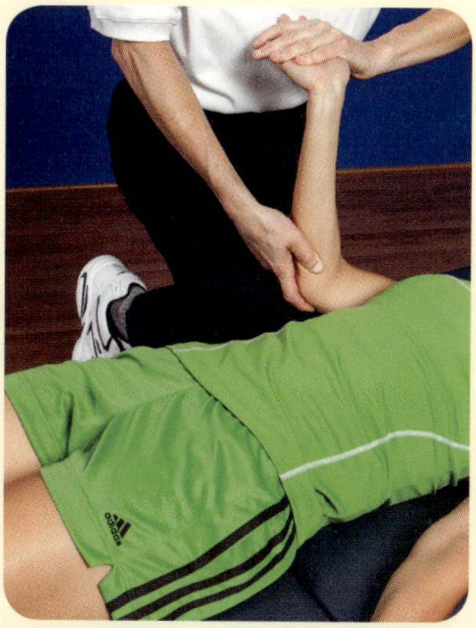

능동-보조적 STR: 치료사는 동일하게 환자의 전체 굴곡근의 기시점을 고정시키며, 이어서 환자에게 자신의 손목을 능동적으로 펴도록 요청한다.

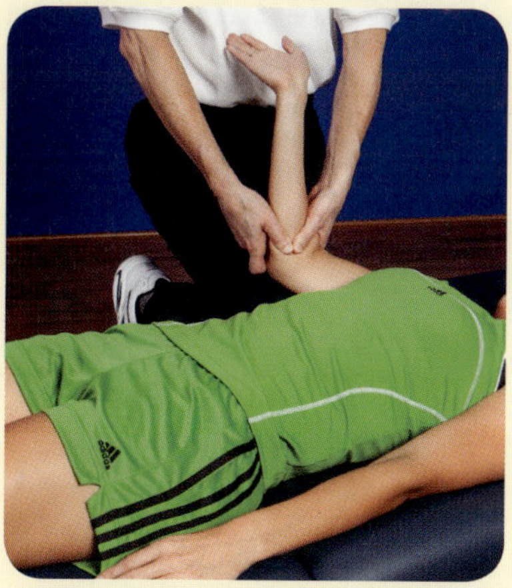

능동적 STR: 환자 스스로 자신의 전체 굴곡근의 기시점을 고정하며, 이어서 능동적으로 자신의 손목을 펴 준다.

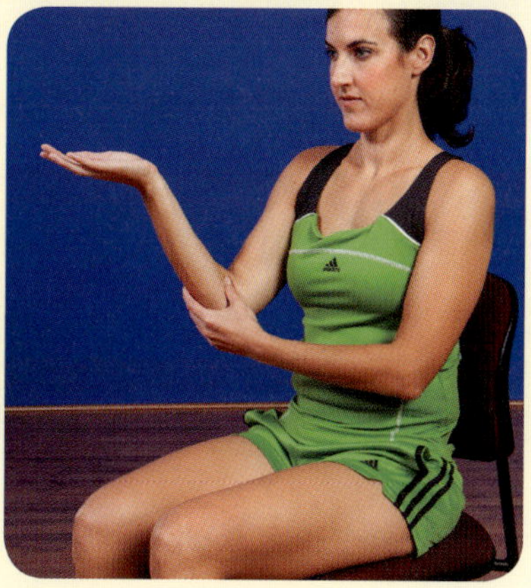

의 서로 다른 방법을 혼용하는 것을 피하는 것이다. 만약 능동-보조적 STR로 시작한다면 고객은 아마도 치료 전반에서 스스로 움직여야 할 필요가 있다고 생각할 것이며, 치료사가 수동적 STR을 시행하길 원한다 하여도 고객은 이완하지 못할 것이다. 그럼에도 불구하고 많은 환자들은 STR에 금방 익숙해질 것이며, 자신들이 참여해야 하는지(능동-보조적 STR) 또는 수동적으로 치료를 받아야 할 것인가에 대한 선호도를 보여 줄 것이다.

STR의 효과 측정하기

치료가 효과적이었는지를 측정하기 위한 기준을 보유하고 있다는 것은 많은 도움이 된다. 이것은 STR에서도 역시 그러하다. 여기에는 STR의 효과를 측정하도록 당신을 도와줄 몇 가지 방법이 존재한다.

- 통증: 만약 STR이 근육 긴장의 불편함을 완화하도록 사용된다면, 효율성을 측정하기 위한 가장 손쉬운 방법의 하나는 고객이 보고하는 통증 언어를 그대로 사용하는 것이다. 이것이 처음에는 통증, 당김, 경련 또는 쑤심 등으로 설명된 것이라면, 대체로 대부분의 고객들은 마사지 후 호전을 느끼며 감소된 불편함의 느낌을 보고한다. 대부분의 치료사들 역시 고객에게 치료 후 그들의 느낌이 어떤지 질문하는 데 익숙하다.
- 시각통증척도(VAS, Visual Analogue Scale): 이것은 양 끝에 다음이 기록된 단순한 하나의 직선이다. 한 끝은 5 불편함 없음'이 그리고 다른 끝은 '경험한 최고의 불편함'이라고 기록된다. 치료 전후에 고객에게 자신의 느낌에 따라서 그 직선 위에 표시하라고 요청한다(261쪽과 274쪽 그림 9.4와 9.8에서 VSA의 몇 가지 예를 볼 수 있다). VAS는 통증이나 경직과 같은 것의 주관적인 묘사를 측정함에 아주 유용하다.

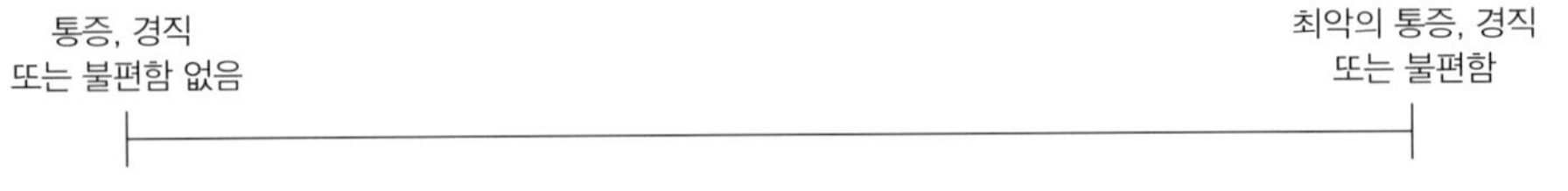

그림 2.1 시각적 통증 비유 척도(VAS)

- 움직임 검사: 만약 STR이 한 관절에서 가동범위를 증가시키도록 적용되었다면, 하지직거상(SLR) 검사와 같은 것을 할 수 있다. 슬괵근에 대하여 STR의 적용 전과 후에 SLR을 검사하며, 치료의 결과로서 고관절의 범위에서 어느 정도의 증가가 있었는지 기록한다. 사두근의 유연성에 대한 한 가지 간단한 검사는 엎드린 자세에서의 무릎 굴곡이다. 고객에게 엎드린 자세로 무릎 관절을 구부리도록 요청하고 고객의 발이 같은 쪽에서 엉덩이 부위로 어느 정도 근접하는지 살펴본다. 사두근을 늘려 주는 치료 후에 고객은 치료 이전보다 더 가깝게 둔근으로 자신의 발을 가져가는 것이 가능해야 한다(고

객이 허리에서 지나친 전만을 만드는 것을 피하도록 확인한다).

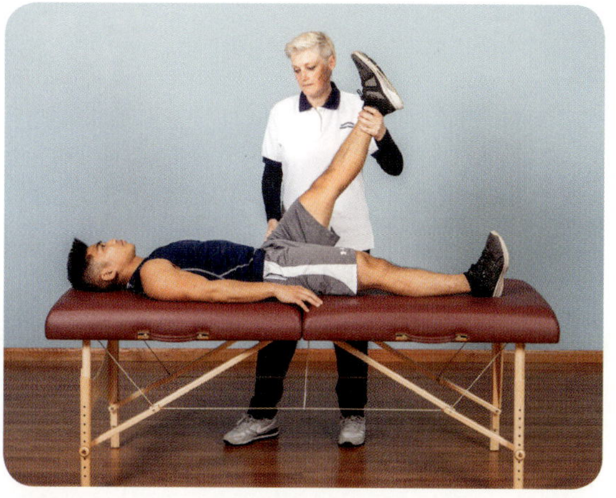

그림 2.2 하지 직거상 검사(SLR)

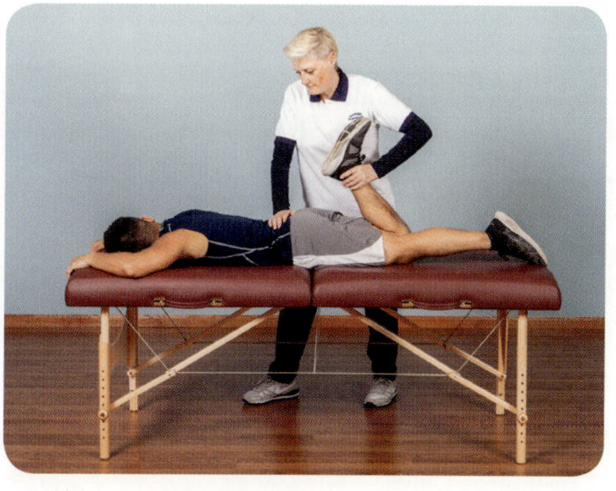

그림 2.3 무릎 굴곡 검사(PKB)

- 앉고-뻗기 검사: 슬괵근에 대한 능동적 STR의 효과를 검증하는 한 가지 간단한 방법은 고객에게 자신의 발끝에 닿도록 손을 앞으로 뻗어 보도록 요청하는 것이다. 고객이 얼마나 도달할 수 있는가 살펴보며 슬괵근에 어떤 느낌이 있는가 물어본다. 슬괵근으로 5~7분 정도 STR을 적용하고 이어서 고객

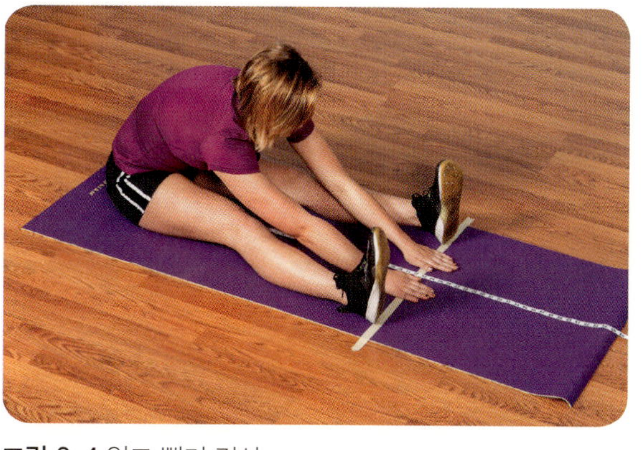

그림 2.4 앉고 뻗기 검사

을 다시 검사한다. 고객이 발끝에 보다 쉽게 닿을 수 있는가? 고객이 슬괵근에서 줄어든 경직이 있는가? (이 검사는 또한 등의 근육에서 유연성도 검사하게 되므로, 최근 허리뼈의 손상으로 고통받는 고객에게는 시행하지 않아야 한다.)

잦은 질문과 문제 해결을 위한 조언

신장법의 종료 시까지 얼마나 오래 고정을 유지해야 합니까?

일단 조직이 신장되면 고정점을 이동한다.

고정할 때 얼마나 많은 압력을 적용해야 합니까?

조직을 고정하기에 충분하게 한다. 이것이 고객이나 당신에게 불편함을 유발한다면 다음 페이지의 문제 해결을 위한 조언을 정독한다.

고객에게 통증을 참으라고 해야 합니까?

절대로 안 된다. STR은 반드시 편안해야 한다. 고객들은 가벼운 신장감을 느껴야 하지만, 이것은 치료하는 근육이 어느 부분인가에 따라 달라질 것이다.

한 근육에 대하여 어느 정도 STR을 시행해야 합니까?

치료사는 아마도 슬괵근과 같은 근육을 보게 될 것이며 그 조직을 충분하게 치료하도록 몸 쪽부터 먼 쪽까지 연속해서 근육에서 치료할 필요가 있다. 일단 각 가상의 연결선을 세 차례 치료했다면, 치료사와 고객 모두 조직이 신장된 것을 느껴야 한다. 전반적으로 하나의 근육군에 대하여 과도한 치료를 피해야 한다. 때때로 두세 차례 STR을 적용하며, 신체의 다른 부분으로 이동하고, 이어서 본래의 STR 부위로 되돌아와서 치료사와 고객 모두 조직이 신장된 것을 살펴보는 것이 좋은 방법이다.

이 책의 전반을 공부한 후에도 여전히 STR을 적용함에 어려움을 느낀다면, 그때 시도해 볼 만한 것을 여기 몇 가지 적어본다.

- 연부조직에서 고정을 정확하게 하지 못한 것으로 보인다면, 고정을 바꿔 보려고 연습한다. 손바닥의 평편한 면 또는 느슨한 주먹, 전완, 팔꿈치 또는 손가락 마디를 사용하려고 시도해 보았는가? 또 다른 방법은 피부 위로 소량의 오일을 바르며, 이어서 수건을 대고 치료한다. 수건은 오일을 흡수하며 보다 강한 고정을 제공할 것이다.
- 만약 고정이 고객에게 불편을 준다면, 약간 적은 압력을 사용해 본다. 고정을 분산시키도록 옷 위 또는 작은 수건 위에서 고정을 시도한다. 또한 치료사는 뼈 위를 직각으로

누르지 않았는지 확인한다. 이것은 능형근에 대한 STR 적용을 처음 배울 때 흔히 하는 실수이다. 견갑골의 안쪽 모서리를 압박하는 것을 피한다. 대흉근을 치료할 때는 갈비뼈 위에서 직각으로 압박하는 것을 피한다. 신경총을 압박하지 않았는지 확인한다. 이것은 고객에게 쩌릿한 감각을 유발할 수 있다. 피부를 너무 강하게 당기지 않도록 주의한다.

- 만약 고객이 신장감을 느끼지 못한다면 더 많은 압력을 준다. 압력을 증가시키기 위하여 팔꿈치 또는 전완을 사용하며 고정을 위하여 몸을 기울인다. 또 다른 신장법을 시행함에 앞서 연부조직에서 느슨함을 제거했는가 확인한다. 치료사의 압력이 그 지점의 몸 쪽 끝부분으로 향하고 있는지 확인한다. 많은 고객들은 수동적 STR에서 더 많은 신장의 느낌을 경험한다. 이러한 경우라면 능동적 STR을 시행하면서 무엇이 발생하는가 살펴본다.
- 만약 치료사의 손가락, 손 또는 엄지손가락으로 고정을 적용하기가 불편하다면, 마사지 도구를 사용해서 시행한다. 항상 치료사는 자신의 관절을 보호해야 한다. 여전히 편하게 고정을 적용할 수 없다면 절대로 그 방법을 사용하지 않는다.
- 치료사가 스스로 편안하게 느끼지 못한다면 고객을 고정하는 방식을 변화시키며, 자신의 치료 높이를 바꾸거나 베드나 의자에서 고객의 자세를 조절해 본다.
- 만약 STR을 적용하기 위한 다양한 방식을 시도한 후에도 여전히 불편함을 느낀다면, 그러한 신장법을 사용하지 않는다.

맺음말

이 장에서 걷기의 다양한 형태를 사용할 때의 장점과 단점 그리고 언제 마사지 도구를 사용할지를 살펴보았다. 안전 문제에 관한 정보와 STR의 효과를 측정하는 방법에 대해서는 빈번한 질문과 문제 해결을 위한 조언이란 단락에서 이러한 방법을 사용하기 위한 기반을 제공하도록 도와주었다. 이제 당신은 STR의 상이한 세 가지 형태를 연습할 준비가 되었다.

간단한 질문

1. 조직을 고정하도록 치료사의 손바닥을 사용할 때의 한 가지 예를 들어 보라.
2. STR이 적합하지 않은 고객의 세 가지 예를 들어 보라.
3. STR의 세 가지 형태를 적어 보라.
4. 한 가지 신장법의 종료에서 얼마나 오랫동안 한 번의 고정을 유지해야 하는가?
5. STR의 효과를 측정할 수 있는 세 가지 방법을 적어 보라.

PART II

연부조직 이완 치료법

이 부분에서는 STR의 세 가지 방식인 수동적(3장), 능동-보조적(4장), 능동적(5장) STR을 개별적으로 적용하는 방법에 관한 정보를 보게 될 것이다. 2부의 각 장은 통일한 구성을 따른다. 첫 번째는 그 방법을 시행하는 방식인 일곱 단계의 설명이다. 다음으로, 자세한 설명은 고정을 적용하는 방향, 특정 영역에 스트레칭을 집중시키는 방법, 압력을 가하는 방향, 피부를 느슨하게 하는 방법 및 STR을 오일 마사지와 통합하는 방법을 설명한다. 또한 5장에는 가정용 프로그램의 일환으로 능동적 STR 사용에 관한 섹션이 있다. 핵심 고정법, 움직임 및 자세는 다른 근육과 관련된 많은 예를 사용하여 설명된다. 이 섹션은 각 근육에 대한 스트레칭의 시작 및 끝의 위치를 보여 주는 요약된 지침과 사진을 제공한다. 작용할 때 자신과 고객을 보호하는 것이 중요하므로 각 장에는 설명 중인 STR 유형과 특정 형태의 STR이 표시될 때 유용한 지침 라인이 포함되어 있다. 각 장에는 해당 형태의 STR을 사용하여 통증유발점을 처리하는 방법과 STR에 능숙해지는 방법을 설명하는 섹션도 포함되어 있다. 각 장의 끝에는 STR이 설명된 각 근육의 썸네일 사진 표가 있다. 기술을 연습할 때 사용할 수 있으며, 무엇을 쉽게 발견했는지, 어떤 근육에서 어떤 근육과 어떤 형태의 STR로 연습해야 하는지에 대한 기록을 한다.

STR을 시행할 때 일부 근육들이 방법 적용 중 일반적으로 짧은 자세로 놓여 있지 않는 것을 기억하라. 이것은 일단 근육들을 단축된 자세로 놓고 난 후 근육을 고정하는 것이 기술적으로 어렵기 때문일 것이다. 표 4.1은 통상적으로 짧아지는 근육들과 그렇지 않은 근육들을 정리했다.

이 장들을 정독하는 것은 STR의 세 가지 유형 사이의 차이점에 대한 명확한 이해를 제공할 것이다. 이어서 여러분들은 6장에서 8장에 걸쳐 설명된 신체의 상이한 부분들에서 이러한 방법들을 연습할 준비가 될 것이다.

3

수동적 연부조직 이완법

이 장에서 여러분들은 일곱 가지 간단한 단계를 통하여 실습함으로써 수동적 STR을 시행하는 방법을 알게 될 것이다. 이 장에는 일곱 가지 단계의 실습을 시작하기 위한 안전지침과 수동적 STR이 적합한 때를 설명하는 표와 함께 여덟 개의 상이한 근육을 치료하는 데 이용하는 핵심인 고정, 동작, 그리고 자세에 대한 간략한 설명이 있다. 이 장을 숙지하고 간단한 질문에 답변하는 것은 수동적 STR을 적용하는 방법의 올바른 이해를 제공할 것이다.

수동적 연부조직 이완법에 대한 소개

수동적 연부조직 이완법은 옷 위로 적용되는 개별적인 방법이나 전체 마사지에 포함되어 사용될 수 있는 신장법의 훌륭한 방법이다. STR의 이러한 방법에서 치료사는 한 근육을 짧은 상태로 만들고 근육을 고정해 주며, 이어서 근육을 신장시킨다. 고객은 전 과정에 수동적으로 유지하지만 물론 신장법의 강도에 관한 반응을 제공할 것이다.

수동적 STR을 적용하는 방법

수동적 STR을 적용하기 위하여 다음의 단계를 따른다.

1. 신장되어야 할 근육과 근육 섬유의 방향을 확인한다.
2. 근육이 중립 자세에 놓인 것을 확인한다. 중립이란 근육이 지나치게 짧지도 신장되지도 않은 것을 의미한다. 일반적으로 이것은 치료사가 근육을 수동적으로 단축시키는 것을 필요로 한다(족저근막과 종아리근은 이러한 규칙에 대한 예외임).

   어떤 근육들(특히 슬괵근)은 짧아질 때 근육경련이 일어나기 쉽다. 경련의 개연성은 운동 후 증가한다. 그러므로 근육이 짧아질 때 경련의 개연성을 감소시키기 위하여, 그리고 근육을 단축시키기 전에 근육섬유의 이완을 더해 주기 위해서 오일 마사지와 함께 STR을 적용하는 것은 종종 좋은 방법이 된다.

3. 고객에게 과정을 설명한다. 고객에게 "이제 당신의 근육을 늘려 볼 것이다. 그대로 이완 한 채 유지하세요"라고 말한다. 치료사가 치료하고 있는 근육은 반드시 이완되어야 한다.

   근육 이완을 도와주도록 지절을 부드럽게 흔들어 주는 것은 이완하는 것을 어려워하는 고객들을 치료할 때 유용할 것이다.

4. 근육을 중립 자세로 유지하는 동안 섬유들을 고정하도록 근육을 부드럽게 고정한다(다양한 고정법에 대하여는 2장을 참조한다). 근육의 기시부에 인접한 근육 부위에서 시작한다. 근육의 근위 끝에서 고정을 시작할 필요가 없는 예는 근육과 관련된 관절을 수동적으로 움직이는 동안 STR을 사용하여 근위를 향해 근위를 따라 활공하는 경우가 포함된다. 이 장의 끝과 4장, 7장과 8장에서 덜 일반적이지만 매우 유용한 응용 프로그램에 대한 자세한 내용을 찾을 수 있다.

TIP 일반적으로 근육의 기시점은 신체의 정중선에 인접한 부분이며 덜 움직이는 부분이다. 통상적으로 한 근육이 수축할 때 정지점은 기시점 쪽으로 움직인다.

5. 고정을 유지하는 동안 근육을 신장시킨다. 이것은 근육이 짧아진 상태에서 늘어나는 자세로 진행하는 방식으로 신체의 한 부분을 움직이는 것을 의미한다. 예를 들어 근육을 수축시키도록 한 관절을 굽힐 필요가 있었다면 근육을 신장시키도록 관절을 펼 필요가 있을 것이다.
6. 일단 근육이 신장되고 난 다음 고정을 풀어 주어 근육을 중립 자세로 되돌린다.
7. 몸 쪽에서 먼 쪽으로 근육을 고정시킬 또 다른 부위를 선별한다. 근육의 먼 쪽 힘줄에 도달할 때까지 4~6단계를 반복한다.

   근육의 몸 쪽에서부터 먼 쪽으로 치료하므로 신장력이 어느 특정한 부위로 집중되도록 만들기 위하여 약 1cm 간격으로 고정을 가깝게 유지한다. 보다 일반적으로 덜 국소화된 신장에서는 고정을 3~4cm 떨어져 위치시킨다.

고객의 반응을 확인한다. 어떤 고객들은 별다른 신장을 느끼지 않으며 단지 고정의 압력만을 느낄 수 있다. 만약 방법을 올바르게 적용하고 있다면 동일 근육을 보다 먼 쪽에서 치료할 때 신장력은 증가할 것이다. 만약 고객이 통증을 느낀다면 중지해야 한다.

고정의 방향

수동 STR을 사용할 때 근육에서 어느 방향으로 운동해야 하는지 어떻게 알 수 있는가? 예를 들어 종아리를 치료하는 경우 방향을 무릎에서 발목으로 또는 발목에서 무릎 방향으로 적용하는가? 또는 근육의 수직 방향으로 하는가?

1장 STR은 근육에 대해 근위부로 작용하여 적용된다고 명시되어 있다(그림 3.1a). 이 방법은 치료사가 수동적 STR을 적용하기 가장 쉬운 방법이며 고객에게는 가장 편안한 방법이다. STR을 적용할 때, 고정점을 적용하지 않는 한 늘어진 스트레치는 항상 더 강렬하게 느껴질 것이다. 만약 원위부에서 시작하면(그림 3.1b) 스트레치가 이미 강렬해져 이 방향으로 적용할 때 STR을 적용하기가 어렵고 고객이 불편해할 수 있다. 이 장에서는 다양한 형태의 수동적 STR 방법을 소개한다. 특이하게도, 문지르는 STR 형태의 수동적 STR 변형을 소개한다. 문지르는 STR을 사용할 때 원위에서 근위까지 작업하는 것이 가장 쉽다(그림 3.1c). 문지르는 STR은 일련의 식별 가능한 단일 고정 장치를 포함하지 않기 때문에 이런 방식으로 적용한다. 대신 마사지를 적용할 때 천천히 근육과 관련된 관절이 움직일 때 미끄러지듯 움직이며, 편안하게 적용할 수 있다.

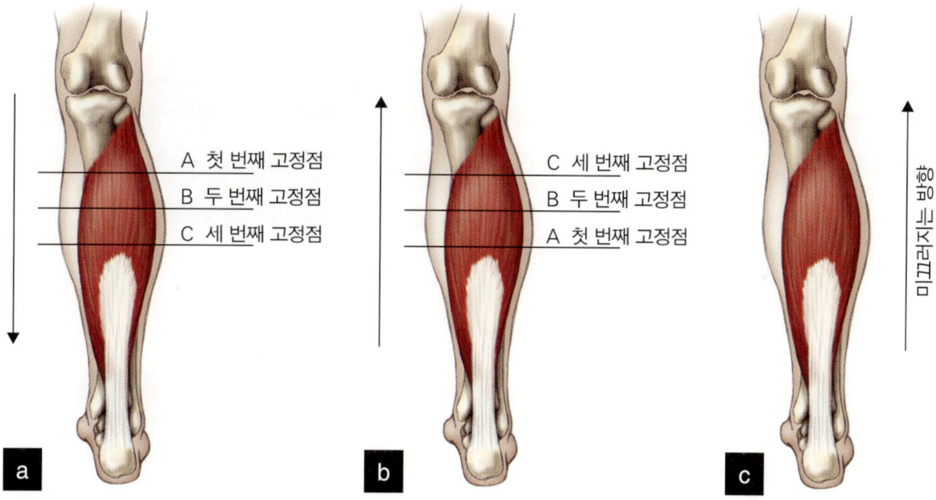

그림 3.1 (a) 근육의 기시점에서 정지점으로 적용하는 것은 쉽다. (b) 정지점에서 기시점으로 적용하는 것이 더 어렵다. (c) STR을 사용하지 않을 때 미끄러지는 방향

전완, 종아리, 슬괵근, 이두근, 삼두근 근육과 같은 긴 근육에서 작업할 때, 1장에서 설명한 대로 차례로 수행되는 개별의 일련의 고정 방향을 만들어 STR을 적용할 수 있다. 근위부에서 원위부로 적용하거나 원위부에서 근위부로 적용하는 매우 느리고 지속적인 움직임으로 근육을 따라 미끄러지면서 STR을 적용한다. 그러나 능형근, 가슴 근육 또는 둔근과 같은 근육을 적용할 때 고정하는 영역이 작거나 근육의 모양이 이러한 방식으로 작업하는 것을 방해할 수 있다. 이러한 경우 어떤 고정 위치가 가장 큰 스트레칭을 제공하는지에 대해 고객으로부터 피드백을 얻으면서 당신이 가지고 있는 영역에 대해 간단히 적용할 수 있다.

스트레칭을 한 영역에 집중시키는 방법

1장에서, 그림 1.5, 1.6, 1.7은 근위 길이를 조절하기 위해 움직임을 적용할 때 스트레칭 감각을 어떻게 가장 적게부터 가장 크게 증가시키는지 보여 준다. 그림 3.2는 이 개념을 보여 준다. 예를 들어 고정을 A지점에서 먼저, 그리고 B지점에서 마지막으로, C지점에서 전완을 사용하여 적용하는 것을 보여 준다. 고정 위치를 서로 가깝게 적용하는 방법을 보여 주는 그림 3.3과 비교해 보면, 그것들은 함께 있을 뿐만 아니라 엄지나 팔꿈치와 같은 보다 국소화된 고정을 사용하여 적용된다. 고정 위치를 서로 가깝게 적용하면 근육 길이에 걸쳐 고정을 적용하는 것보다 국소 부위에 더 큰 스트레칭을 만들어 내는지 알 수 있는가?

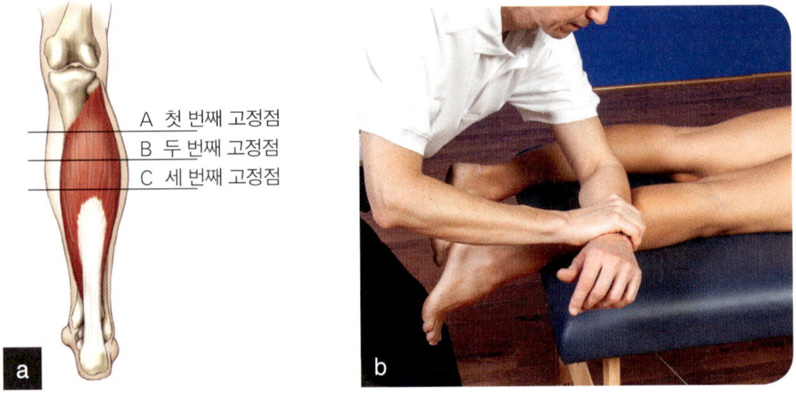

그림 3.2 근육의 폭에 걸친 넓은 고정(a)을 만들고, (b) 적용할 때 A~C 지점까지 강도를 증가시키는 스트레칭을 만든다.

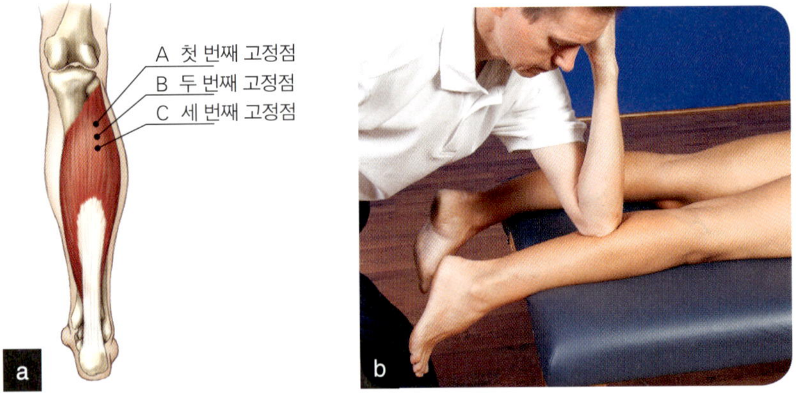

그림 3.3 고정점을 서로 가깝게 배치(a)하면 근육의 특정 영역에 스트레칭을 집중시키는 데 도움이 된다(b).

STR을 사용하여 근육의 특정 영역에 스트레칭을 집중시키는 목적으로 사용하기 때문에 많은 치료 전문가들은 이 방법으로 기술을 적용한 후에는 항상 그 부위를 부드러운 마사지로 진정시키는 것이 중요하다. 이 접근법은 아픈 부위의 통증 유발을 줄인다.

압력의 방향

고정 위치를 적용할 때 압력을 가하는 방향은 고객이 스트레칭을 감지하는 위치, 스트레칭의 효과 및 스트레칭을 적용하는 것이 얼마나 쉬운지에 따라 차이를 결정한다. 압력 방향의 미묘한 변화는 이 기술의 효과에 변화를 줄 수 있다. 실제로 고객의 근육을 수동적으로 늘리면 고정을 적용하는 데 사용하는 신체 부위가 특정 방향으로 '움직이게' 된다. 그러므로 움직임 방향과 반대 방향으로 압력을 가하여 이 움직임에 대응해야 한다.

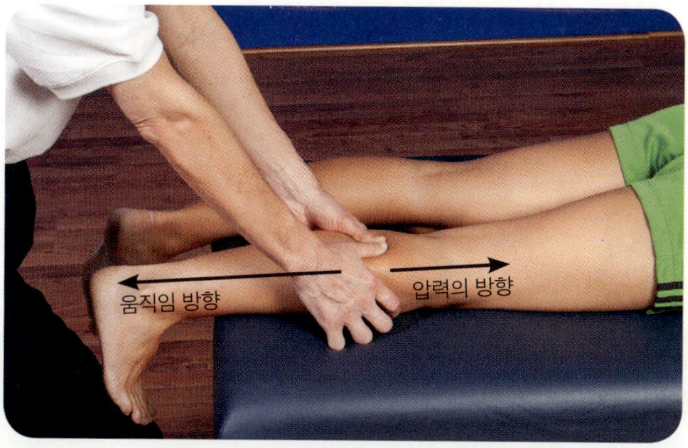

그림 3.4 종아리에 적용 시 움직임의 방향은 발끝이라 무릎에 힘을 줘야 한다.

예를 들어 종아리에 STR을 사용할 때 움직임의 방향은 발을 향하므로 무릎 쪽으로 압력을 가해야 한다(그림 3.4). 슬괵근에 STR을 사용하는 경우 움직임의 방향은 무릎 쪽으로 향하므로 엉덩이 쪽으로 압력을 가해야 한다(그림 3.5).

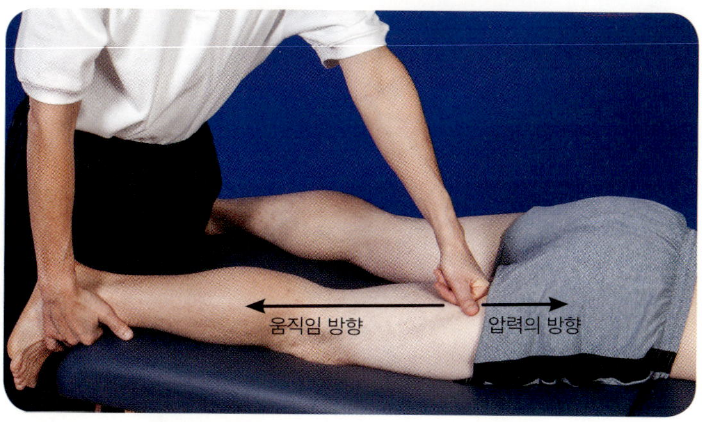

그림 3.5 슬괵근에 적용 시 엉덩이 방향으로 압력을 주고, 무릎 쪽으로 움직임을 주어야 한다.

TIP 압력 방향이 수동 STR의 적용에 어떤 영향을 미치는지 이해하려면 다음 방법을 사용해 보자. 종아리 같은 근육을 선택하고 종아리에 수직으로 고정 압력을 가한 다음 스트레칭을 한다. 무릎 쪽으로 압력을 가하면서 피부의 느슨함을 어느 정도 덜어 낼 때 생기는 것과 비교해 보자. 마지막으로, 종아리의 피부를 약간 몸 쪽으로 당겨서 압력을 가하면 어떻게 되는지 비교해 보자. 고객은 압력이 무릎을 향할 때 가장 강한 스트레칭이 발생한다는 것을 감지해야 한다.

이 장에서 수동 연부조직 이완법에 대한 핵심 고정법과 적용 자세 및 움직임을 적용하는 법을 각 사진에 방향을 나타내는 화살표가 있다.

피부를 느슨하게 하는 방법

특정 방향으로 압력을 가하는 한 가지 이유는 스트레칭이 더 효과적이기 때문에 스트레칭을 수행하기 전에 피부를 느슨하게 만들기 위함이다. 이것이 쉽게 느껴질 수 있지만 설명하기는 어렵다. 하지만 여러분은 치료사가 어떻게 엄지손가락을 사용하여 승모근과 능형근의 아래 부분에 걸쳐 있는 피부를 부드럽게 밀어낼 수 있는지를 보여 주는 이 사진에서 '느슨해지다'가 무엇을 의미하는지 알 수 있다.

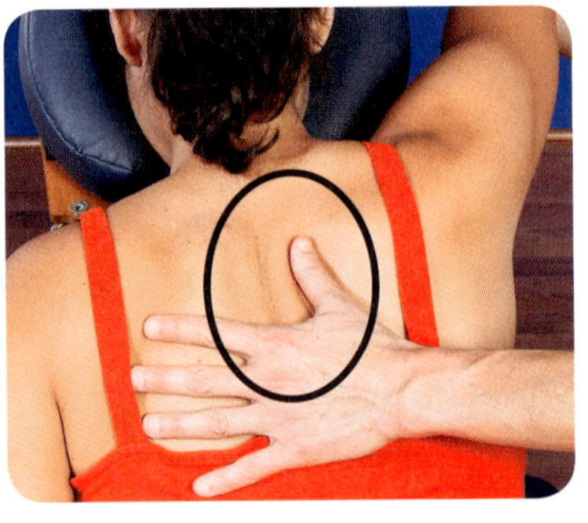

능형근 위에 피부가 느슨해지지 않도록 준비한다.

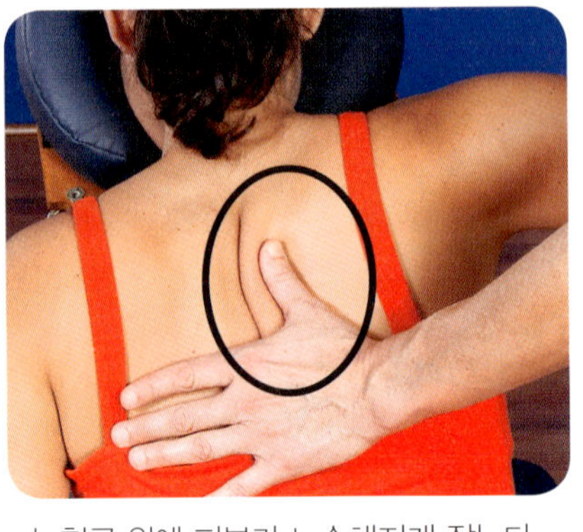

능형근 위에 피부가 느슨해지게 잡는다.

오일 마사지와 함께 STR 사용하기

오일을 바른 후에 그 부위 위로 얇은 수건을 대고 수건을 통해서 STR을 적용한다. 이러한 방법으로 치료하는 것은 수건의 올이 오일을 잡기 때문에 옷을 통해서 또는 맨살에 치료하는 것보다 더 강한 고정을 제공한다는 것에 유념한다. 사실 맨살이나 옷을 통해서보다는 이러한 방식으로 STR을 적용하는 것이 보다 쉽다. 수건을 제거하고 더 많은 마사지로 그 부위를 마무리하며 반복한다. 이 과정을 세 차례 시행한다면(즉 마사지, STR, 마사지, STR, 마사지, STR) 당신의 처음 두 번의 적용 후에 연부조직이 늘어났을 것이므로 세 번째 STR의 적용에서는 고객이 적은 신장감을 느끼는 것을 보게 될 것이다.

STR을 오일 또는 다른 마사지 방법에 통합하는 또 다른 방법은 이 기법을 미끄러지는 기법(활공)으로 수정하는 것이다. 예를 들어 종아리(a)에 적용할 때 수동적으로 고객의 발목을 구부리고 연장한다. 이두근(b)에 적용할 때는 팔꿈치를 수동으로 구부리고 연장한다. 손목 및 손가락 신근(c)을 치료할 때 손목을 수동으로 구부리고 연장한다.

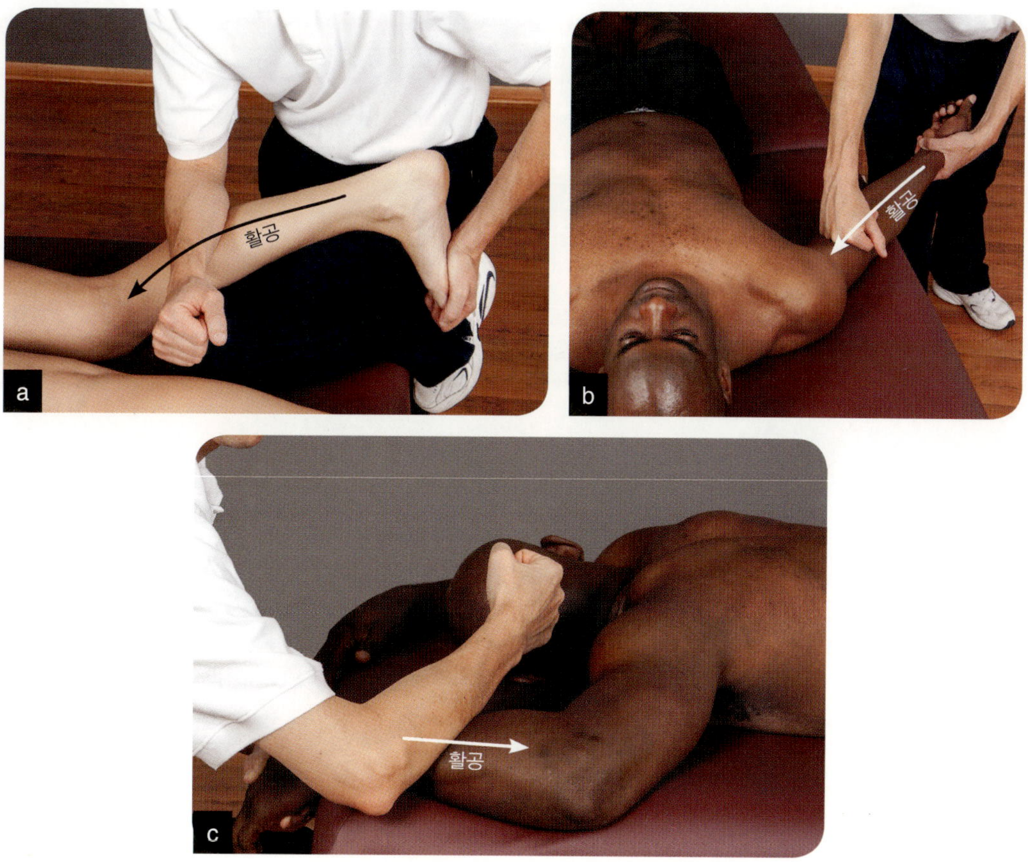

수동적 STR을 위한 핵심 고정법, 동작, 자세

여기에서는 수동적 STR을 받고 있는 신체의 아홉 부위에 대해 설명한다. 종아리근, 슬괵근, 둔근, 능형근, 삼두근, 이두근, 손목 및 손가락 굴곡근과 신전근 그리고 대흉근이다. 여기에 제공된 각각의 예에 대해, 당신은 수동적으로 조직을 늘릴 때 고정점의 부드러운 압력을 유지할 필요가 있다는 것을 기억하라. 각각의 사진에는 압력을 가하고 피부를 느슨하게 하는 방향을 나타내는 화살표가 있다. 6~8장에 걸쳐 이러한 신장법들에 대한 보다 자세한 설명을 참조할 수 있을 것이며, 수동적 STR과 능동-보조적, 그리고 능동적 방법의 차이에 대한 설명을 통해 상호 비교할 수 있을 것이다.

종아리근

고객을 엎드리게 하고 베드의 발 쪽 끝부분에 선다. 다른 손으로 보강된 엄지손가락을 사용하여 무릎 관절의 바로 아래에서 종아리의 중심 부분인 종아리근을 고정한다. 이러한 신장법에서 섬유를 고정할 때마다 치료사는 압력을 직각으로 향하기보다는 무릎 관절 쪽을 향하도록 방향을 잡는다. 고정을 유지한 동안 고객의 발목 관절을 배측 굴곡하도록 치료사의 허벅지로 발끝을 밀어 준다. 이 위치에서 치료사에 의해 가해지는 압력이 종아리근에 영향을 줄 정도로 깊은지 의심스럽다는 점에 유의한다. 또한 종아리에서 가자미근의 STR은 고객의 측면 자세에서 적용한다.

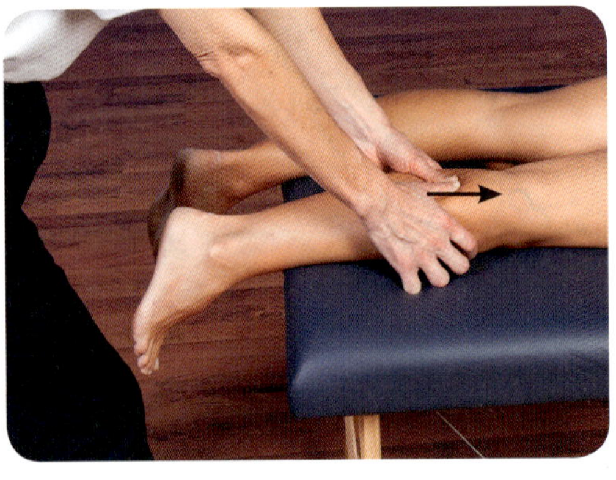

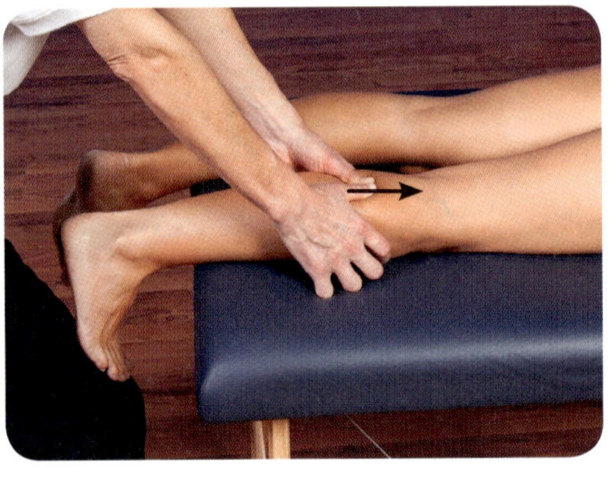

TIP 엄지손가락을 사용할 때 주의해야 한다. 종아리 근육은 강하고 힘이 있다. 여기서 엄지손가락을 사용하여 수동적 STR을 적용할 때 불편함을 느낀다면 다른 방법으로 전환해야 한다.

종아리에 수동적 STR을 적용하는 또 다른 방법은 주먹을 이용해 고정을 적용하는 것이다.

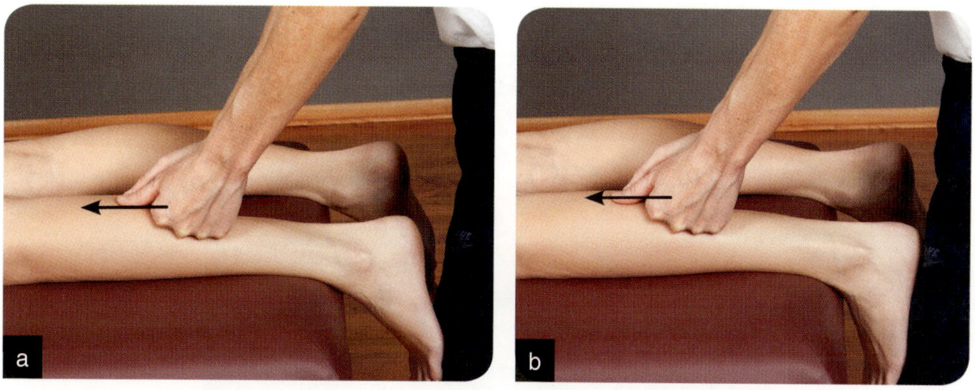

주먹을 이용한 고정(a)을 하고, 종아리 스트레칭을 한다(b).

종아리에 수동적 STR을 사용하는 방법은 약간 다른 방법으로, 고객은 엎드린 자세로 무릎을 구부리고 다리를 치료자의 허벅지에 올려놓는 것이다. 이 자세에서 발과 발목을 안으로 굽히면서 종아리 길이를 따라 전완을 미끄러지게 하는데 이때 오일을 사용할 수 있다. 아래 사진은 원위부에서 근위부로 적용하는 예다. 고객은 당신이 무릎에 더 가까이 미끄러질 때보다 아킬레스건 위와 종아리 안으로 더 많은 스트레칭을 느낄 것이다. 스트레칭이 더 강하게 느껴지는 또 다른 이유는 무릎이 구부러져 비복근이 이완되어 밑에 있는 발바닥 스트레칭을 촉진하기 때문이다.

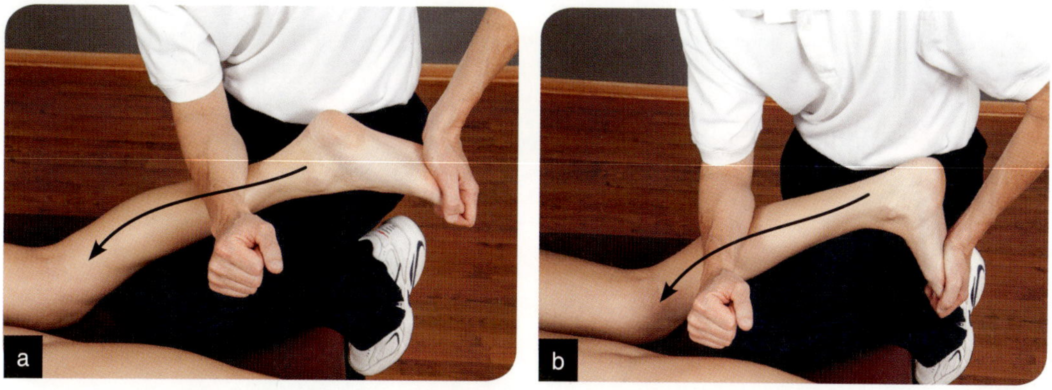

종아리(a)에 전완으로 고정하고, 근육을 따라 미끄러지듯 움직인다(b).

마찬가지로, 주먹을 사용한 고정법과 움직임을 아킬레스건에서 가까운 발목에서 무릎 쪽으로 적용할 때 발목을 배측 굴곡시켰다가 풀어 주기를 반복하며 실시한다.

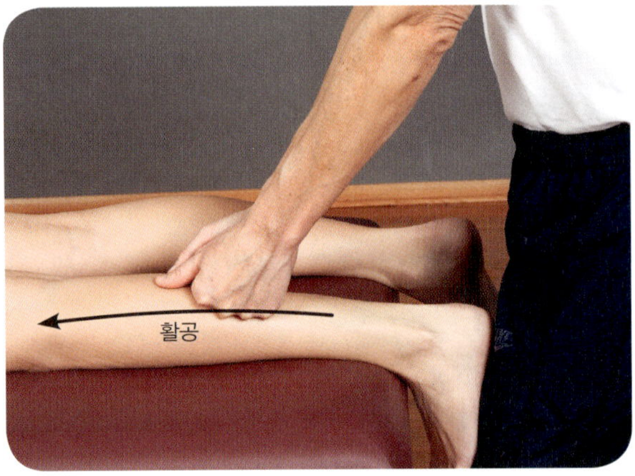

종아리(a)에 주먹으로 고정을 하고, 근육을 따라 미끄러지듯 움직인다(b).

슬괵근

엎드린 자세를 취한 고객에게서 무릎 관절을 굴곡시킴으로 슬괵근을 수동적으로 짧게 만든다. 좌골(ischium) 근처에서 이 근육의 기시점 근처로 근육을 고정한다. 이러한 신장법에서 섬유를 고정할 때마다 직각보다는 좌골뼈를 향해서 비스듬한 압력의 방향을 잡아 준다. 고정을 유지한 동안 무릎 관절을 펴서 근육을 부드럽게 신장시킨다.

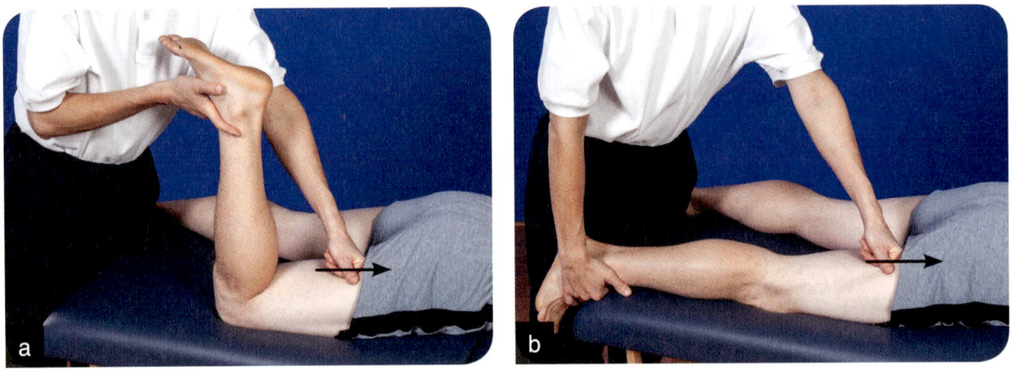

주먹을 사용해서 슬괵근을 고정하고(a) 접었던 무릎을 펴면서 움직인다(b).

TIP 다리가 길거나 키가 당신보다 큰 고객에게 적용해야 하는 경우에는 슬괵근의 윗부분이나 기시점에 가까운 곳에 고정을 적용하기 어렵기 때문에 아래쪽에만 집중하도록 선택한다. 그리고 베드에 기대어 고객에게 다가가려고 등을 긴장시키지 않아야 하고 다른 STR 방법을 선택해야 한다.

둔근

팔꿈치를 사용하여 둔근에 수동 STR을 적용할 수 있다. 이 근육의 모양으로 인해 슬괵근 또는 대퇴이두근과 같은 연부조직의 세로 영역에서 적용할 때 섬유 길이를 따라 적용할 수 있다. 둔근의 경우, 팔꿈치를 움직여서 당신과 고객이 스트레칭이 감지될 때까지 고정의 위치를 바꾼다. 또한 둔근의 스트레칭을 달성하려면 고객의 대퇴골을 수동적으로 회전시켜야 한다. 쉽게 할 수 있는 방법은 적용 중인 팔 쪽의 다리를 접어 발을 몸 쪽으로 움직이거나 반대 방향으로 회전시키는 것이다.

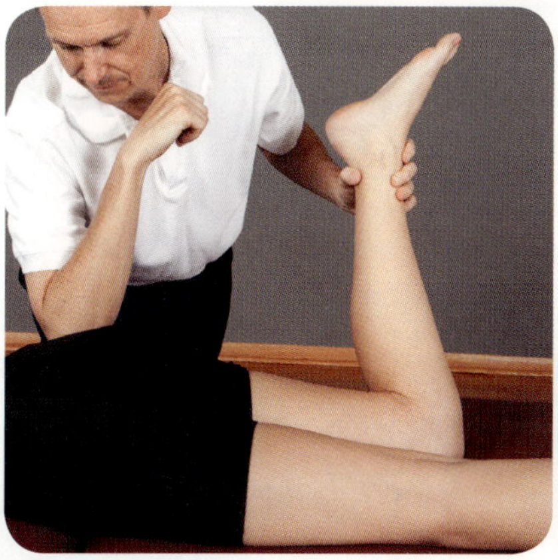

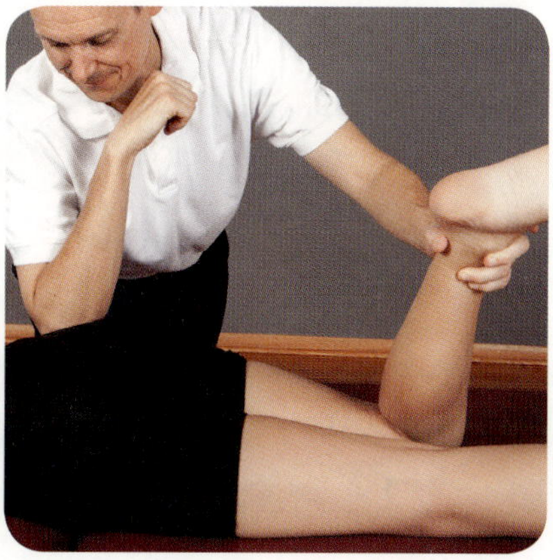

능형근

능형근에 STR을 적용하기 위한 두 가지 방법이 있다. 첫 번째는 고객이 베드에서 엎드리는 방법이고, 두 번째는 고객이 앉은 자세를 취하는 방법이다. 엎드린 자세에서 고객을 치료하기 위해서는 고객이 어깨 관절을 굽힐 수 있도록 베드 위에서 엎드린 자세를 취한다. 능형근을 수동적으로 짧게 유지하도록 고객의 팔을 잡아 주는 동안 근육들을 가볍게 고정하며 치료사의 압력이 척추 쪽으로 향하게 만든다. 치료사는 고정을 유지하며 능형근이 신장되도록 부드럽게 고객의 팔을 굽혀 내려주며 견갑골이 흉곽 주위에서 벌어지도록 만든다.

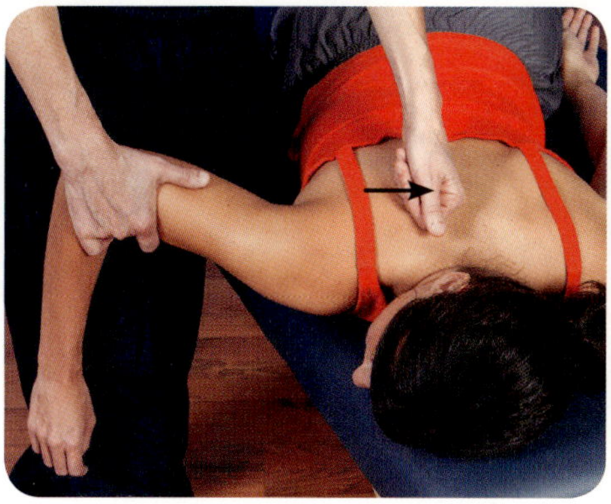

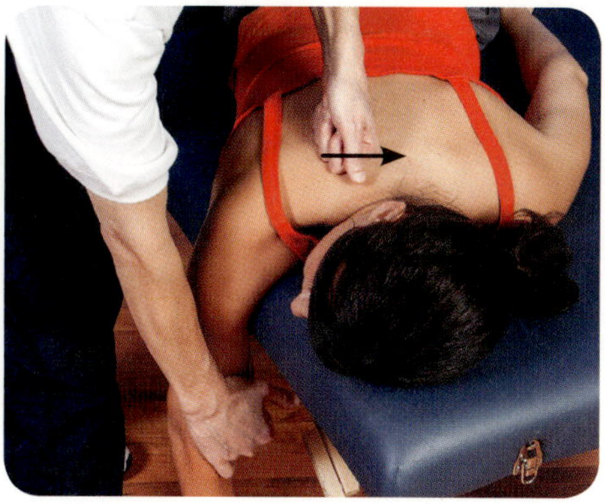

고객을 편하게 앉게 한 후 능형근이 짧아지도록 팔을 수동적으로 들어 주며 견갑골을 뒤로 가게 만든다. 피부에서 느슨함을 제거하며 치료사의 압력은 척추를 향한다. 고정을 유지한 채 팔을 굽히게 가져가며 견갑골을 수동적으로 앞으로 가게 만든다.

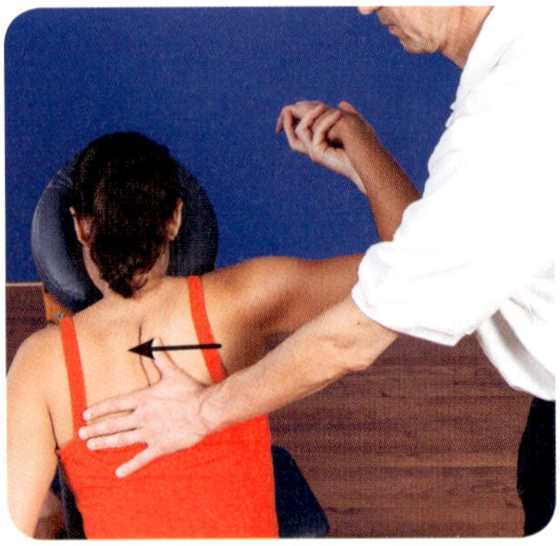

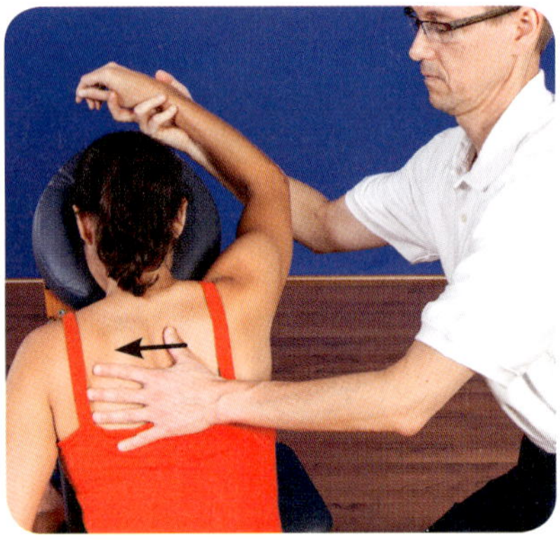

이 방법으로 견갑골을 사용하면 견갑골이 이 위치에서 수축될 때 피부가 상당히 느슨해지므로 힘이 거의 필요하지 않다. 그러나 엄지손가락으로 고정을 만들 때 불편함이 발생할 경우 다른 방법을 선택해야 한다.

삼두근

고객을 엎드리게 하여 확실하게 팔꿈치에서 팔을 굽힐 수 있게 유지한다. 근육이 짧아지도록 수동적으로 팔꿈치를 펴 준다. 치료사의 고정은 기시점 주위에 위치시키며 압력은 어깨뼈로 향한다. 고정을 유지한 동안 천천히 팔꿈치를 굽혀 준다. 고객의 팔꿈치를 수동적으로 신전하여 근육을 수축시킨다. 고정점을 기시점에 가까이 대고 어깨 쪽으로 압력을 가한다. 고정점을 유지하면서 팔꿈치를 부드럽게 구부린다. 예를 들어 치료사는 고객이 가녀린 체격인 경우에는 단단히 움켜쥐거나 또는 다른 고정이 필요하지 않으므로 삼두근을 부드럽게 잡는 걸 선택했다. 주먹이나 엄지손가락으로 고정을 적용하려면 겨드랑이 쪽으로 압력을 가해야 한다. 팔이 긴 고객에 적용할 때는 고객의 팔이 베드에서 지지되지 않는 것을 발견할 수 있으므로 삼두근 근육의 원위부 끝까지 STR을 적용할 수 없다.

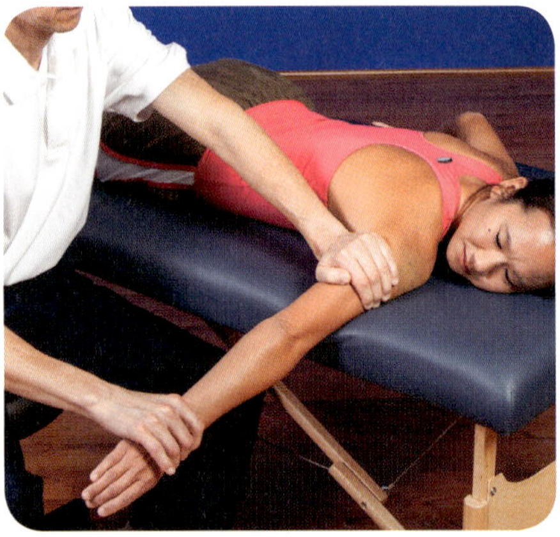

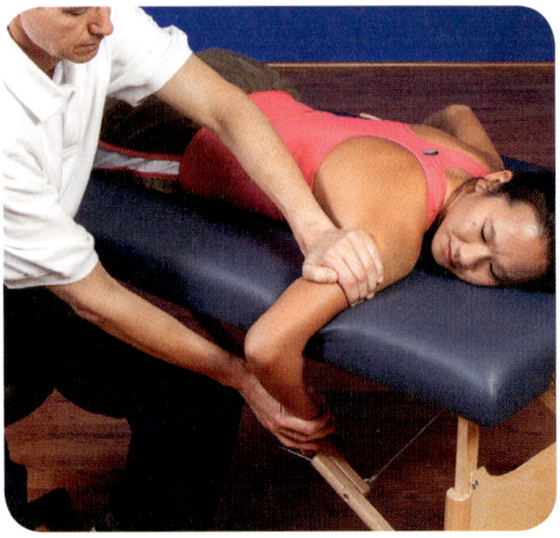

어깨 내전

고객이 엎드린 상태에서 팔꿈치가 편안하게 이완되고 굴곡진 상태에서 겨드랑이의 구조를 손상시키지 않으면서 어깨 하부에 수동적 STR을 적용하는 것이 가능하다. 이 스트레칭은 연부조직을 부드럽게 눌러서 한 손으로 고정점을 만든 다음 다른 손으로 어깨 관절을 부드럽게 견인해야 한다. 고정점과 견인을 모두 유지하는 동안, 당신은 고객의 팔을 부드럽게 외전시킨다.

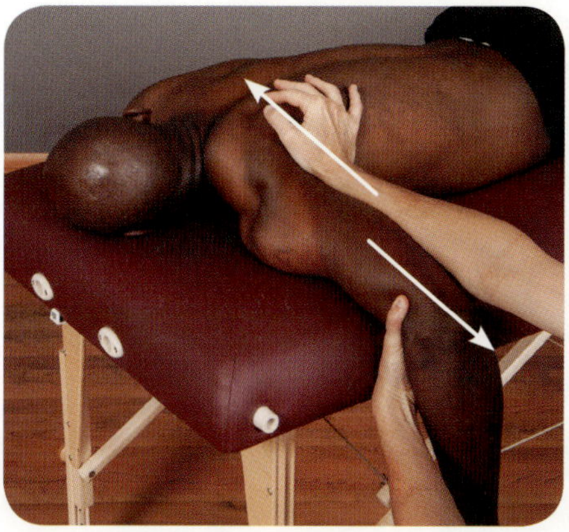
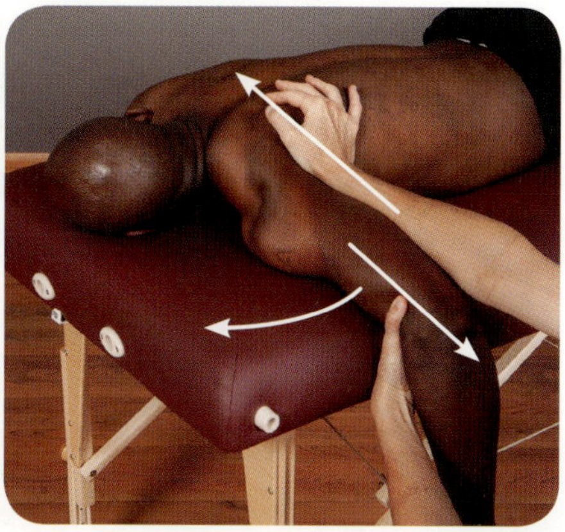

상완 이두근

고객은 누운 자세로 팔꿈치를 수동적으로 굴곡시키고, 치료사는 압력을 겨드랑이로 향하게 만들면서 피부의 느슨함을 제거한 후 상완 이두근으로 가볍게 고정을 적용한다. 치료사는 고정을 유지한 채 천천히 팔꿈치를 펴 준다. 예를 들어 치료사는 왼쪽 엄지손가락으로 고정점의 위치를 볼 수 있도록 평상시보다 베드에 더 가까이 서 있다. 만약 그가 이 자세로 압력을 가한다면 그의 엄지손가락은 약간 불편할 것이다. 실제로 베드에서 약간 떨어져서 팔꿈치를 구부리고 손목을 잡은 상태에서 팔을 펴면서 압력을 순차적으로 가하면서 내려온다.

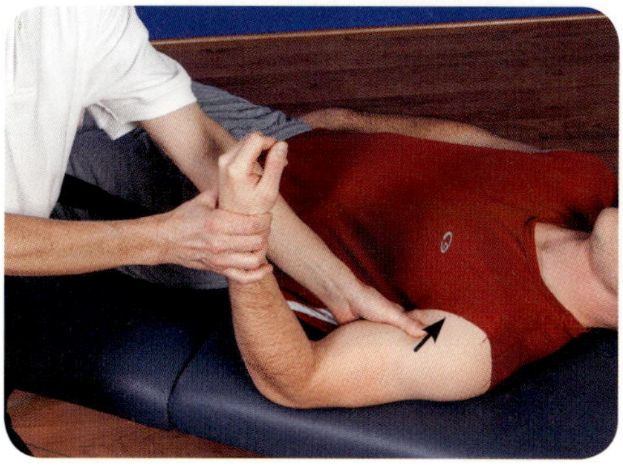
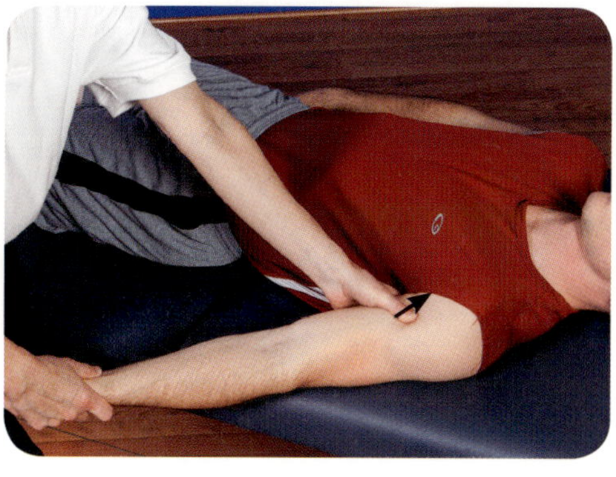

종아리 근육에 적용할 때와 마찬가지로 STR을 수정하여 오일로 팔꿈치에서 어깨까지 이두근 근육을 따라 미끄러지듯 움직이며 적용할 수 있다. 이렇게 적용할 때는 먼저 구부러진 팔꿈치로 시작하여 근육을 따라 부드럽게 미끄러지면서 고객의 팔꿈치를 신전한다.

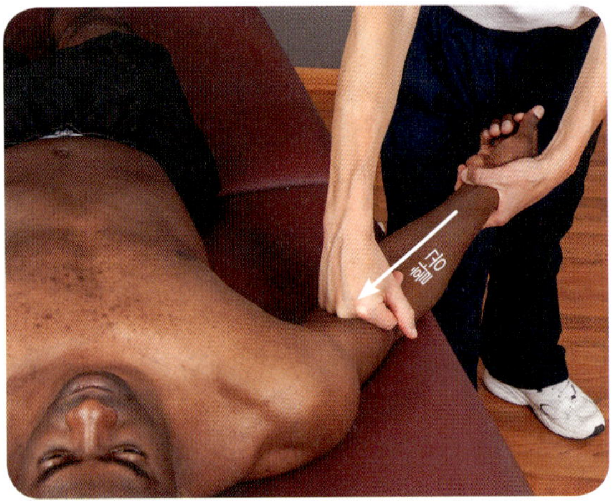

손목과 손가락 신전근

손목과 손가락 신전근에 수동 STR을 적용하려면 천천히 고객의 손목을 펴 준다. 그리고 아래팔의 외측에서 신전근의 근위부로 고정한다. 그리고 팔꿈치 쪽으로 압력을 가하며, 고정을 유지한 채 천천히 손목을 굽혀 준다.

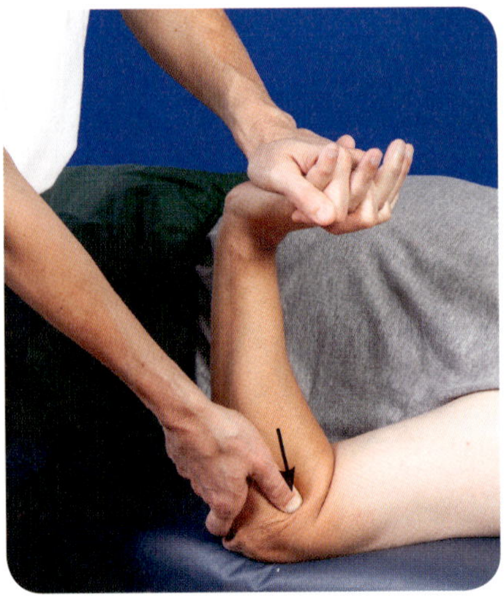

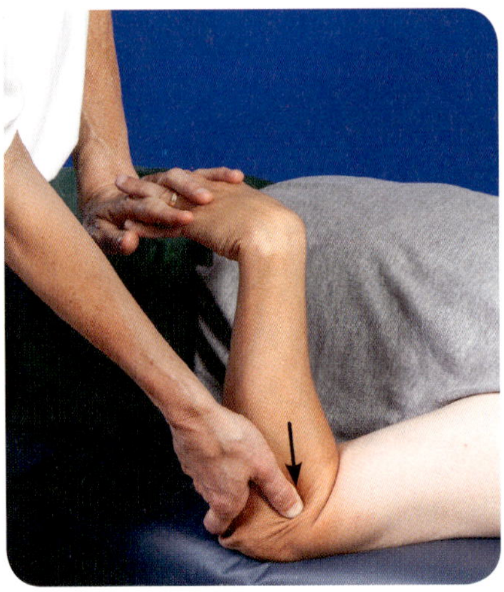

만약 고객이 엎드린 자세일 때 마사지와 통합하는 이 기술을 수정하고 싶다면, 고객의 어깨를 견인하고 팔꿈치는 베드에 놓여 있고 손은 베드 끝에서 떨어져 있는 상태로 위치시키기만 하면 된다. 그런 다음 손목을 수동적으로 구부리고 펴면서 손목에서 팔꿈치로 미끄러져 갈 수 있다.

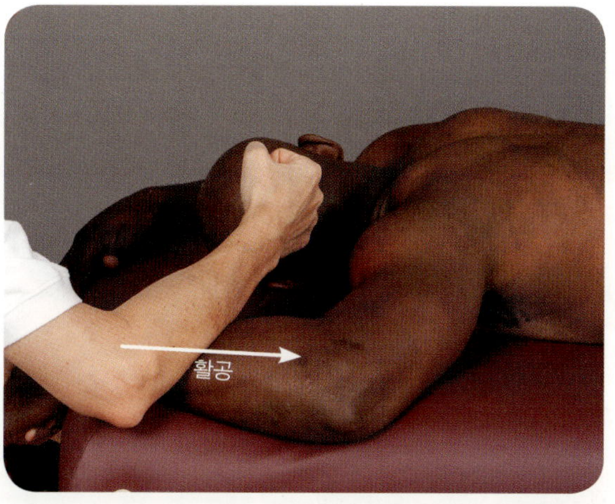

손목과 손가락의 굴곡근

고객에게 자신의 손목을 굽히게 한다. 천천히 수근굴곡근의 기시점 안으로 고정한다. 치료사는 고정을 유지한 채 고객의 손목을 부드럽게 펴 준다.

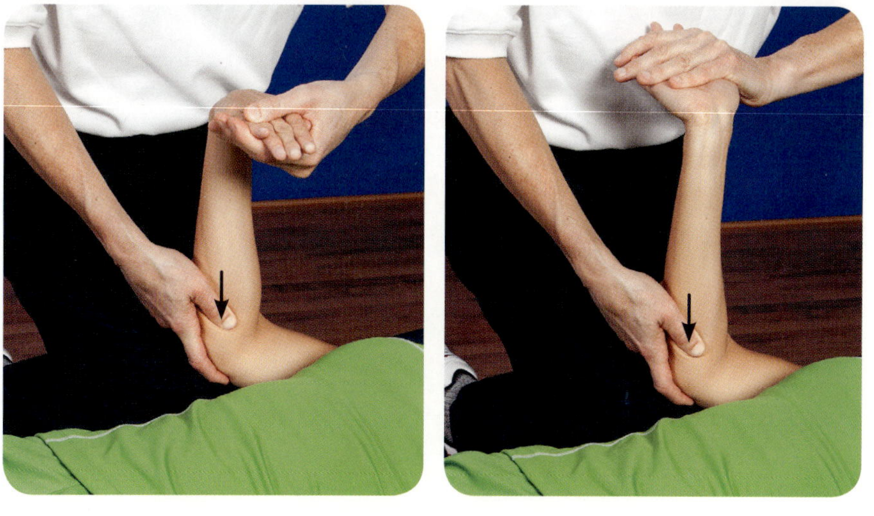

대흉근

누운 자세를 취한 고객의 팔을 수평 굴곡으로 가져가면서 느슨한 주먹으로 조직을 고정하며, 압력은 바로 아래에 놓인 갈비뼈보다는 흉골 쪽으로 향하도록 만든다. 치료사는 고정을 유지한 채 천천히 고객의 팔을 수평 굴곡 자세에서 보다 중립의 자세로 되돌린다.

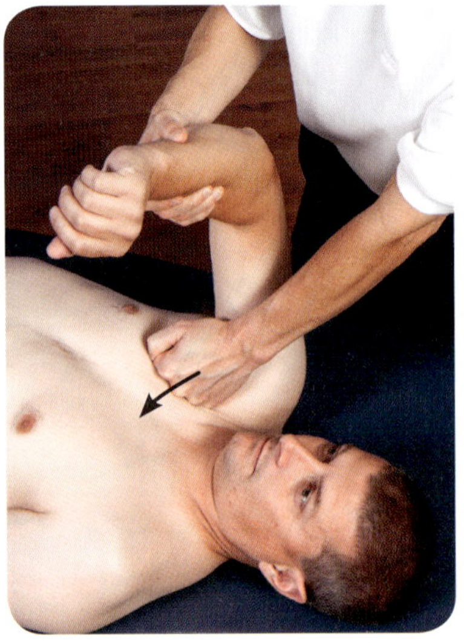

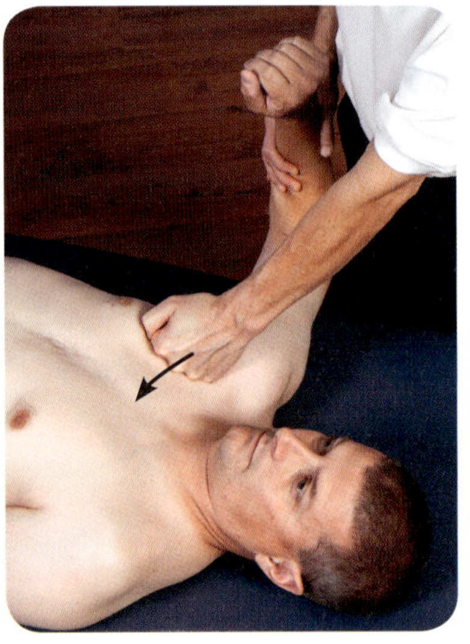

위 왼쪽 사진에서 치료사는 왼쪽 주먹을 사용하여 조직을 고정하고, 오른손으로 고객의 어깨를 수동적으로 확장하는 것을 선택한다는 것에 주목하라. 아래 사진에서, 치료사는 오른쪽 주먹을 사용하여 조직을 고정하고 왼쪽 팔을 움직이는 것을 선택했다. 두 경우 모두 치료사가 고객의 오른쪽 가슴 근육을 치료하고 있다. 어느 손을 사용하여 조직을 고정하고 어느 팔을 움직이는지는 중요하지 않다. 당신이 선호하는 것이 있거나 다른 고객들에게 적용할 때 다른 손을 사용해야 한다는 것을 알 수 있다.

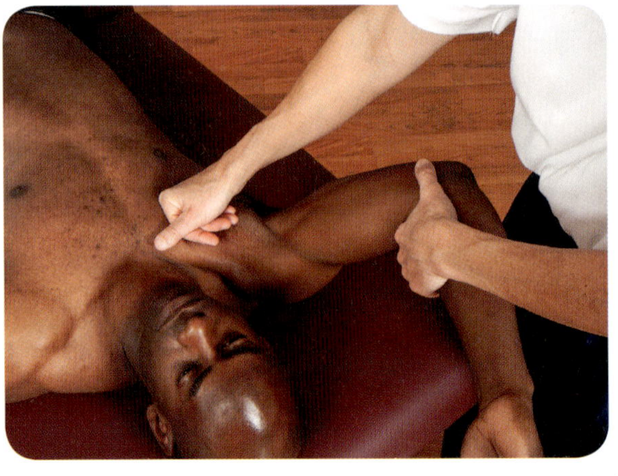

오른쪽 주먹을 활용해서 흉근에 적용하며 반대쪽 손으로 견인한다.

수동적 STR을 위한 안전지침

수동적 STR은 안전하며 효과적이다. 그렇지만 이러한 방법을 시행하기에 앞서 몇 가지 주의사항을 알고 있는 것이 도움이 될 것이다.

- 엎드린 고객에게 비복근으로 STR을 적용할 때에는 배측 굴곡 중 고객의 발등 쪽에 손상을 줄 수 있는 베드의 끝부분이 닿지 않도록 확실히 한다.
- 엎드린 자세에서 능형근을 치료할 때에는 고객의 상체가 베드 옆으로 완전히 빠져 나오지 않도록 주의한다. 고객이 베드에 대각선으로 엎드린 자세를 취하는 것이 보다 적합하고 안전할 것이다.
- 이두근을 치료할 때에는 주관절 즉, 팔꿈치의 바로 앞면 안으로 압력이 향하지 않도록 주의한다.
- STR을 적용할 때에는 치료사는 자신의 엄지손가락을 보호해야 한다. 만약 고객이 신장력의 느낌이 없고, 보다 강한 고정이 필요한 듯 보인다면 다른 고정법을 사용한다. 만약 다른 고정법을 사용하는 것이 치료사의 몸에 스트레스를 주게 된다면 능동-보조적 STR을 사용할 것을 고려하는데 이 방법은 쉽게 더 많은 압력을 적용하는 것을 가능하게 만들며 자세를 보다 안전한 자세로 바꿔 줄 것이다.
- 이와 유사하게, 고객이 엎드린 자세로 삼두근에 적용하는 경우 팔꿈치를 구부릴 때 주관절와를 손상시키지 않도록 주의한다.
- 오일 마사지와 STR을 병행할 때 옷을 통하거나 맨살에서 치료할 때보다 수건을 통해서 치료할 때 고정을 제공하는 것이 훨씬 쉬워진다는 것을 기억한다. 이러한 이유에서 치료사는 압력의 적절함에 대한 반응을 얻을 때까지 고정을 조심스럽게 적용한다.
- 수동적 STR을 사용할 때에는 항상 고객으로부터 반응을 확인해야 하며, 만약 고객이 통증을 표현한다면 즉시 중단한다.
- 수동적 STR을 적용할 때에는 통상적인 마사지의 금기증이 적용된다. 예를 들어 정맥류, 피부 손상, 최근의 손상 또는 감소된 민감성 등이 존재하는 부위에는 STR을 적용하지 않는다.
- 어깨 내전에 대한 수동 STR은 어깨 관절을 부드럽게 견인해야 하므로 어깨 아탈구가 발생하기 쉬운 고객에게는 금기이다.

수동적 STR은 언제 적합한가?

수동적 STR은 일반적인 신장법의 한 방법으로 신체의 의복 위에서 직접적으로 사용될 수 있고 때로는 전체 마사지 치료로 추가될 수 있다. 관절 가동범위를 증가시키고 경련을 예방하려는 목적에서 운동에 앞서 가볍게 사용될 때 아주 유용하다. 이 방법은 운동 후에 근육섬유의 재정렬과 경련 극복에 도움이 된다. 그러나 운동 전과 후의 상황 모두에서 이 방법은 지나치게 깊이 적용되지 않아야 한다. 이 방법은 또한 근육 유연성을 평가하기 위한 유용한 도구이다.

표 3.1은 특정한 근육에 대한 치료가 유용한 경우들에 대하여 정리하였다.

수동적 STR을 사용한 통증유발점 치료

수동적 STR을 사용하여 통증유발점을 치료할 때는 엄지손가락이나 팔꿈치를 사용해야 한다. 통증유발점 치료에 익숙하지 않은 경우 엄지손가락을 사용하는 것이 가장 쉽다. 근육을 아래로 움직여서 새로운 고정점을 만드는 대신에, 통증유발점 위에 엄지손가락(또는 팔꿈치)을 누르며 유지한다. 다음 단계를 지침으로 사용한다.

1. 적용하려는 근육을 짧게 한다.
2. 고객의 피드백을 사용하여 통증유발점을 찾도록 해당 부위를 촉진한다.
3. 엄지손가락을 부드럽게 통증유발점 위에 놓고 압력을 가하고, 고객으로부터 피드백을 받는다. 압박감이 약간 불편하지만 고통스럽지 않아야 한다. 통증은 근육의 긴장을 유발하므로 STR 스트레칭에 역효과를 일으킨다.
4. 고정점을 유지하면서 근육의 섬유를 부드럽게 늘린다.
5. 고정점을 풀고 그 부위를 진정시킨다.
6. 통증유발점을 다시 느끼고, 기법을 총 4~5회 반복함에 따라 고객으로부터 다시 피드백을 받는다.

통증유발점을 성공적으로 치료했는지 어떻게 알 수 있을까? 먼저, 통증유발점을 촉진할 때 고객이 불편감을 적게 호소하며 경직도가 줄어들어야 한다. 통증유발점과 관련된 증상은 감소할 수 있지만, 대부분의 경우 처음에는 이러한 감소가 발생하는데 2회 이상이 걸릴 수 있으며 처음에는 통증유발점을 촉진하면 거의 압력이 필요하지 않으며 이후에 같은 수준의 느낌을 이끌어 내기 위해서는 근육을 속으로 더 깊이 눌러야 할 필요가 있을 것이다. 수동적 STR이 통증유발점을 줄이는 데 얼마나 효과적이었는지에 대한 알기 쉬운 안내서이다.

표 3.1 수동적 STR이 도움이 될 수 있는 상황

근육	상태
비복근	■ 비복근 경련을 치료하기 위하여 ■ 경직된 종아리를 가진 고객 ■ 달리기, 테니스 또는 농구와 같이 다리를 과사용하는 활동을 한 고객 ■ 장시간 걷거나 서 있었던 고객 ■ 발목 관절 또는 무릎 관절에서 가동범위를 증가시키기 위하여 ■ 증가된 배측 굴곡이 요구되는 고객을 치료할 때(예, 이전에 침상안정을 했던 고객이 기립 자세를 필요로 할 때) ■ 하이힐을 신은 고객의 종아리 근육을 신장시킬 때(이것은 지나친 저측 굴곡의 결과이며 이러한 근육을 단축시킨다)
슬괵근	■ 경직된 슬괵근을 보이는 고객 ■ 운전사나 사무직처럼 장시간 앉아 있는 고객 ■ 달리기나 농구처럼 다리를 포함한 운동을 한 고객 ■ 무릎 관절에서 가동범위를 증가시키기 위하여 ■ 지나친 요추전만이 있는 고객
능형근	■ 수영, 라켓을 사용하는 운동 또는 노 젓기와 같이 팔을 사용하는 운동을 하는 고객
삼두근	■ 라켓을 사용하는 운동과 같이 팔꿈치의 반복적인 폄이나 지속된 폄을 포함한 운동을 하는 고객 ■ 마사지 치료사들 ■ 팔꿈치 또는 어깨 관절의 깁스 후 치료 ■ 팔꿈치 굽힘을 증가시키기 위하여
상완이두근	■ 노 젓기, 땅파기 또는 들기와 같은 지속적이고 반복적인 팔굽 굽힘을 포함한 신체적 활동을 하는 고객 ■ 팔꿈치이나 어깨 관절의 깁스 후 치료 ■ 각별히 팔꿈치 신전과 같이 팔꿈치에 가동범위를 증가시키기 위해
손목과 손가락의 굴곡근과 신전근	■ 기타리스트, 피아니스트, 플루티스트, 트럼펫 연주자와 같은 음악가 ■ 테니스 엘보의 치료 ■ 골프 엘보의 치료 ■ 타이피스트, 운전사 또는 무거운 가방을 드는 사람과 같이 반복되는 또는 장시간 굽힘하는 고객 ■ 암벽 등반, 노 젓기와 같이 쥐는 동작을 필요로 하는 운동선수 등 ■ 마사지 치료사들 ■ 손목이나 팔꿈치의 부목고정 후 치료
대흉근	■ 후만 자세를 갖는 고객 ■ 운전사나 타이피스트처럼 장시간 앉아 있는 고객 ■ 지나치게 경직된 대흉근을 발달시킨 보디빌더 ■ 음악 연주자, 테니스 선수 또는 골퍼와 같이 직업, 취미 또는 운동의 한 부분으로 대흉근을 과사용하는 고객

수동적 STR의 적용에 능숙해지는 방법

2장에서 설명했듯이 세 가지 유형의 STR은 수동적, 능동-보조적, 능동적이 있다. 수동적 STR 적용에 능숙해질 수 있는 한 가지 방법은 표 3.2를 바탕으로 다양한 고정점을 사용하여 각 근육에 대해 연습할 때 메모를 하는 것이다. 다음은 실습 세션을 최대한 활용하는 데 도움이 되는 몇 가지 아이디어이다.

- 표시된 기술을 사용하여 각 근육에 대해 적어도 두 번 연습한다.
- 엄지손가락, 주먹 또는 전완을 사용하여 적용할 것인지 결정한다.

어떤 근육에 고정을 가장 잘 적용하는지. 예를 들어 이 장에서 논의된 각 근육에 STR을 적용하기 위해 엄지손가락을 사용할 가능성은 낮으며, 전체적인 연습에서 다양한 다른 고정법을 사용하여 특정 근육에 적용할 때 특정 고정법을 사용하는 것에 대한 선호도를 높일 가능성이 더 높다.

- 당신은 고객으로부터 피드백을 받아야 한다. 예를 들어 고객의 상완이두근에 주먹을 사용할 때 수동적 STR을 선호한다고 해서 모든 고객이 이 고정 방법을 선호한다는 의미는 아니다. 그러므로 다른 고객의 기호를 충족시키기 위해 다른 고정 방법을 실시하는 것이 좋을 수 있다.
- 적용하는 각 근육에 대해 오른손을 사용하여 고정점을 만드는 것과 왼손을 사용하여 고정점을 만드는 것을 연습해야 한다.
- 연습할 때 몸이 어떻게 느껴지는지 생각해 본다. 편안한가? 마사지 베드의 높이를 올리거나 내려서 어떠한 높이가 적용하기 더 편한지 확인해야 한다.

간단한 질문

1. 근육이 중립 자세로 놓인다는 것은 무엇을 의미하는가?
2. 수동적 STR에서 치료사와 고객 중 어느 쪽에서 신장운동을 시행하는가?
3. 근육이 신장되어 있는 동안 고정이 유지되는가?
4. 고객이 신장감을 가장 느끼기 쉬운 곳은 근육의 몸 쪽 또는 먼 쪽 중 어느 곳인가?
5. 오일 마사지와 함께 수동적 STR을 처음 통합할 때에는 왜 주의가 필요한가?

표 3.2 수동적 STR 응용 개관

종아리

엎드린 자세
보강된 엄지손가락

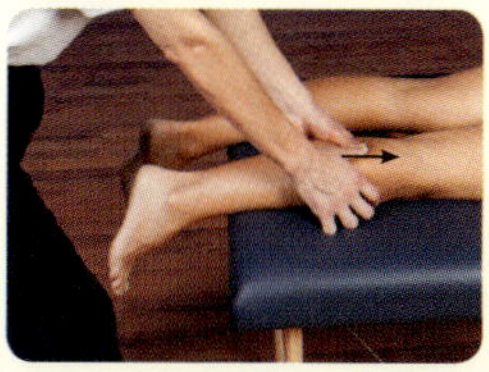

엎드린 자세
주먹

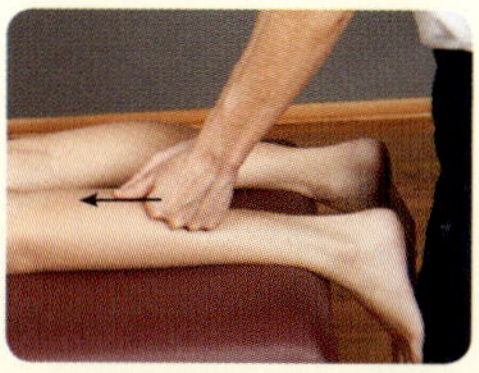

엎드린 자세
전완을 이용한 활공 기술

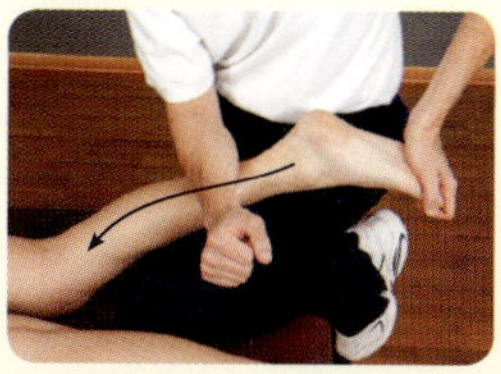

엎드린 자세
주먹을 이용한 활공 기술

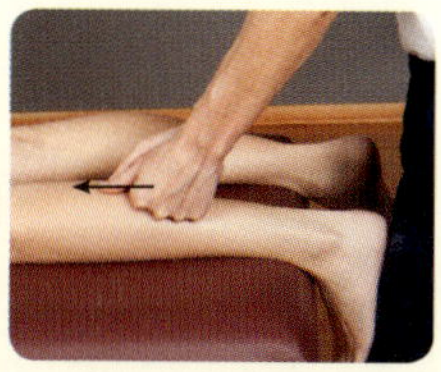

슬괵근

엎드린 자세
주먹

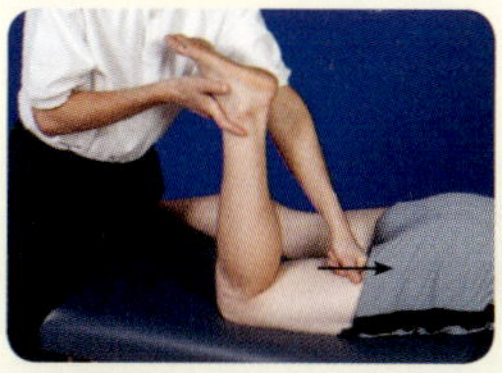

둔근

엎드린 자세
팔꿈치

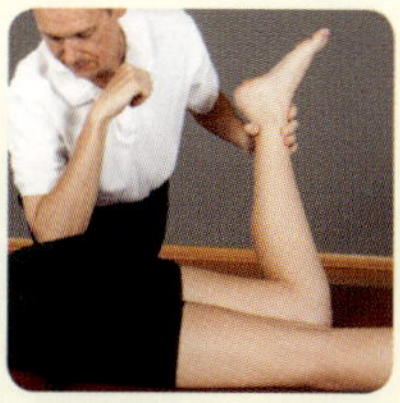

능형근

엎드린 자세
주먹

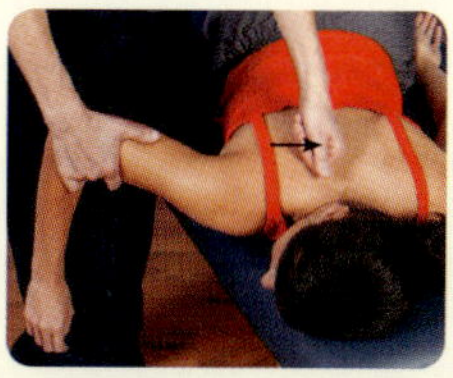

앉은 자세
엄지손가락

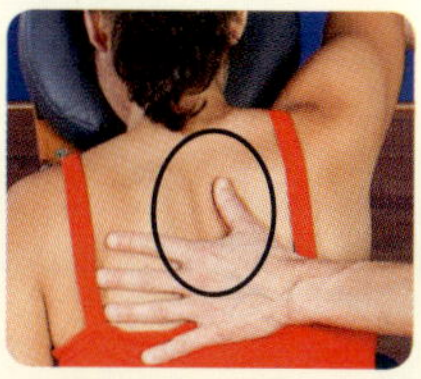

상완삼두근

엎드린 자세
쥐기

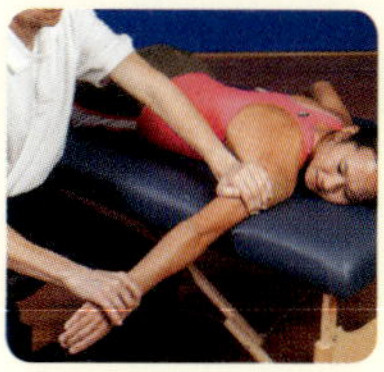

어깨 내전근

엎드린 자세
손바닥을 사용하여 어깨 견인

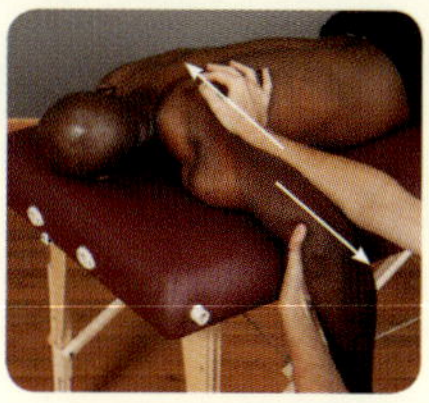

상완이두근

누운 자세
엄지손가락

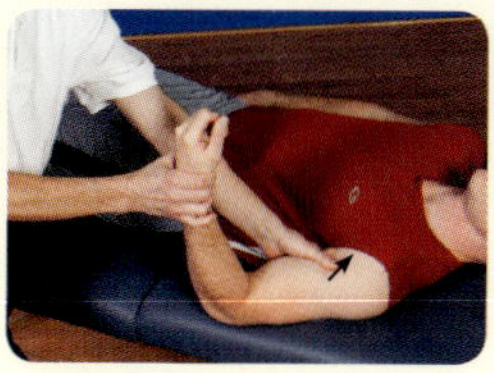

누운 자세
주먹을 이용한 활공 기술

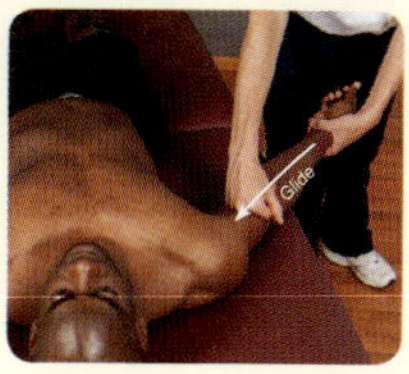

손목과 손가락 신전근

누운 자세
엄지손가락

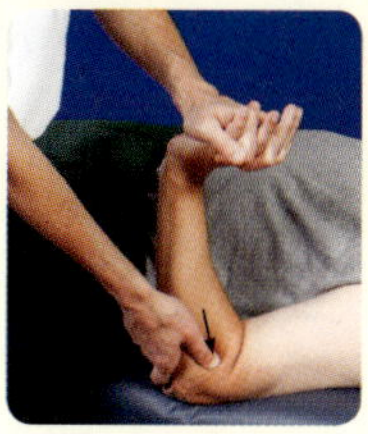

엎드린 자세
전완을 이용한 활공 기술

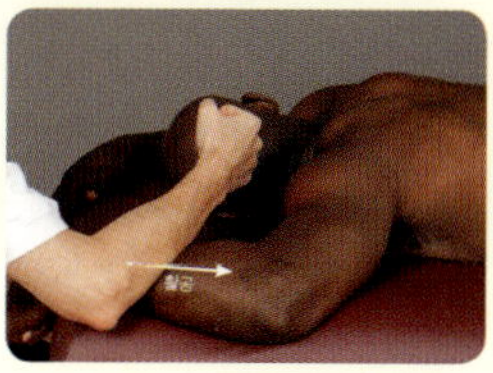

손목과 손가락 굴곡근

누운 자세
엄지손가락

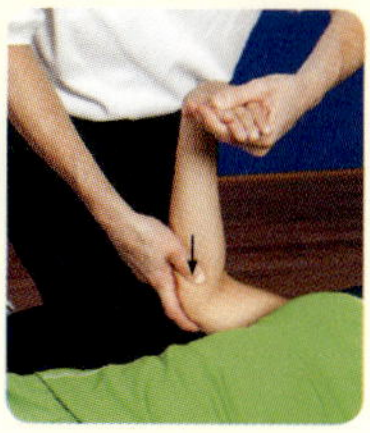

대흉근

누운 자세
주먹

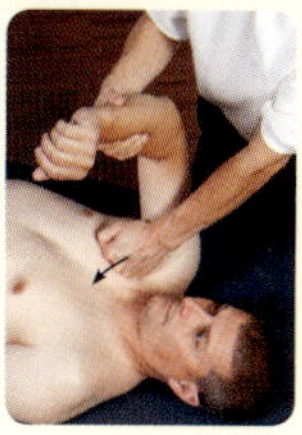

4

능동–보조적 연부조직 이완법

이 장은 능동-보조적 STR을 수행하는 방법을 이해하는데 도움을 줄 것이다. 안전지침과 표 4.2는 고객에게 능동-보조적 STR이 적용될 수 있는 시기를 결정하는 데 도움이 될 것이다. 표 4.3은 이 장에 제시된 모든 적용 사례에 대한 개요를 제공한다. 각 근육에 대해 연습할 때 사용할 수 있다. 이 장의 끝에서 간단한 질문에 답해 보는 것으로 원리를 이해했는지를 검증한다.

능동–보조적 연부조직 이완법에 대한 설명

수동적 STR(여기서 조직들은 치료사에 의하여 단축되며 고정된다) 또는 능동적 STR(여기서 고객은 스스로 그 방법을 시행한다)과는 다르게 능동-보조적 STR은 고객과 치료사 모두의 힘을 조합한다. 치료 중 이완하는 데 어려움을 느끼는 고객에게 그리고 자신들의 치료에 참여하길 원하는 고객들에게도 이 방법은 유용할 것이다. 이 방법은 치료사가 조직을 고정할 때 더 많은 압력을 적용하는 것도 가능하게 해준다. 그러므로 수동적 STR의 신장력을 느끼지 못한 고객들의 치료에 유용할 것이다. 이 방법들은 치료사가 보다 강한 고정을 적용하는 것이 필요할 때 양손 모두를 사용할 수 있게 해 주며 이것은 슬괵근과 사두근 같은 크고 두꺼운 근육들을 치료할 때 도움이 될 것이다. 고정을 보강하는 것이 가능해지면 치료사의 손목과 손가락 그리고 엄지손가락을 안전하게 보호하도록 도와줄 것이다.

능동-보조적 STR은 관절 고정 후 재활 과정의 한 부분으로서 각별히 유용하다. 관절 내부에서 가동범위를 증가시킬 뿐만 아니라 연관된 근육들의 근력도 개선시킨다. 고객은 자신에게 통증이 없는 범위 안에서 동작하도록 격려되므로 이것은 가치 있는 재활 치료의 방법이 된다. 수술 후의 수동적 STR보다 더 안전한 적용 방법이 될 것이다. 의사의 처방하에서 이 방법은 관절을 보다 유연하게 유지하도록 도와주는, 그리고 관절이 움직일 수 없게 되었을 때 발생할 수 있는 콜라겐 섬유의 배열을 보다 좋은 배열 상태로 도와주기 위한 재활 치료 과정에서 비교적 초기에 사용될 것이다.

능동-보조적 STR과 수동적 STR 사이의 가장 큰 차이는 수동적 STR에서는 치료사가 이완된 근육을 신장한다는 것이고, 능동-보조적 STR에서는 고객이 근육으로 연관된 관절을 움직이도록 사용하므로 신장되고 있는 근육은 종종 신장성으로 수축하게 된다.

능동-보조적 STR을 적용하는 방법

능동-보조적 STR을 시행하기 위하여 이러한 단계를 따라 한다.

1. 신장될 근육과 섬유의 방향을 확인한다.
2. 근육의 중립 또는 짧아진 자세를 확인한다. 중립 자세란 근육이 짧지도 지나치게 신장되지도 않은 것을 의미한다. 중립의 자세는 비복근, 발, 승모근 상부 섬유, 사각근, 견갑거근 그리고 척추기립근을 치료할 때 사용한다. 조직을 고정할 때 고객이 유지해야 하는 위치이다.
3. 고객에게 과정을 설명한다. 일단 당신이 그 조직을 고정하였다면 고객이 취해야 할 동작을 보여 준다. 예를 들어 치료사가 슬괵근을 단축시키길 원한다면 그냥 '무릎을 구부려 주세요'라고 말할 것이며, 대부분의 환자들은 이러한 설명을 이해할 것이다. 그렇지만 예를 들어 종아리근과 수근굴근과 신전근을 치료한다면, 보다 세밀하게 설명하고 고객이 시행하기를 원하는 동작을 보여 줄 필요가 있을 것이다. 많은 고객들은 발을 외번하라는 것을 이해하지 못하며(종아리근을 치료하도록 필요한) 손목을 굴곡하거나 신전하라는 것을 이해하지 못한다. 이때에는 어떻게 하는 것인지 보여 줄 필요가 있을 것이다.
4. 중립 또는 수축된 자세에서 섬유를 움직이지 않도록 근육을 고정한다. 몸 쪽, 근육의 기시점 근처에서 시작한다.
5. 치료사가 고정을 유지하는 동안 고객에게는 근육 내부에서 신장감을 느끼는 방식에서 움직이도록 요청한다. 고객이 움직이는 방법은 치료하고 있는 근육에 따라서 달라진다(개별 근육의 움직임에 대한 설명과 사진에 대하여 6~8장 참조.).
6. 일단 근육이 신장되었다면 고정을 풀어 준다. 근육이 다시 중립의 자세로 되돌아가게 하거나 고객에게 근육을 다시 수축하도록 요청한다.
7. 근육을 고정하기 위하여 다른 부위를 선택한다. 그리고 치료사가 근육의 먼 쪽 힘줄에 도달할 때까지 몸 쪽에서부터 먼 쪽으로 치료해 간다.

능동-보조적 STR 중 발목과 손목의 활성화를 위한 움직임

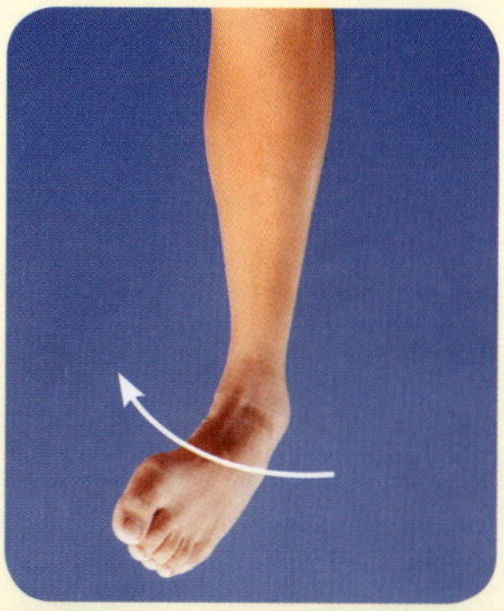

발목 내번

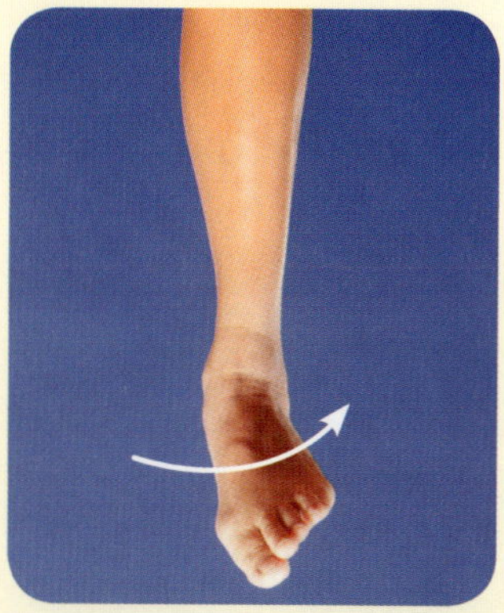

발목 외번

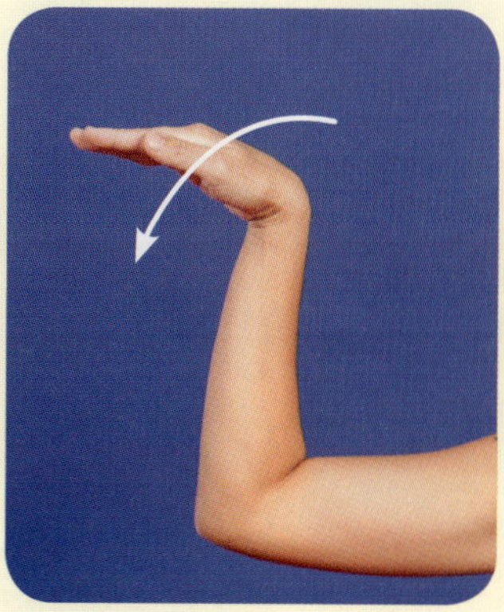

손목 굴곡

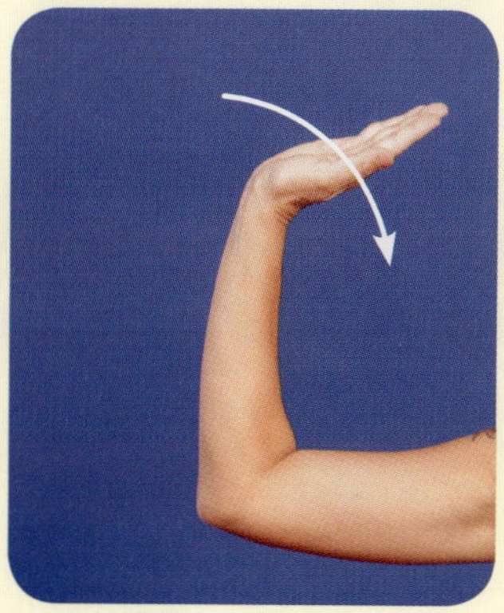

손목 신전

표 4.1는 보통 중립 위치에서 시작해 치료되는 근육과 STR 이전에 짧아진 근육을 비교한 것이다. 중립 자세는 승모근, 종아리, 발, 상부 승모근, 견갑거근, 척주기립근, 둔근 근육 및 ITB를 치료할 때 사용된다. 슬괵근, 장골근, 경골, 전경골근, 비골근, 사두근, 대흉근, 이두근, 삼두근, 손목 굴곡근과 같이 근육을 축소해야 할 때, 이 단축은 고객이 해당 근육을 적극적으로 수축시키는 방식으로 수행된다. 균형이 잡힌 자세에서 근육으로 시작하는 기시점은 관절이 전체 관절 범위를 통해 움직일 가능성이 있지만 근육을 중립 위치에서 시작할 때 관절 가동범위가 더 작다는 것이다. 그림 4.1을 보면 배측 굴곡(a), 중립(b) 및 저측 굴곡(c)과 같은 다양한 위치에서 발목 관절이 표시된다.

표 4.1 시작 위치 비교

중립	단축
종아리 발 상부 승모근 사각근 견갑거근 척주기립근 둔근 ITB	슬괵근 장골근 전경골근 비골근 사두근 대흉근 상완 이두근 삼두근 손목 굴곡근 손목 신전근

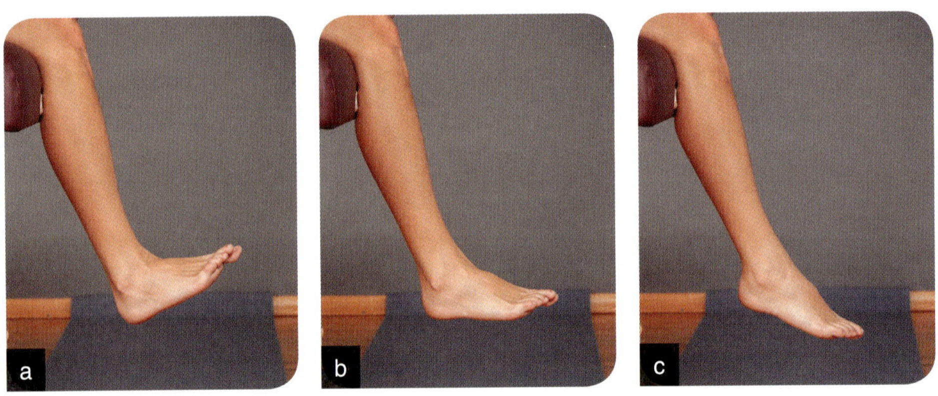

그림 4.1 배측 굴곡(a), 중립(b), 저측 굴곡(c)

그림 4.2와 그림 4.3을 비교해 보자. 저측 굴곡에서 발목으로 시작하면 중립에서 시작했을 때보다 더 넓은 범위(그림 4.2)를 통해 어떻게 움직이는지 알 수 있는가?

단축된 위치에서 근육으로 시작하는 또 다른 이점은 고객이 근육을 수축시키는 것이 고객에 의해 활성화될 필요가 없는 중립 근육에서 시작하는 것보다 전체 관절 가동범위를 통해 적용하는 것이 더 쉽다는 것이다. 이것은 근육 강화가 치료 목표 중 하나인 경우 도움이 될 수 있다. 반대로, 짧아진 위치에서 근육으로 시작하는 지속적인 반복은 일부 고객에게 피로할 수 있다. 그림 4.1a와 같이 경골의 근육을 수축시키고 발과 발목을 완전히 배측 굴곡하여 이 방법을 쉽게 테스트할 수 있다. 저측 굴곡이 배측 굴곡보다 제한된다면 근육의 문제를 파악하기 위해서 배측 굴곡을 3~4번 반복하면 된다.

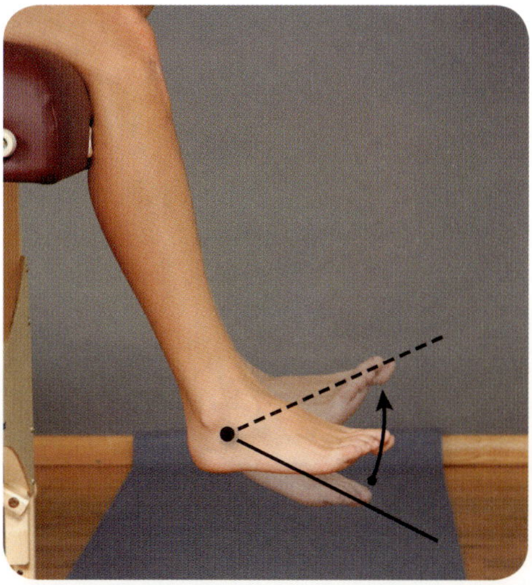

그림 4.2 저측 굴곡에서 배측 굴곡까지 전체 발목의 가동범위를 통해 이동

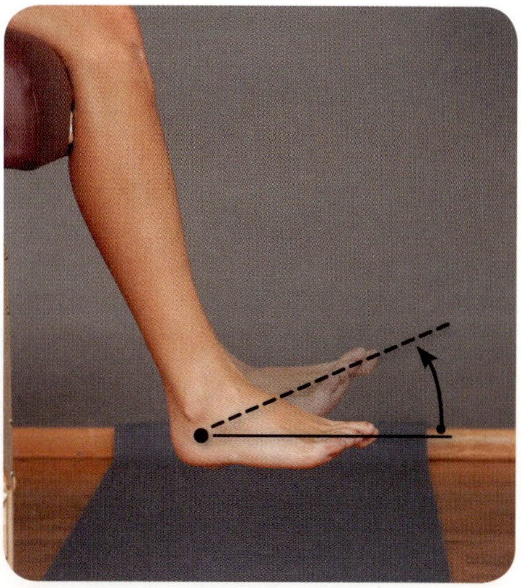

그림 4.3 중립 위치에서 배측 굴곡까지 부분 발목의 가동범위를 통해 이동

수동적 또는 능동-보조적 STR을 선택하기

단축된 위치에서 근육을 시작할지 또는 중립 위치에서 시작할 수 있는지 어떻게 알 수 있을까? 대답은 고정을 적용하기가 어렵기 때문에 중립 위치에서 시작하는 것이다. 같은 근육이 짧아진 위치에 있으면 피부가 느슨해진다.

환자를 치료할 때에 처음에는 수동적 STR과 능동적 STR을 번갈아 사용하지 않는다. 만약 두 방법 모두를 사용한다면 고객들은 혼란에 빠지며 자신들이 신장에 참여해야 하는지 하지 말아야 하는지 잊게 된다. 아무튼 고객들이 규칙적인 치료를 받고 있다면 대부분의 고객들은 능동-보조적 STR이 요구하는 것이 무엇인가를 금방 배우게 될 것이다. 이어진 치료에서 치료사는 어떤 고객에게 어떠한 형태의 STR이 가장 효과적인가 하는 것은 본능적으로 알게 될 것이며, 이것은 어떤 근육을 치료하는가에 따라서 달라질 것이다.

일부 고객들은 결코 치료에 스스로 참여하는 것을 원치 않는다는 것을 유념해야 한다. 그러므로 능동-보조적 STR은 치료사가 도움이 될 것이라고 생각되는 상황에서조차도 전혀 적합하지 않을 수 있다. 일부 고객들은 수동적으로 적용되는 방법들을 항상 선호한다.

고정의 방향

수동적 STR과 마찬가지로, 가능한 경우 첫 번째 고정점을 근육의 근위부에 놓고 그림 4.4와 같이 원위부에서 근위부로 적용한다.

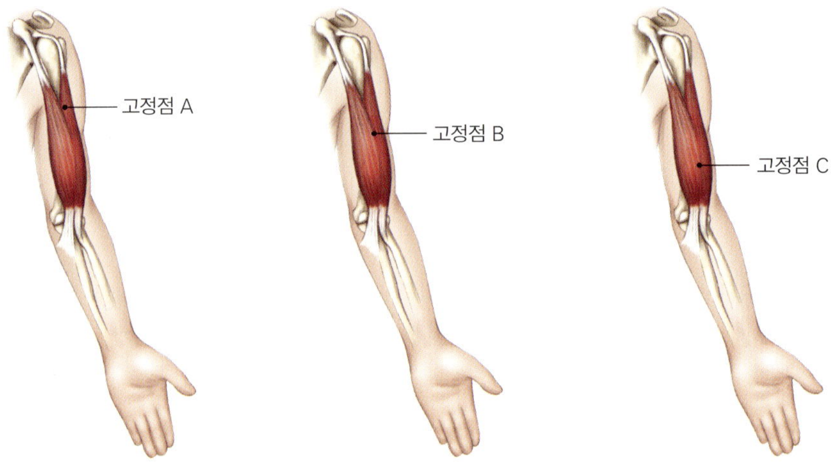

그림 4.4 고정점은 고정 A에서 고정 B로, 고정 C로 이동한다.

스트레칭을 한 영역에 집중시키는 방법

이 목표는 수동 STR을 사용할 때와 동일한 방식으로 달성된다. 전완을 사용하여 넓은 고정점(그림 4.5)을 사용하는 대신 엄지손가락이나 팔꿈치를 사용하여 작은 영역에서 연속적으로 조직을 고정시킨다(그림 4.6).

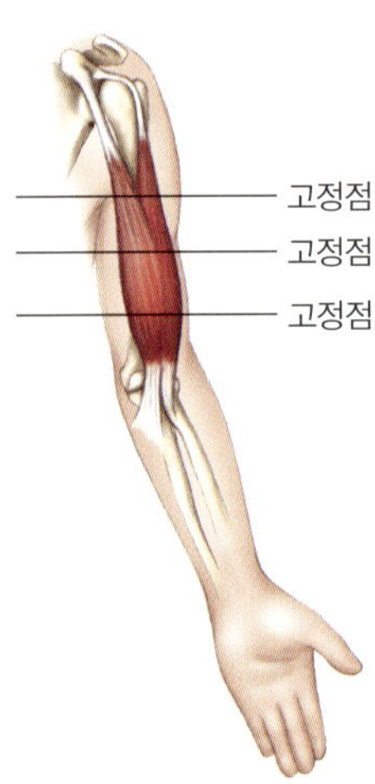

그림 4.5 넓은 일반 고정점 적용

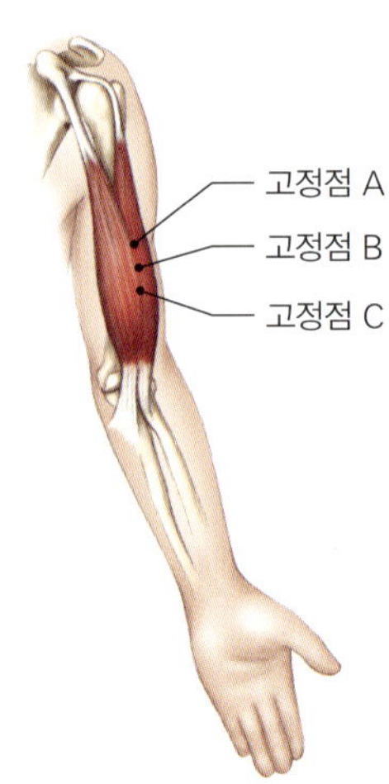

그림 4.6 특정 부위 고정점 적용

압력의 방향

사지에 적용할 때, 일반적으로 조직을 멀리 밀어낸다. 3장에서 수동적 STR을 적용할 때 연부조직이 길어질 때 발생하는 저항력 방향에 대항할 필요가 있다는 것을 배웠다. 능동-보조적 STR을 적용할 때도 마찬가지다. 예를 들어 견갑거근 및 상부 승모근에 조직을 팔꿈치로 고정할 때(그림 4.7), 또는 척주기립근에서 적용할 때는 목으로 가해지는 조직의 저항력을 방지하기 위해 피부를 고정한 후(그림 4.8) 아래로 부드러운 압력을 가해야 한다.

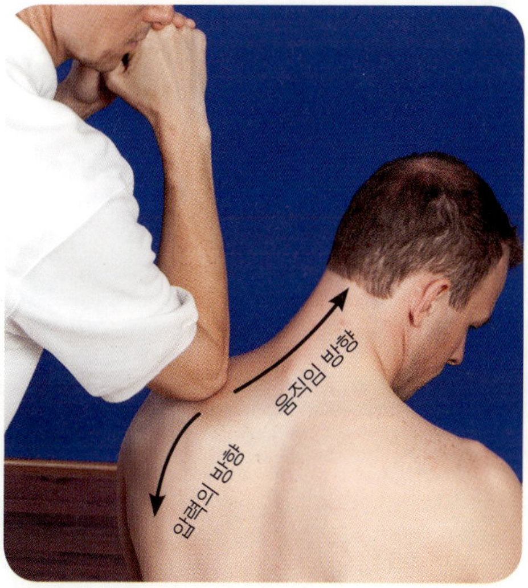

그림 4.7 견갑거근에 STR을 적용할 때 압력과 움직임 방향

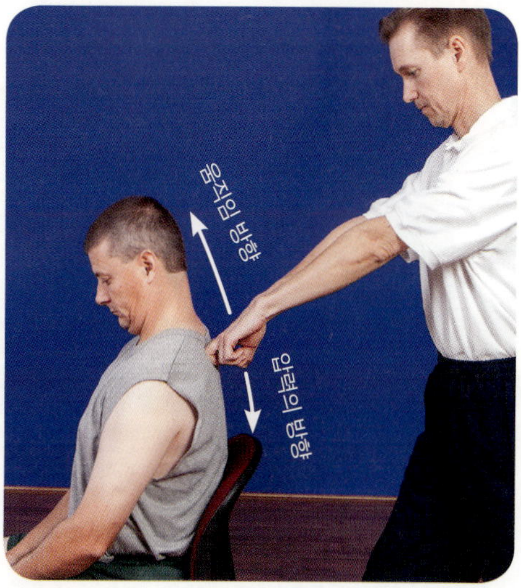

그림 4.8 척주기립근에 STR을 적용할 때 압력과 움직임 방향

이 장의 뒷부분에 나오는 능동-보조적 STR에 대한 핵심 고정, 이동 및 자세 부분에서 압력의 방향을 나타내는 화살표가 사진에 추가되었다.

피부를 느슨하게 하는 방법

그림 4.9와 3장의 수동적 STR에 대한 해당 사진을 비교해 보자. 두 경우 모두 치료사가 조직이 고정되면서 피부가 약간 느슨해져서 보다 효과적인 스트레칭 효과를 얻는 방법을 알 수 있다.

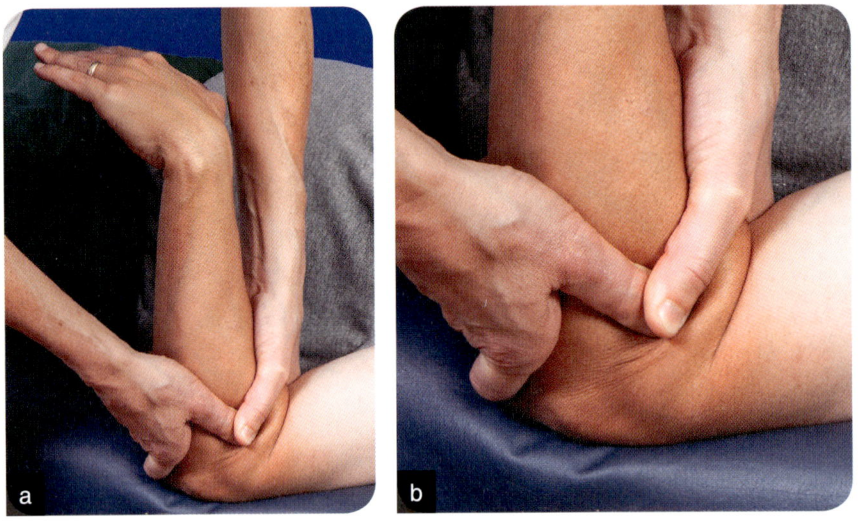

그림 4.9 피부가 느슨해진다.

오일 마사지와 능동-보조적 STR 사용하기

능동-보조적 STR을 오일 마사지와 통합하는 가장 쉬운 방법은 수건 등을 손에 대고 STR을 적용할 준비가 되었을 때 수건으로 해당 부위를 덮고 고정을 적용하는 것이다. 근육을 따라 움직일 때 필요한 경우 조정하는 것이다. 수건은 조직을 잡는 데 도움이 된다. 수건이나 천이 없으면 마사지 오일을 바르면 조직을 고정할 수 없다. STR 적용을 마치면 수건을 제거하고 해당 부위를 계속 마사지한다. 다른 방법은 활공 즉, 미끄러지듯 STR을 사용하는 것이다. 그림 4.10~4.12까지는 활공과 능동-보조적 STR이 함께 사용될 때의 세 가지 예를 보여 준다. 미끄러지듯이 능동-보조적 STR을 위해서는 발목에서 무릎까지 전경골근 근육을 따라 미끄러질 때 고객이 배측 굴곡과 저측 굴곡을 반복적으로 해야 한다.

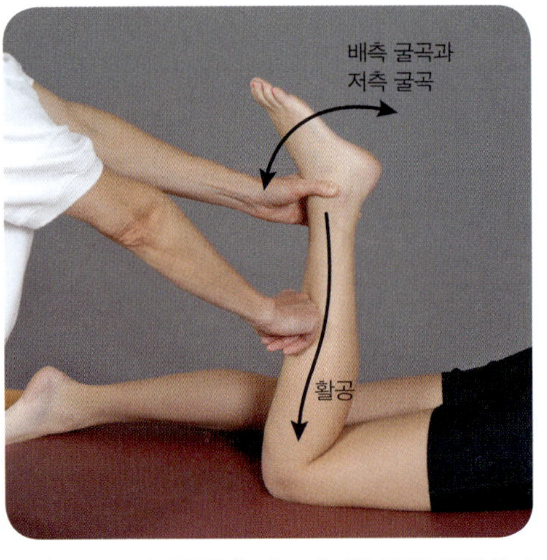

그림 4.10 전경골근에 미끄러지듯 STR 적용하기

마찬가지로, 고객이 옆쪽 위치에 있을 때 종아리의 안쪽 측면에서 작업하려면 고객이 배측 굴곡과 발바닥이 구부러질 때 발목에서 무릎으로 부드럽게 미끄러지듯이 적용한다. 사진에서 치료사는 고객의 발과 발목을 베드에 유지하기로 선택했지만, 발이나 발과 발목이 베드에서 떨어져 있으면 다리 자체가 지지되는 경우 다른 치료사는 저항력이 떨어진다. 이 세 번째 예시에서, 치료사는 고객의 무릎을 굽혔다 펴면서 무릎에서 엉덩이까지 ITB를 따라 주먹을 미끄러뜨리며 활공하면서 능동-보조적 STR을 사용하고 있다. 예시처럼, ITB에서 활공을 사용하는 경우, 고객은 편안하게 옆으로 누운 자세에서 무릎을 구부리고 펴서 다리를 베드에서 뺄 수 있어야 한다.

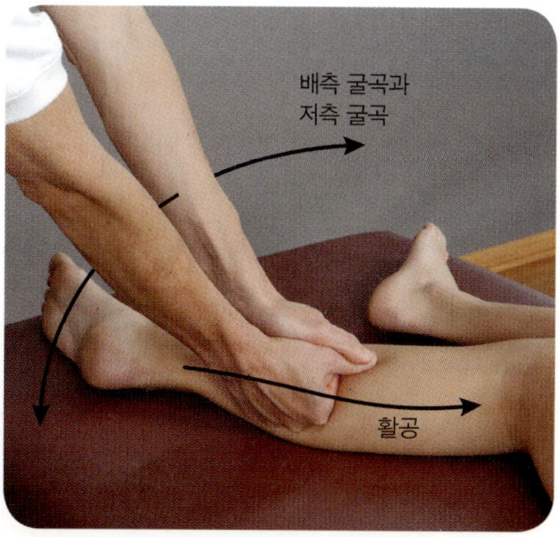

그림 4.11 종아리 내측면에 미끄러지듯 STR 적용하기

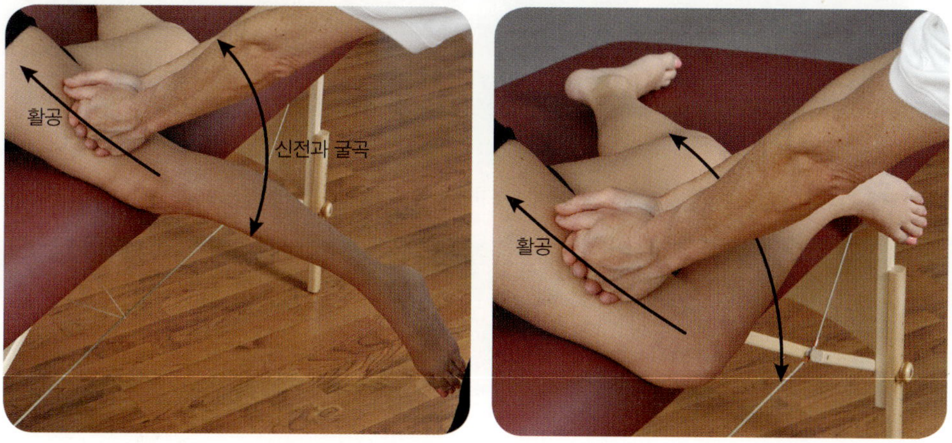

그림 4.12 ITB에 미끄러지듯 STR 적용하기

능동-보조적 STR을 위한 핵심 고정, 동작, 자세

능동-보조적 STR을 시행하는 신체의 15개 부위가 여기에서 설명된다. 다리에서는 종아리, 발, 슬괵근, 장골근, 전경골근, 종아리근, 둔근, 사두근이며, 몸통에서는 상부 승모근, 사각근, 견갑거근, 척주기립근, 대흉근이다. 그리고 손목과 손가락의 신전근과 굴곡근이다. 6~8장에 걸쳐 이러한 신장법에 대한 상세한 설명을 볼 수 있으며, 거기에서 수동적 그리고 능동적 방법과 능동-보조적 방법을 비교할 수 있다.

비복근

무릎 관절 바로 아래에서 비복근을 고정하며, 무릎 관절 바로 뒤쪽 오금 공간 안으로 압박하지 않도록 주의를 기울인다. 치료사가 고정을 유지하는 동안 고객에게 발이 배측 굴곡되도록 발가락을 위로 당기도록 요청한다. 일단 고객이 이러한 동작을 충분하게 시행하면 치료사는 고정을 제거하고 새로운 위치로 이동한다.

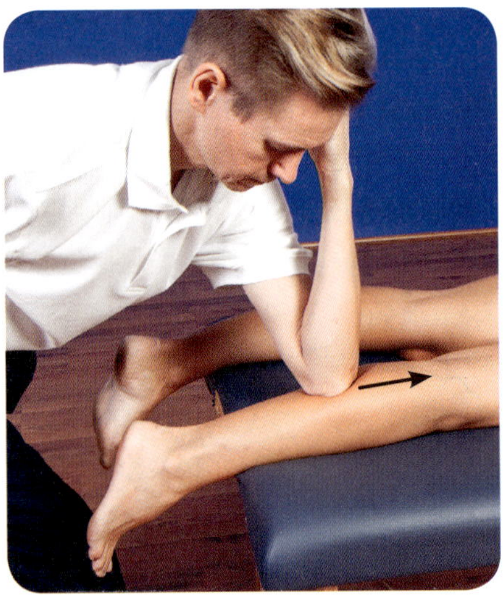

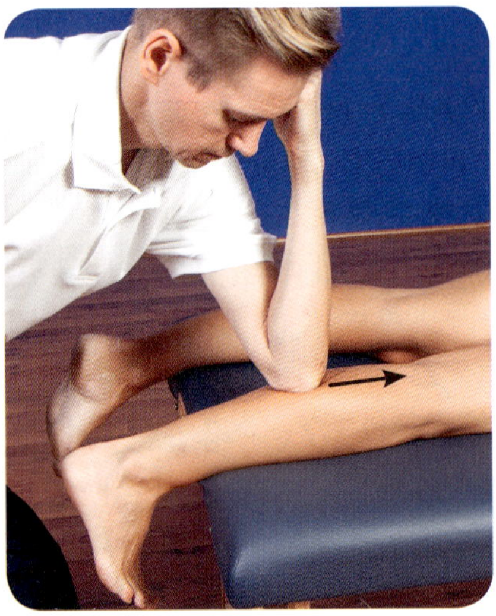

TIP 부피가 큰 종아리의 경우 조직을 고정하는 것이 까다로울 수 있으므로 다른 손으로 팔꿈치를 받쳐 주면서 안정성을 확보한다.

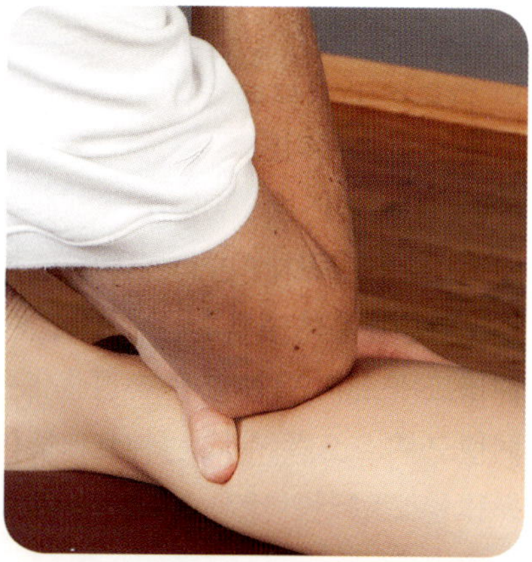

특정 고정점을 만들고 싶지만 팔꿈치를 적용하기 어려운 경우 엄지손가락으로 조직을 고정시킨다.

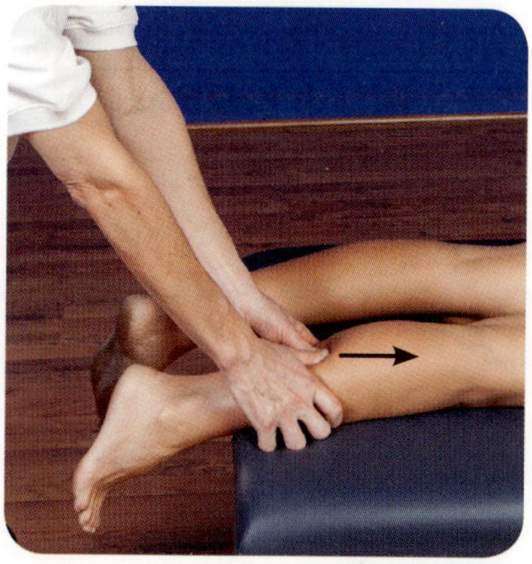

또는 넓은 고정점을 만들려면 전완을 사용한다.

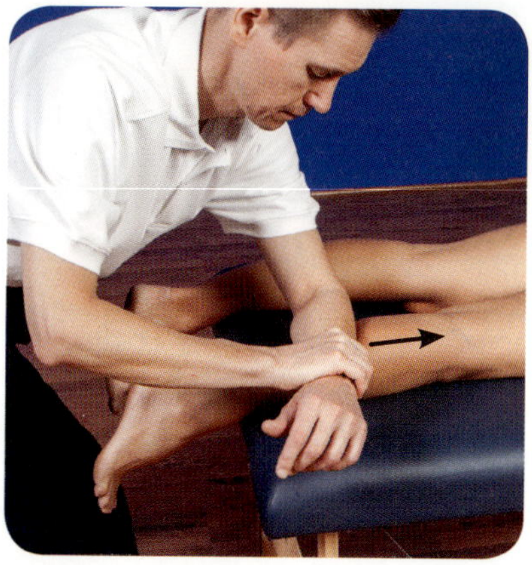

능동-보조적 STR의 적용은 고객의 발목을 배측 굴곡과 저측 굴곡할 때 양손으로 종아리 근육을 잡는 것이다.

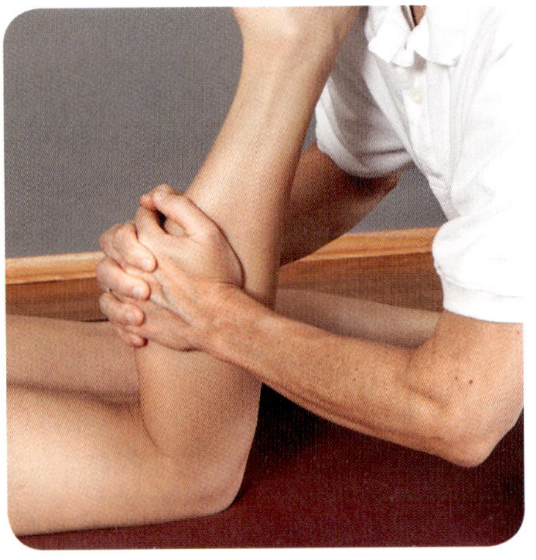

발

고객은 양발이 사진처럼 베드 밖으로 나오도록 자세를 취한다. 중립 자세로 놓인 발목 관절과 함께 마사지 도구를 사용하여 부드러운 고정을 적용한다. 고객에게 발가락을 위로 끌어올려 발목 관절이 배측 굴곡되고 발가락이 펴지도록 요청한다. 몇 분 동안 각각의 발바닥을 치료한다.

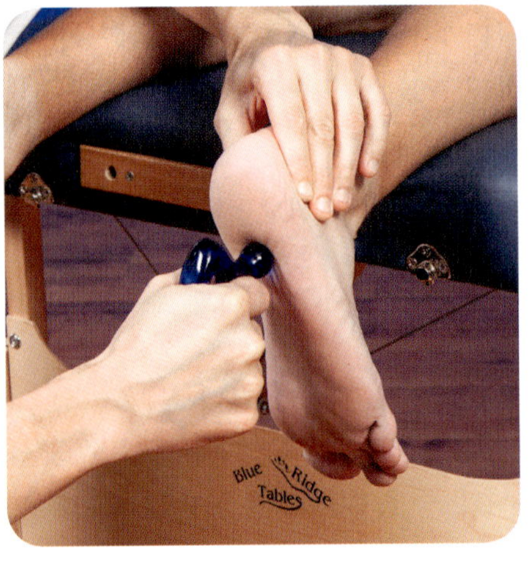

TIP 발을 적용할 때 고객이 간지러워하면 수건을 덮고 적용하면 된다. 만약 수건이 없으면 시지손잡이 도구를 이용하면 적은 압력을 가할 수 있어 민감한 발을 가진 고객과 작업할 때 도움이 된다.

반듯이 누운 자세로 고객에게 적용할 때, 고객이 베드의 방해를 받지 않고 발가락을 편안하게 뻗을 수 있기 때문에 발을 베드에서 내릴 필요가 없다.

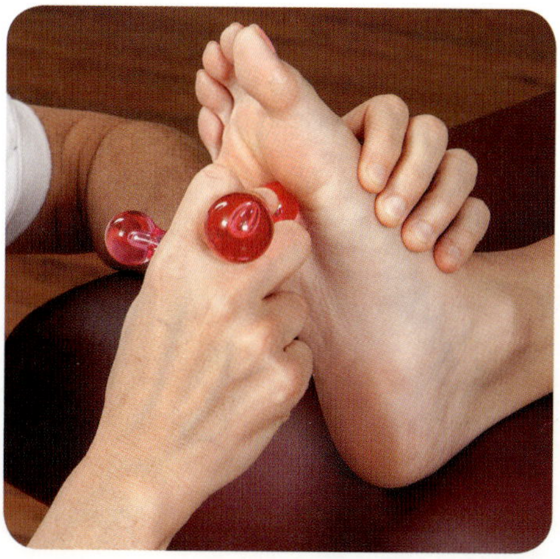

슬괵근

고객에게 엎드린 자세에서 무릎 관절을 굽히도록 요청한다. 치료사의 팔꿈치를 사용해서 좌골뼈 근처로 슬괵근을 고정시킨다. 신장에 앞서 연부조직에서 느슨함이 제거될 수 있도록 치료사의 압력을 엉덩이 쪽으로 향하도록 만든다. 치료사가 고정을 유지하는 동안 고객에게 발이 다시 베드에 닿도록 내려 줄 것을 요청한다. 이어서 고정을 풀어 주며 고객에게 다시 자신의 무릎 관절을 구부리도록 요청한다.

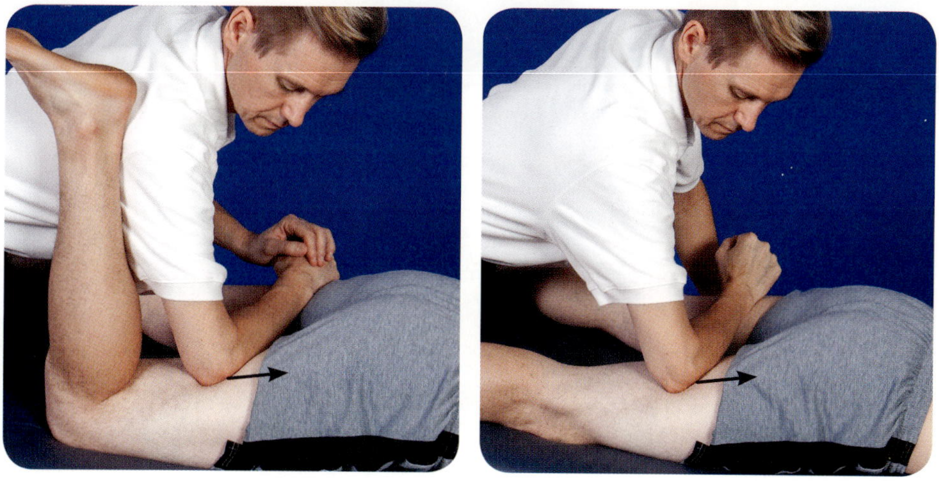

능동-보조적 STR을 연습하는 것은 오른쪽 팔꿈치와 왼쪽 팔꿈치를 서로 바꾸는 방법을 실험할 수 있는 좋은 기회다. 앞의 사진에서 치료 전문가는 오른쪽 팔꿈치를 사용하여 고객의 오른쪽 슬괵근에 STR을 적용하기로 선택했다. 이 순서를 왼쪽 팔꿈치를 사용하여 고객의 오른쪽 슬괵근에 적용하고 다음 사진과 비교한다.

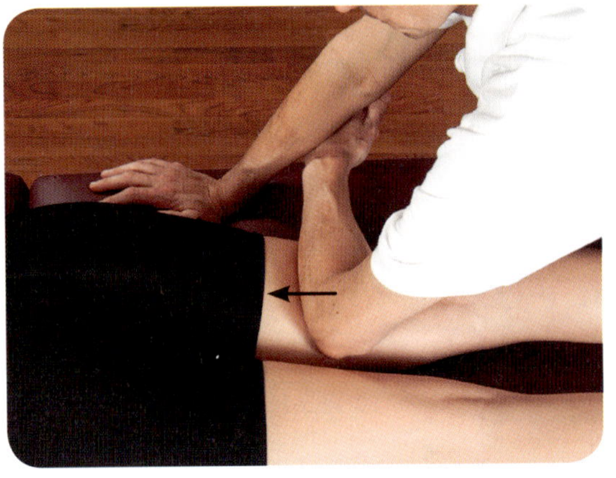

슬괵근에 팔꿈치를 사용하면 훨씬 더 구체적인 고정점이 생성된다. 따라서 다른 유형의 고정을 사용할 때 신축성을 느끼지 못하는 일부 고객에게 적용할 때 필요하다.

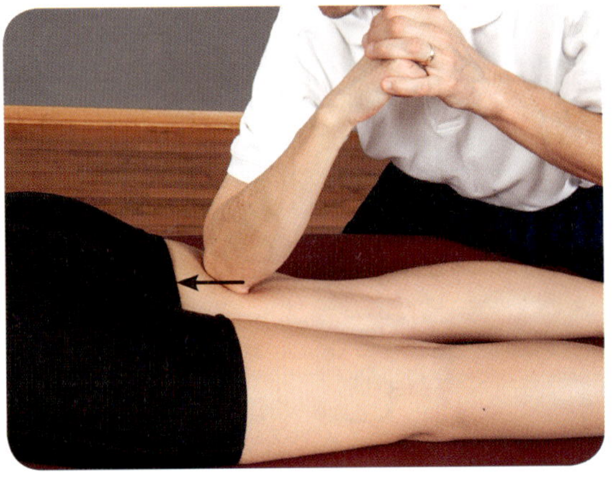

장골근

고객의 고관절을 굽힌 채 옆으로 누운 자세로 만들며 장골근을 고정한다. 근육의 위치를 정확히 알 수 없는 경우 장골능을 확인한 다음 손가락을 장골와로 밀어 넣는다. 치료사가 고정을 유지하는 동안 고객에게는 다리를 쭉 펴고 고관절을 펴도록 요청한다. 이 응용 프로그램은 이 책의 다른 모든 예시보다 더 침습적이므로, 고객이 고정점을 어디에 두어야 하는지 이해하고 이에 동의했는지 확인해야 한다.

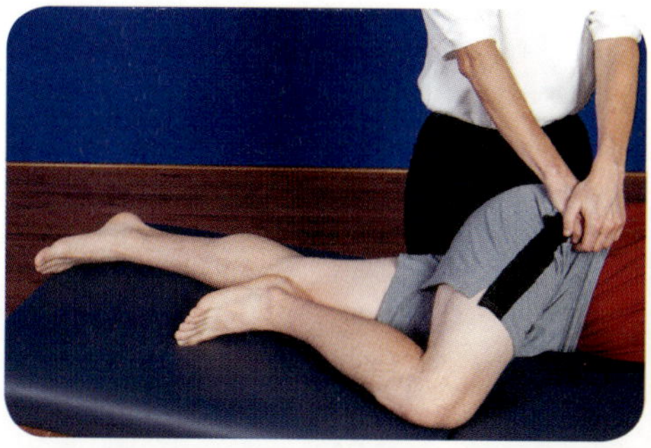
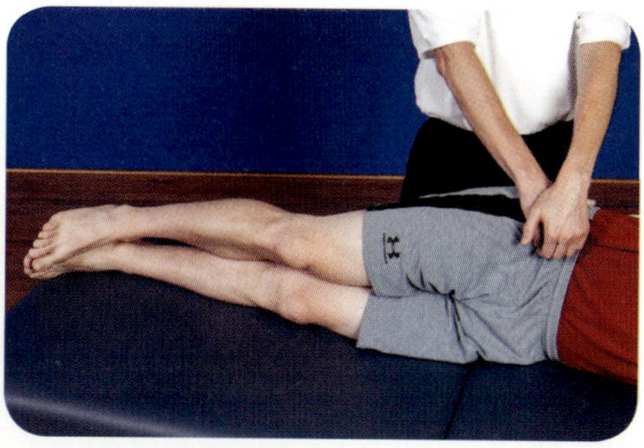

TIP 장골에 고정점을 적용할 때 손가락 끝을 몸 쪽으로 당겨야 한다. 이렇게 하면 이 방법으로 인해 고객이 거꾸로 흔들릴 수 있다. 고객과 자신 사이에 쿠션을 배치하면 안정성을 제공해서 고객이 더 편안하게 느끼도록 도울 수 있다.

전경골근

고객의 발목 관절이 배측 굴곡으로 유지되는 동안 치료사의 팔꿈치를 사용해서 전경골근을 고정한다. 고정을 유지하며 고객에게는 발끝을 아래로 내리도록 요청한다. 이어서 고정을 풀어주고 새로운 부위를 선택한다. 아마도 치료사의 두 번째 고정은 보다 먼 쪽이 될 것이다. 사진의 예를 보면, 치료사는 고객과 함께 다리를 받침대에 받쳐 주는 옆으로 누운 자세로 STR을 적용하기로 선택했다. 당신은 다리 받침대를 사용하는 것을 선호할 수 있지만, 만약 고객의 발목은 받쳐져 있지만 고객의 발이 지지되지 않는 경우에 더 잘 찾을 수 있다. 따라서 배측 굴곡과 저측 굴곡이 용이하다.

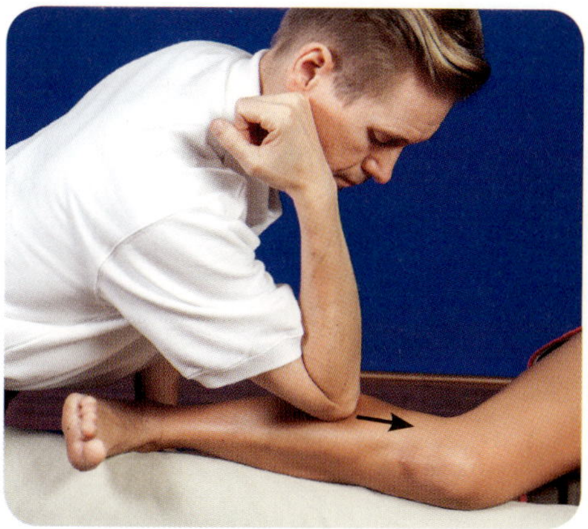
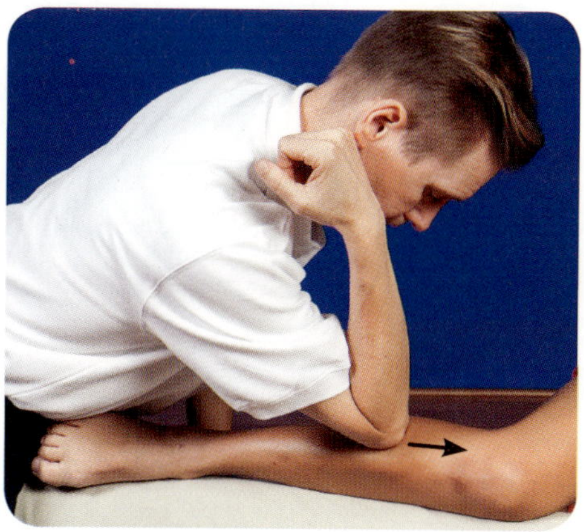

TIP 옆으로 누운 자세로 고객과 전경골근을 적용할 때, 비골신경이 지나는 비골근의 기시점에 닿지 않는 근육의 근위부 끝부분을 주의한다.

대안으로 활공 STR을 사용해 본다.

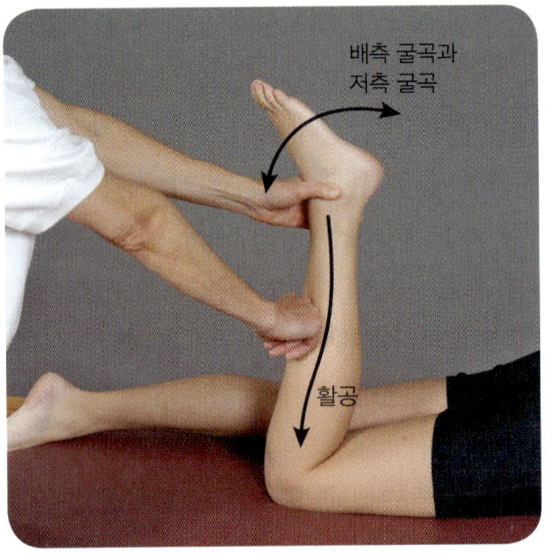

비골근

고객에게 옆으로 누운 자세에서 발을 외번하도록 요청한다. 이제 짧아진 자세로 놓여 있는 근육을 고정한다. 치료사가 고정을 유지하는 동안 고객에게는 발을 내번하도록 요청한다. 고객이 신장감을 느끼도록 그리고 그것이 편안하게 유지되도록 몸 쪽부터 먼 쪽으로 근육을 따라 이어지는 하나의 연결선에서 치료한다. 고객과 옆으로 누운 자세에서 전경골근을 적용할 때와 같이 비골신경이 여기에 있으므로 비골근의 기시점에 닿지 않는 근육의 근위부 끝부분을 주의한다.

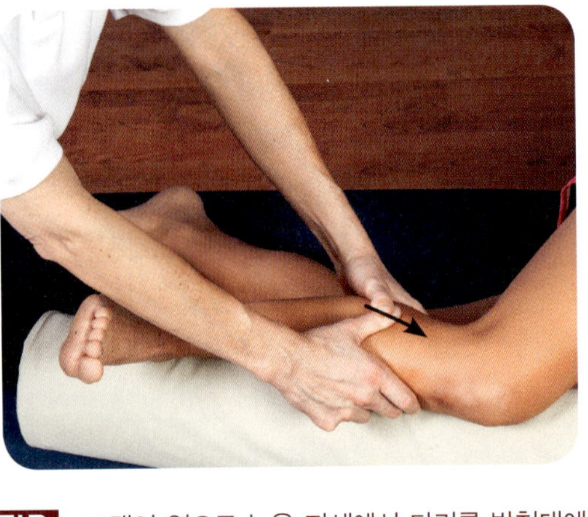

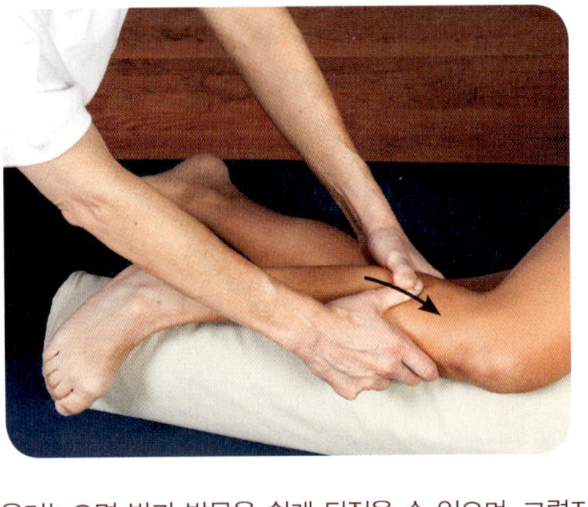

TIP 고객이 옆으로 누운 자세에서 다리를 받침대에 올려놓으면 발과 발목을 쉽게 뒤집을 수 있으며, 그렇지 않으면 베드로 인해 제한된다.

치료 사례

다리 옆쪽 부분이 아프다고 통증을 호소하는 고객에게 STR을 다리의 측면에 적용해서 비골근을 스트레칭 한다. 고객은 하루에 두 번 40분씩 걷는 통근과 관련된 새로운 직업을 시작했으며 그 전에는 증상이 없었다. 평가 결과, 고객은 특히 발이 평평했고 발의 뒤틀림 현상에 당기는 느낌을 받았다고 느꼈다. 치료 후 발목의 뒤틀림과 불편함이 없었다. 고객이 다리 측면을 늘리는 데 어려움을 겪었을 때 능동-보조적 STR이 특히 유용했다.

둔근

고객은 고관절을 중립자세인 상태로 옆으로 누워 치료사의 팔꿈치 근처에서 아래팔로 둔근을 고정하며 압력은 좌골뼈로 향한다. 치료사가 고정을 유지하는 동안 고객은 고관절을 굽히도록 한다. 이것을 몇 분 동안 반복하며 고객에게 가장 도움이 된다고 느끼는 부위를 치료한다.

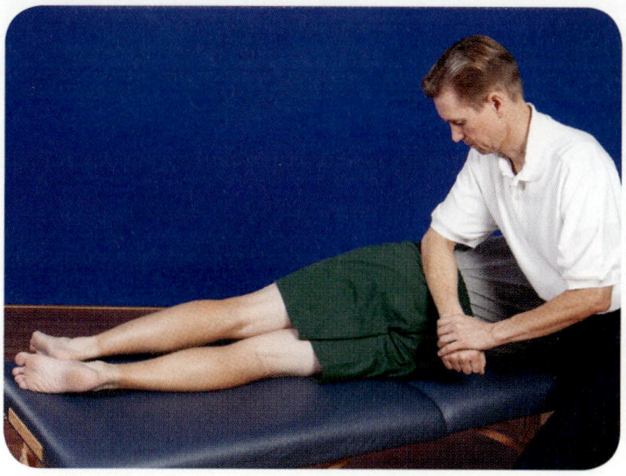

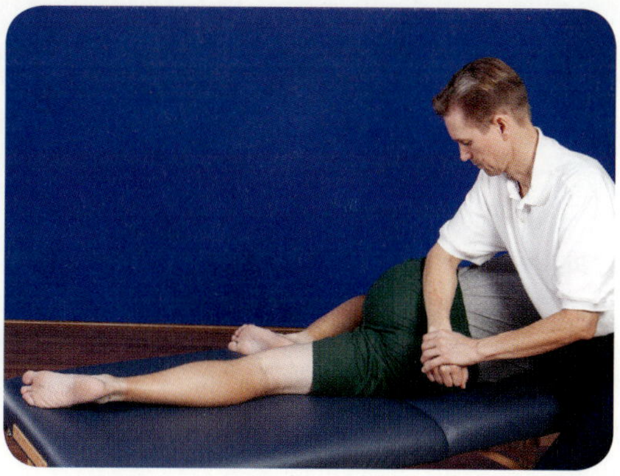

사두근

고객에게 앉은 자세로 다리를 쭉 펴도록 요청한다. 이것은 무릎 관절을 펴 준다. 일단 근육이 이러한 방식에서 스스로 짧아진 후 사두근을 고정한다. 고정을 유지하는 동안 고객에게 무릎 관절을 굽히게 한다. 일단 무릎 관절이 굽혀지면 치료사는 고정을 풀어 주며 처음 것보다 약간 더 먼 쪽에서 새로운 고정을 적용한다. 고관절부터 무릎 관절 쪽으로 사두근을 따라 내려가며 치료한다. 사진에서 치료사는 마사지 베드에 모든 허벅지가 지지되지 않도록 고객을 배치했다. 이 위치는 무릎 굴곡을 용이하게 하지만 치료사는 마사지 베드에서 지지가 없기 때문에 대퇴 사두근 근육의 원위부 말단에서 무릎 자체에 가까운 고정점을 적용할 수 없음을 의미한다. 대퇴사두근의 원위부에서 작업하려면 허벅지 전체가 지지되도록 고객을 배치해야 한다. 그러나 고객이 무릎을 90도 정도만 구부릴 수 있기 때문에 약간의 타협이 필요할 것이다.

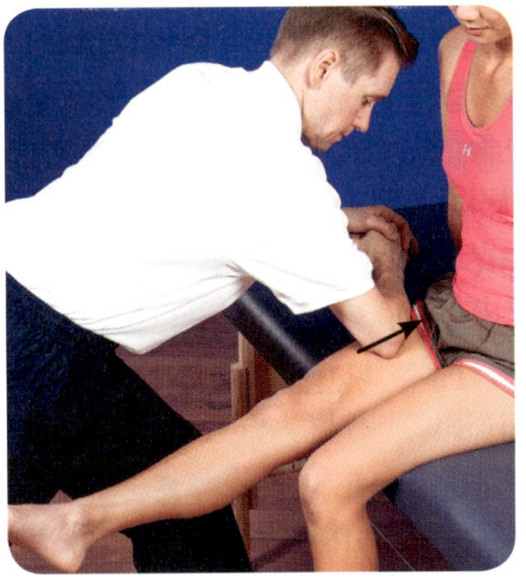

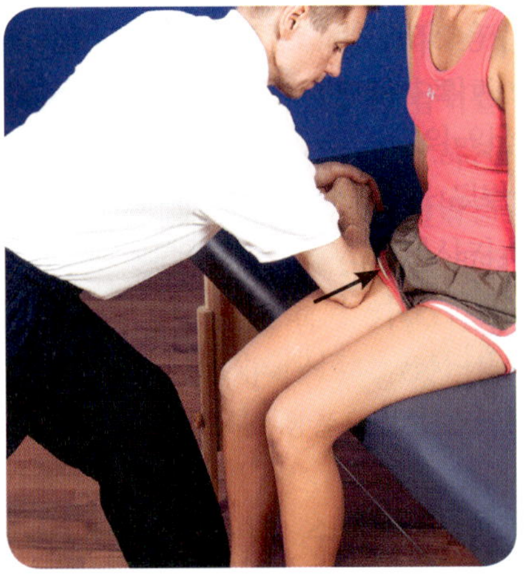

TIP 허벅지 측면에 적용하려면 고객에게 몸을 기대지 말고 반대쪽 엉덩이로 체중을 옮긴다. 이 자세의 장점은 허벅지의 측면이 가장 위를 향한다는 것이다. 그러나 단점은 무릎을 구부리고 신전할 때 고객의 발이 치료사를 건드리지 않도록 하는 적절한 위치를 찾는 것이 까다로울 수 있다.

장경인대(ITB)

고객을 옆으로 편한 자세로 눕히고, 무릎을 펴고 다리를 펴도록 요청한다. 무릎 바로 위에서 시작하여, 조직을 고관절 방향으로 압력을 가하며 엉덩이가 있는 곳을 느슨하게 한다. 고정을 유지하면서 고객에게 다리의 무릎을 구부리도록 요청한다. 무릎에서 엉덩이까지 적용할 때 일련의 고정법을 사용하여 반복한다.

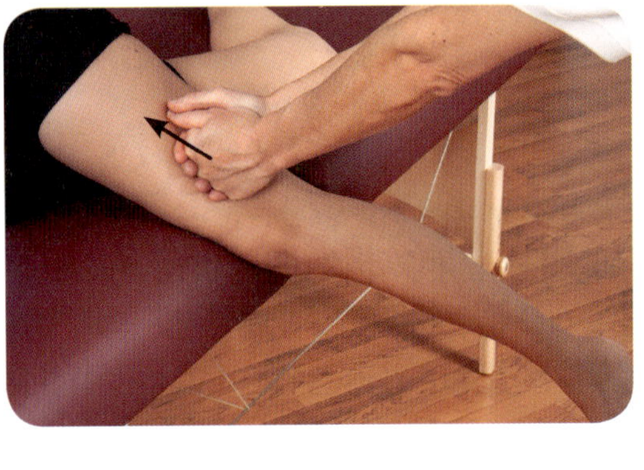

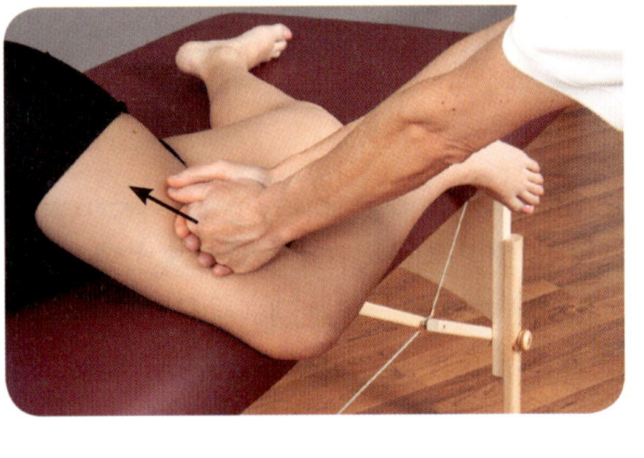

TIP 쿠션이나 작은 수건을 무릎과 다리의 베드 사이에 놓으면 훨씬 더 편안하다.

치료 사례

취미 삼아 혹은 놀이 삼아 운동을 하는 러너들이 치료를 받으러 온 것은 왼쪽 허벅지의 측면이 빡빡하고 무릎이 당겨지는 것을 느꼈기 때문이다. 이들은 폼롤러를 사용해 보았지만 바닥에서 폼롤러 위에 정확하게 오르는 데 어려움을 겪으며 이 방법은 매우 고통스럽다. 고객은 효과적인 치료법으로 근막이완을 고려하도록 권고받았지만 실질적으로는 '심부조직 마사지'까지 필요하다는 것이다. 이 부위를 마사지로 완전히 웜업시킨 다음 주먹과 손바닥을 사용하여 능동-보조적 STR을 적용했다. 고객은 자신의 증상을 완화시키는 데 도움이 될 것이라고 믿었던 깊은 스트레치 감각을 느꼈기 때문에 이 방법을 즐겼다.

상부 승모근

고객은 앉은 자세로 승모근의 위쪽 섬유를 고정한다. 고정을 유지하는 동안 고객에게 목을 외측으로, 스스로 아프지 않은 신장감을 느낄 때까지 옆으로 머리를 숙일 것을 요청한다. 세 차례 반복하며 이어서 반대편 승모근에서 다시 반복한다. 고객이 측면으로 목을 구부릴 때 고정점이 귀 쪽으로 살짝 당겨지는지 확인한다. 이 움직임에 대항하기 위해서는 오훼돌기를 누르지 않고 귀에서 어깨 윗부분을 향해 부드럽게 압력을 가할 필요가 있는데, 이는 고객의 불편함을 해소시킬 것이다.

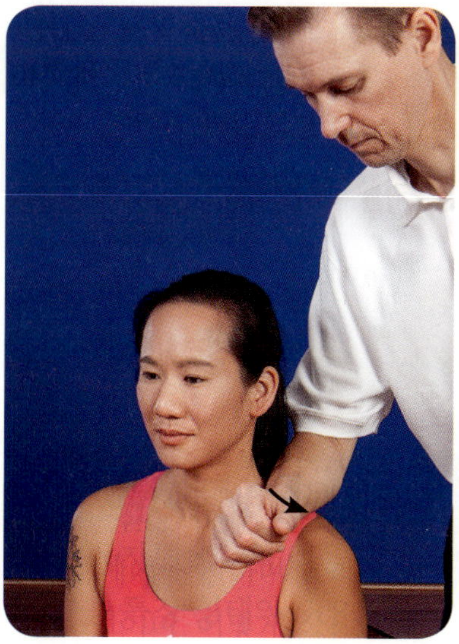

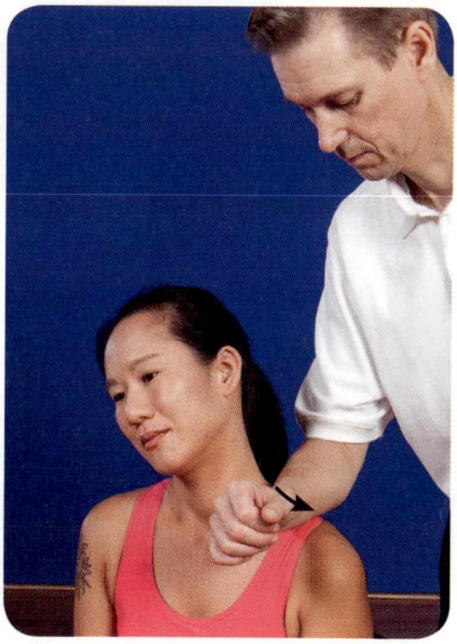

또 다른 방법은 엄지손가락, 마사지 도구 또는 테니스공을 사용하여 고객이 반듯이 누운 자세에 있는 동안 승모근의 상부에 고정하는 것이다. 일단 고정을 하면 고객에게 머리와 목을 옆으로 구부리도록 요청한다. 예를 들어 오른쪽 승모근을 고정할 때 고객에게 왼쪽 귀를 왼쪽 어깨로 가져가라고 요청할 수 있다.

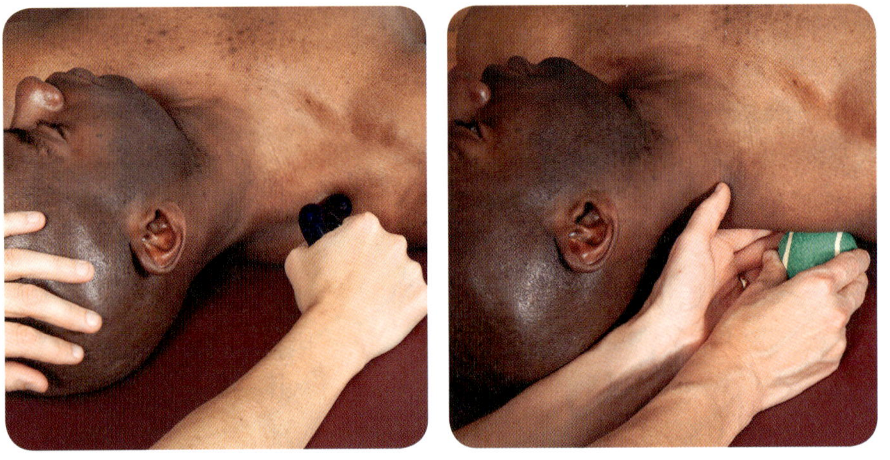

사각근

앉은 자세의 고객에게 천천히 치료사의 손가락을 사용하여 사각근을 고정한다. 고객에게는 스스로 조직 내부에서 편안한 신장감을 느낄 때까지 먼 쪽으로 머리를 돌리도록 요청한다. 왼쪽과 오른쪽 모두에서 세 번씩 반복한다. 고객이 머리를 돌리면서 손가락이 쇄골에서 어떻게 빠져 나오는지 확인한다. 너무 세게 누르지 않도록 주의하면서 매우 부드러운 압력으로 이 움직임에 적용한다.

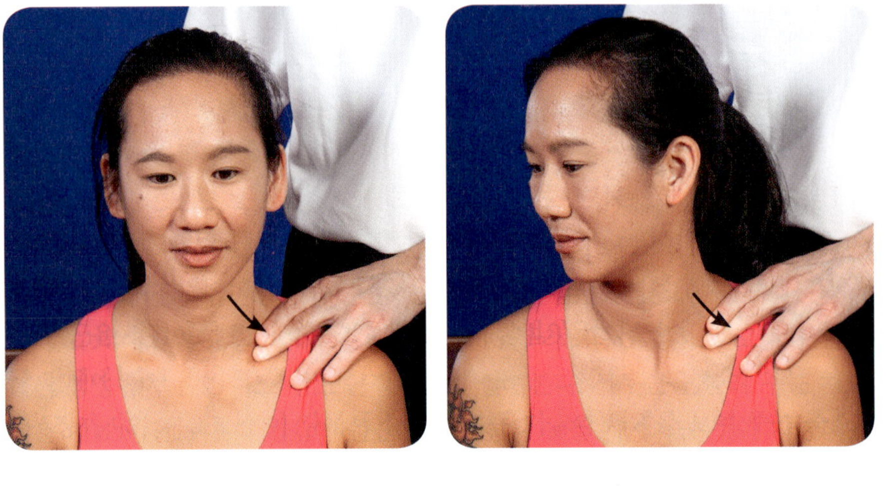

이 기술은 또한 누운 자세에서 고객을 치료할 때 효과적이다.

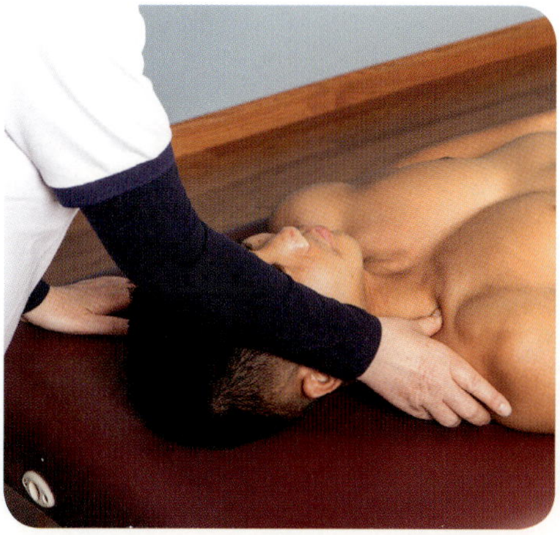

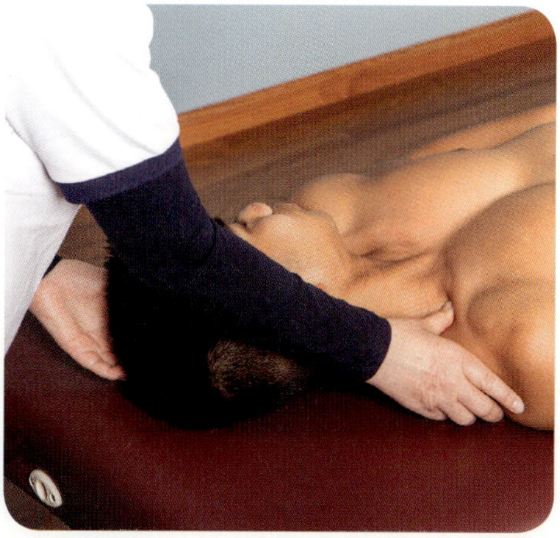

견갑거근

견갑거근의 위치를 확인하여 고정시킨다. 치료사가 고정을 유지하는 동안 고객에게 약 45도 정도 머리를 반대쪽으로 돌리고 바닥을 내려다보듯 턱을 내려주도록 요청한다. 이러한 신장법을 세 차례 반복하도록 요청한다. 이어서 반대편 견갑거근에도 동일한 신장이 사용된다. 고객이 스트레칭을 할 때 팔꿈치가 머리를 향해 어떻게 당겨지는지 주목한다. 반대 방향의 견갑골의 상단을 향해 부드러운 압력으로 이 움직임에 적용한다.

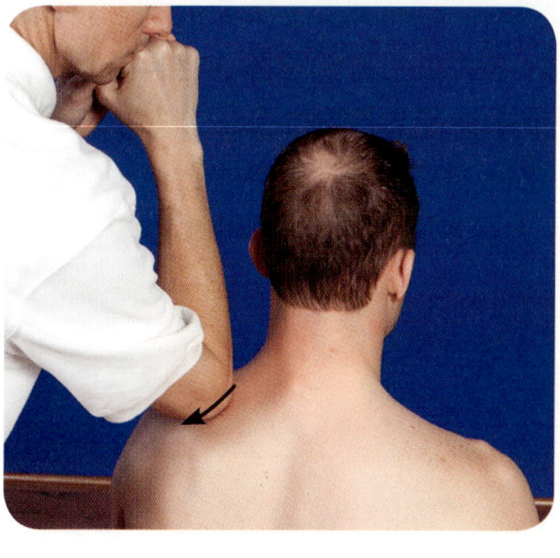

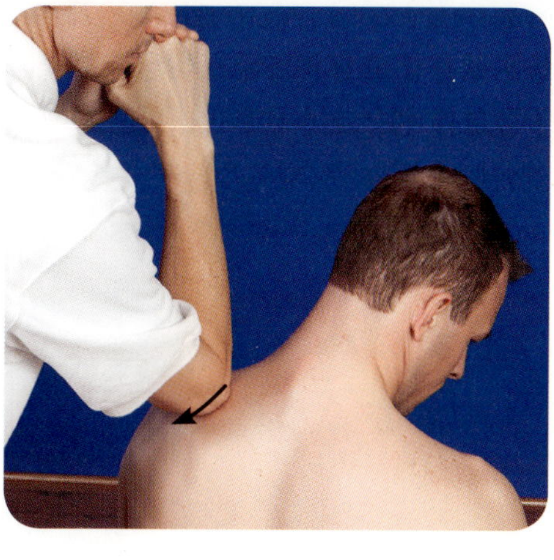

척주기립근

앉은 자세의 고객에게 중간-등 부위에서 조직을 고정한다. 고정을 유지하는 동안 고객에게 목을 굽히게 한다. 이완하고 반복하며 고정을 처음 고정보다 약간 상방에 위치시킨다. 목으로 가는 연부조직이 움직이는 것을 대항하기 위해 조직과 바닥을 동시에 고정을 향하게 한다. 고객은 앉은 상태에서 척주기립근에 능동-보조적 STR을 적용하는 데 따르는 문제 중 하나는 고정점을 만들려고 조직을 누를 때 고객을 앞으로 밀어내는 경향이 있다는 것이다. 이 움직임을 막는 한 가지 방법은 고객이 가슴과 의자 뒷면 사이에 베개를 의자에 걸도록 하는 것이다.

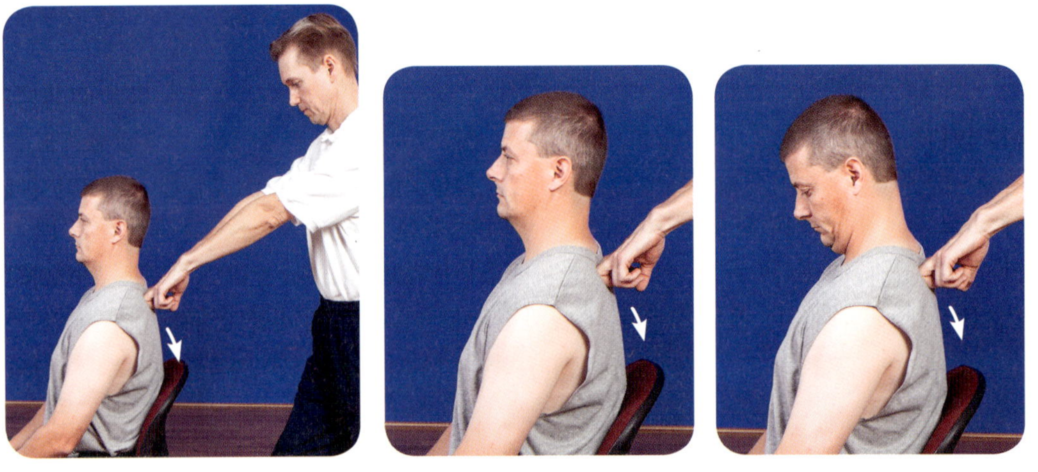

대흉근

고객에게 자신의 팔로 몸을 가로질러 스스로 대흉근을 수축시키도록 요청한다. 느슨한 주먹을 사용하여 근육을 고정하고 치료사의 압박은 흉골뼈로 향한다. 고정을 유지하는 동안 고객에게 대흉근 안에서 신장감을 느끼도록 팔을 뒤로 움직이도록 요청한다.

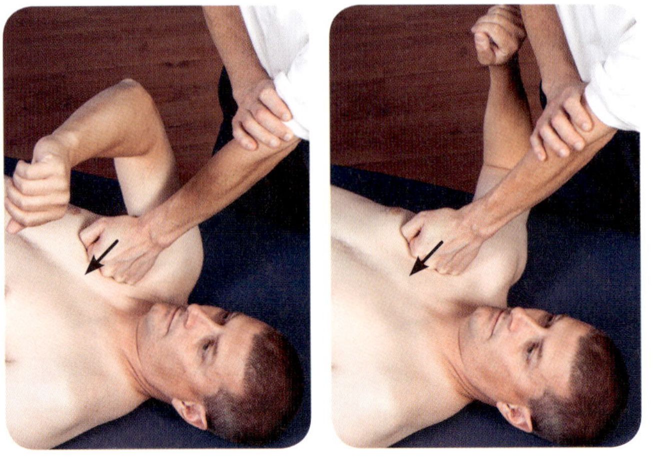

손목과 손가락 신전근

고객에게 손목을 신전하도록 요청하고, 손목과 손가락 신전근의 근육 인대에 위치한다. 조직들을 고정한다. 고정을 유지하는 동안 고객에게 손목을 굽히게 한다. 근육 인대에 위치하는 팔꿈치의 외측 위에서 반복한다.

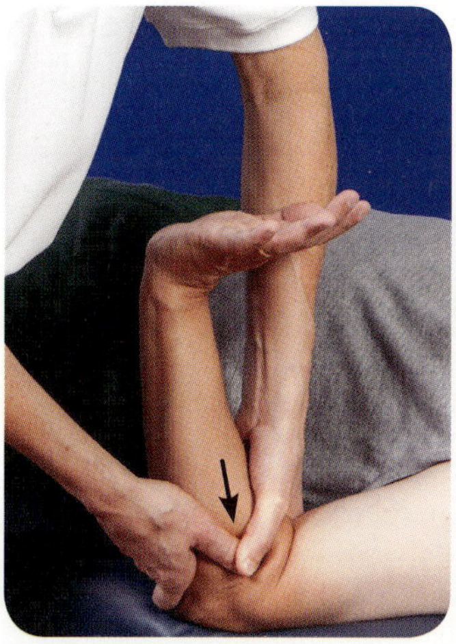

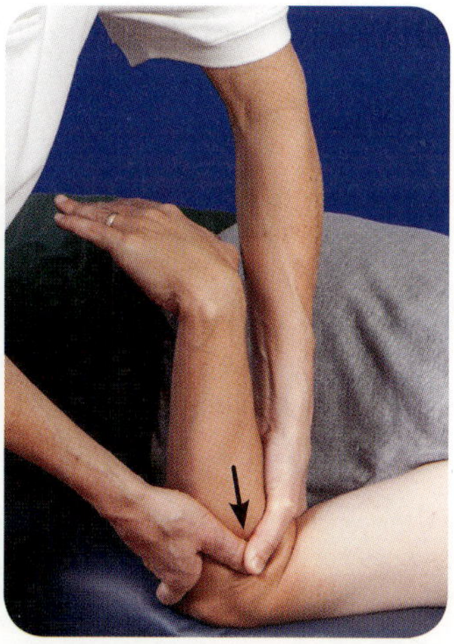

손목 신전근에 능동-보조적 STR을 적용하는 효과적인 방법은 고객이 앉은 상태에서 팔을 치료용 베드에 놓고 손목이 베드 끝에서 자유롭게 구부러지는 것이다.

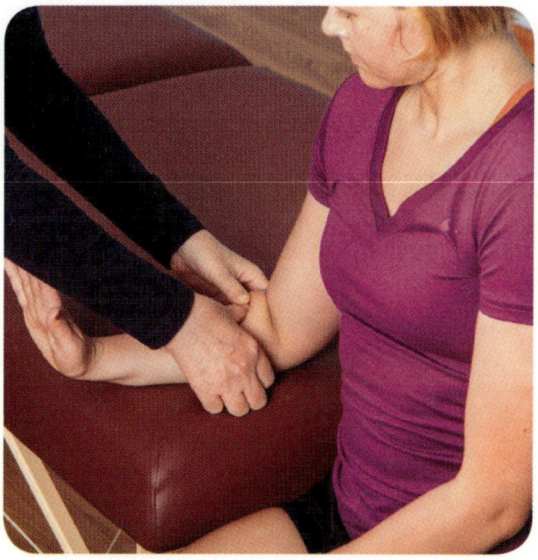

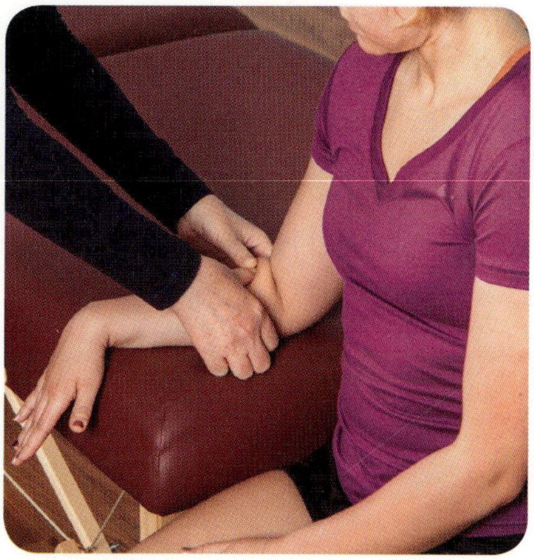

능동-보조적 STR을 활공 기술로 전환하여 손목 신전근에 맞게 수정하는 방법에 주목한다. 손목을 굴곡하고 손목을 신전할 때, 손목을 잡고 전완을 사용하여 손목을 구부리고 펴는 동안 팔꿈치를 향해 부드럽게 미끄러진다.

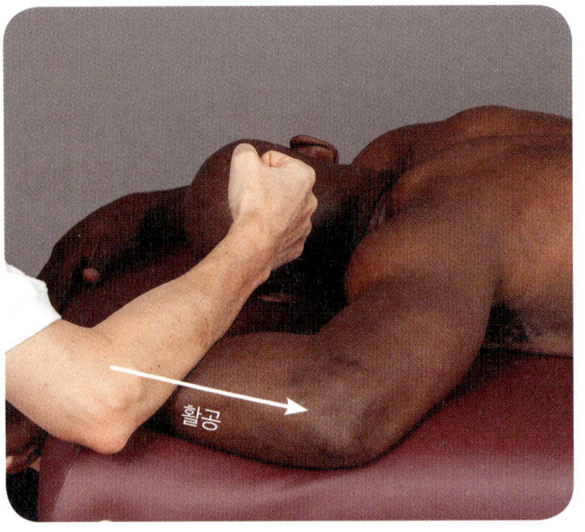

손가락과 손목의 굴곡근

고객에게 손목을 굽히게 하면서 근육을 확인한다. 조직을 근육 인대 위에서 고정시킨다. 고정을 유지하는 동안 고객에게 손목을 펴도록 요청한다. 근육 인대 위에서 이러한 고정, 신장, 고정, 신장의 과정이 반복된다.

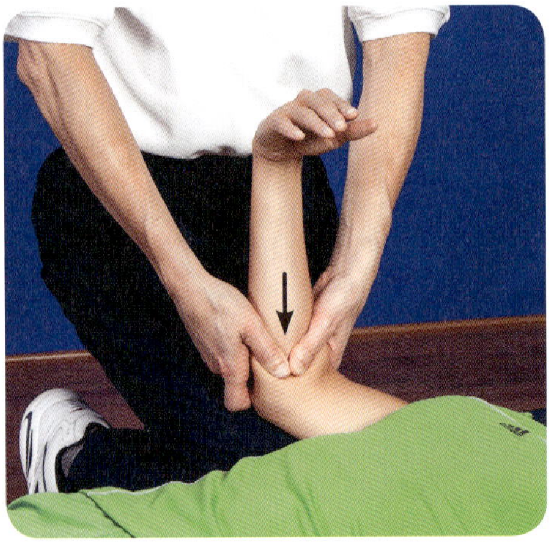

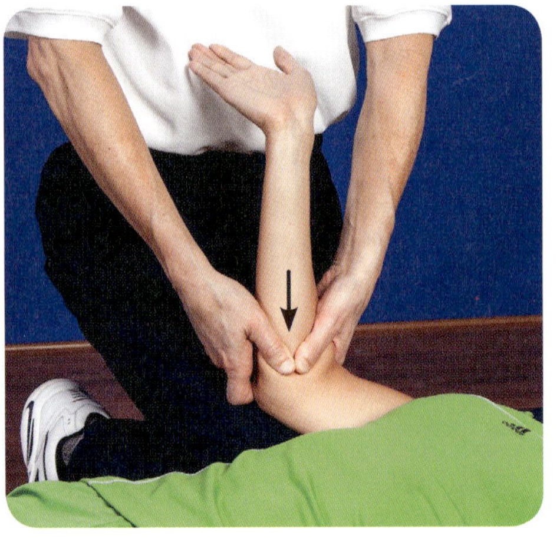

극하근

극하근에 대한 능동-보조적 STR을 고객에게 적용하기 위해서는 고객이 엎드린 상태에서 손바닥을 베드에 놓은 다음 골반 옆으로 놓도록 요청한다. 이 위치에서 극하근이 수축되어서 적용하기 쉬운 자세가 된다. 양손의 엄지손가락을 부드럽게 힘을 주어 누르며 고정을 적용하고, 고정을 유지한 상태에서 고객에게 손등이 베드에 닿도록 손을 돌려서 팔의 위치를 바꾸도록 요청해야 한다. 이 근육에 압박할 때는 피부를 느슨하게 할 필요가 없다.

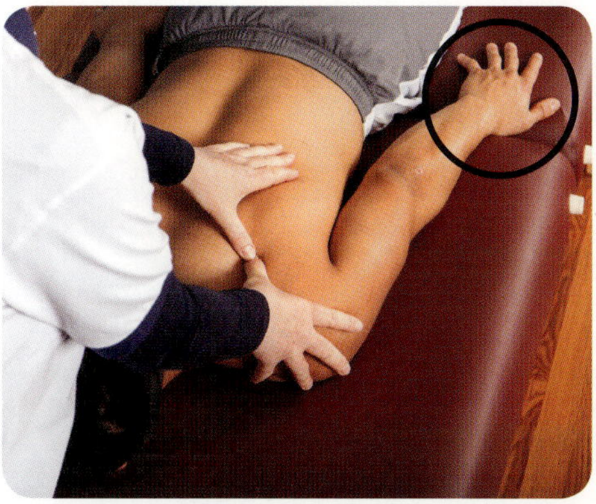

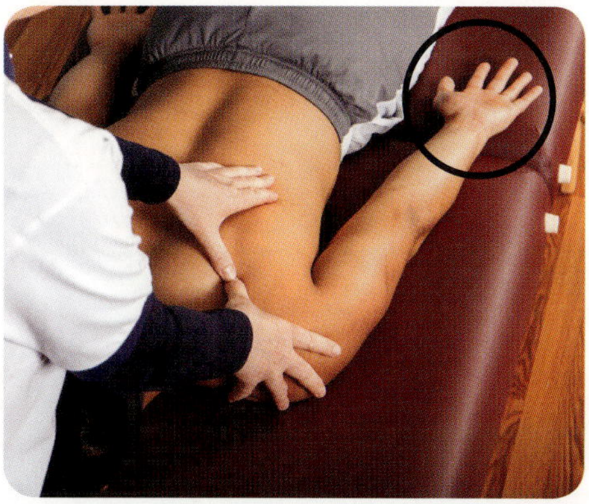

TIP 극하근 근육의 중간에는 눌렀을 때 약하게 느끼는 통증유발점이 있다. 이 통증유발점에 능동-보조적 STR을 적용하면 어깨의 긴장을 줄이는 데 유용하다.

상완 이두근

반듯이 누운 자세에서 고객에게 팔꿈치를 구부리도록 한다. 그런 다음 손가락의 뒷부분, 부드러운 너클 또는 엄지손가락을 사용하여 어깨 쪽으로 누르면 조직이 느슨해진다. 그리고 고정을 유지한 상태에서 고객에게 팔꿈치를 천천히 펴 달라고 요청한다.

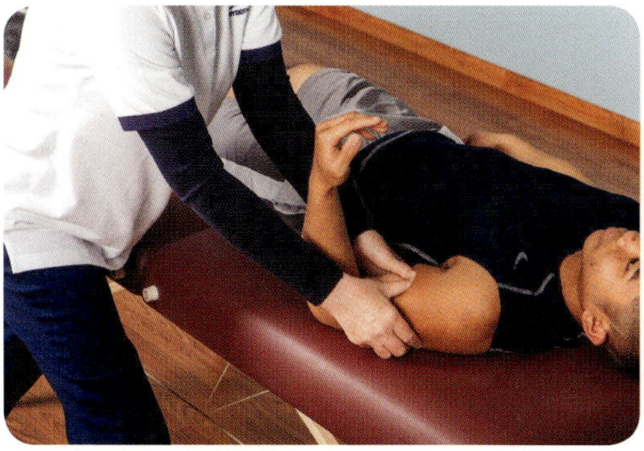

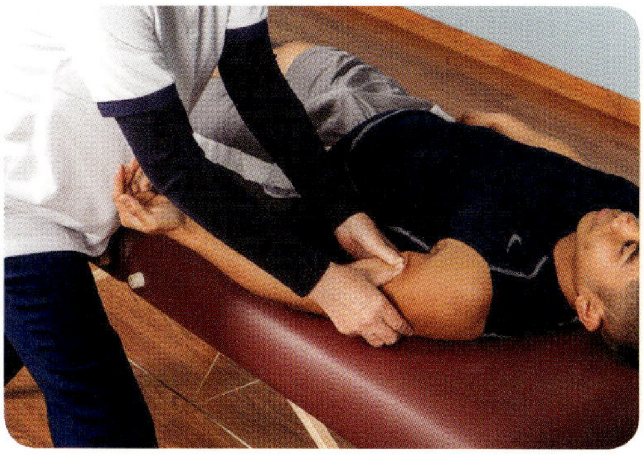

삼두근

능동-보조적 STR을 사용하여 다음과 같은 방식으로 삼두근을 늘릴 수 있다. 고객이 엎드린 자세로 부드럽게 팔을 견인한 다음 팔꿈치 신전을 요청한다. 근육의 근위부 끝에서 조직을 부드럽게 고정하고 어깨 쪽으로 느슨하게 한다. 이 자세를 유지하면서 고객에게 팔꿈치를 구부리도록 요청한다. 이 위치에서 삼두근에 수동적 STR을 적용하는 경우에도 마찬가지로, 긴 팔을 가진 고객에게 적용할 때 근육의 원위부를 늘리는 것이 항상 가능한 것은 아니다. 견인되었을 때, 팔의 이 부분은 베드에 의해 지지되지 않기 때문에 고정점의 압력에 저항하지 않는다.

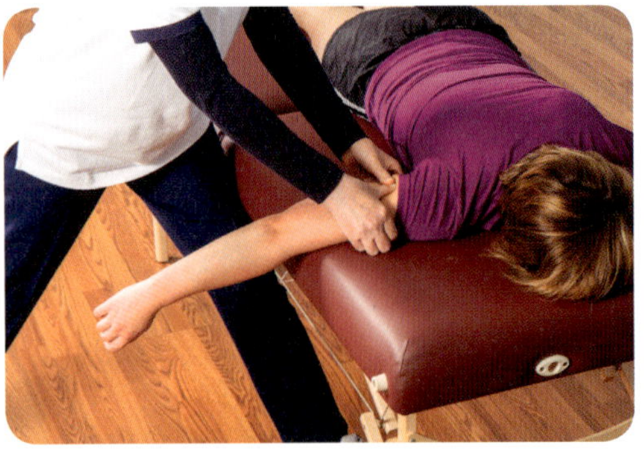

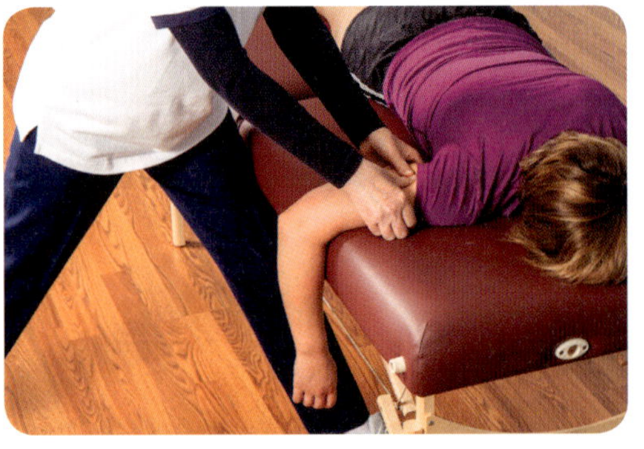

능동-보조적 STR의 안전지침

다음의 지침은 치료사와 고객 모두에게서 능동-보조적 STR을 안전하게 유지하도록 도와준다.

- 통상적인 마사지 금기증이 적용된다. 예를 들어 고객에게 정맥류가 있다면 능동-보조적 STR을 적용하지 않는다.
- 비복근과 슬괵근을 치료할 때에는 무릎 관절의 바로 뒤 오금 공간 안으로의 압박은 절대로 피한다.
- 치료할 때에는 항상 치료사의 자세를 유념하며 스스로의 허리를 보호한다. 예를 들면 비복근육을 치료할 때 받쳐지지 않은 척추굴곡근을 피하는 것이다.
- 전경골근에 대한 손상이 있는 환자를 치료할 때에는 비복근육에 대한 능동-보조적 STR을 하지 않는다. 이러한 경우에 지속적인 배측 굴곡은 전경골근을 피로하게 할 것이다. 한 가지 예외는 전경골근의 약함에 기인하는 축 처진 발목인 족하수가 존재할 때이며, 이러한 경우 비복근육에 대한 능동-보조적 STR은 발목 관절 배측 굴곡에서 근력을 증가시키기 위한 프로그램의 일부로 실제적인 도움이 될 것이다.
- 경골이나 비골을 따라서 치료할 때는 고객이 옆으로 누운 자세를 취하고 있다면 무릎

관절이 충분히 받쳐졌는지 확인한다. 만약 치료사가 이러한 띠 모양의 근육에 접근하기 위하여 팔꿈치를 적용하고 있다면 아래 놓인 뼈들로 조직들이 눌리며 멍드는 것을 피하도록 조심한다.

- 앞쪽 무릎 관절 통증이 있는 고객의 사두근을 신장시킬 때에는 일반적으로 먼 쪽(무릎 관절에 가깝게) 고정점에서 치료하는 것이 불가능하다. 이것은 무릎 관절에 보다 가깝게 고정이 이루어지므로, 보다 많은 신장이 생기며 슬개골로 더 많은 압력이 전해진다. 비록 이것이 경직된 사두근으로 기인하는 슬개골과 대퇴골 부위 통증을 치료하는 데 있어 장기적으로 이로울지라도 신장법을 적용하는 동안 통증을 만들게 될 것이다.
- 사각근을 치료할 때에는 너무 깊이 누르지 않도록 조심한다. 고객의 반응을 주의 깊게 주시한다.
- 발에 충분한 감각이 있고 불편함을 느낄 수 있는 경우가 아니면 고객이 당뇨병에 걸렸을 때 발에 STR을 사용하지 않는다.
- 허리에 문제가 있는 고객에게 앉은 자세에서 견갑골 또는 능형근에 STR을 적용하지 않는다. 이런 방법을 통한 압박은 증상을 악화시킬 수 있다.

능동-보조적 STR이 적합한 때는 언제인가?

전반적으로 능동-보조적 STR은 다음의 상황에서 유용하다.

- 치료 중 근육 이완에서 어려움을 보이는 환자를 치료할 때
- 치료에 참여하기를 원하는 고객을 치료할 때
- 조직을 고정함에 더 많은 압력이 적용될 필요가 있을 때
- 수동적 STR 치료에서 신장감을 느끼지 못하는 고객을 치료할 때
- 슬괵근과 사두근 같은 크고 두꺼운 근육들을 치료할 때
- 치료사가 자신의 손목, 손가락, 그리고 엄지손가락으로 안전하게 치료하는 것이 필요하다고 느낄 때
- 관절의 깁스 이후와 같이 근력 강화가 요구될 때

표 4.2는 특정한 근육에 대한 능동-보조적 치료법이 유용한 때의 제안을 정리한 것이다.

표 4.2 능동-보조적 STR이 도움이 될 수 있는 상황

근육	상태
비복근	■ 비복근이 경직된 고객 ■ 달리기, 테니스, 농구 등 다리를 쓰는 육체적 활동에 참여하는 고객 ■ 장시간 걷거나 서 있었던 고객 ■ 발목 관절 또는 무릎 관절에서 가동범위를 증가시킬 때 ■ 증가된 발목 관절 배측 굴곡이 필요한 고객 ■ 하이힐을 신는 고객의 비복근을 신장시킬 때(이런 신발은 지나친 저측 굴곡을 만들며, 이러한 근육의 단축 원인이 된다.) ■ 전경골근의 근력을 강화시키도록 도와주는 프로그램의 일부로 사용할 때
발	■ 발바닥 근막염증을 보이는 고객 ■ 아킬레스건 문제가 있는 고객
슬괵근	■ 슬괵근이 경직된 고객 ■ 운전사나 타이피스트처럼 장시간 앉아 있는 고객 ■ 자전거, 달리기, 농구와 같이 다리를 사용하는 육체적 활동에 참여하는 고객 ■ 무릎 관절의 가동범위를 증가시키기 위해 ■ 지나친 요추전만을 보이는 고객 ■ 의사의 처방에 따른 무릎 관절 수술이나 깁스 이후에
장골근	■ 고관절 굴곡근이 경직된 고객 ■ 달리기, 노 젓기, 자전거, 승마와 같이 반복적인 또는 지속적인 고관절 굴곡을 요구하는 육체적 활동을 하는 고객 ■ 운전사와 같이 장시간 앉아 있는 고객 ■ 고관절 신전을 증가시키기 위해 ■ 장시간 오토바이를 타는 고객
전경골근	■ 전경골근이 경직된 고객 ■ 달리기나 테니스같이 반복되거나 장시간 배측 굴곡을 요구하는 스포츠 활동을 하는 고객 ■ 장시간 등산을 한 후 ■ 장시간 서 있은 후 ■ 발바닥 굴곡의 증가를 도와주기 위해 발목 관절에 대한 부목 고정 후에는 반드시 필요
종아리근	■ 종종 '평발'을 가진, 종아리근이 경직된 고객 ■ 발목 관절 고정 후 내번을 증가시키기 위하여 ■ 발의 근육을 사용하는 육체적 활동을 하는 고객 ■ 기수 등과 같이 발목 관절에 반복적인 외번을 하는 고객
대둔근	■ 달리기, 점프, 스케이팅과 같은 반복적이거나 장시간의 고관절 신전을 필요로 하는 육체적 활동을 하는 고객

근육	상태
사두근	■ 사두근이 경직된 고객 ■ 자전거, 달리기, 점프와 같이 다리를 사용하는 육체적 활동을 하는 고객 ■ 무릎 관절의 가동범위를 증가시키기 위하여 ■ 무릎 관절 굽힘을 증가시키기 위하여
상부 승모근	■ 목의 근육이 경직된 고객 ■ 운전사, 타이피스트, 작가처럼 장시간 앉아 있는 고객
사각근, 견갑거근, 척추기립근, 극근	■ 가수처럼 목을 많이 사용하는 경우 ■ 목에서 가동범위를 증가시키기 위하여 ■ 목의 부목 고정 후 치료를 위하여 ■ 이러한 시설에서 일하는 치료사들에 의하여 의자에 앉은 자세로 마사지를 받는 과정 중에 ■ 증가된 근육의 긴장으로 인한 두통으로 고통받는 고객 ■ 어깨, 각별히 상부 승모근과 견갑거근에 대한 손상 후 재활 치료 과정의 한 부분으로 또는 어깨뼈 고정 후 치료가 필요한 고객 ■ 테니스, 수영, 볼링처럼 팔을 들어 올리는 운동을 하는 사람처럼 반복적이거나 지속적인 어깨 움직임을 하는 모든 고객 ■ 화가, 예술가, 모델처럼 장시간 고정된 자세를 유지하는 고객
대흉근	■ 대흉근이 경직된 고객 ■ 후만의 자세를 유지하는 고객 ■ 어깨 관절에서 수평 폄을 증가시키기 위해 ■ 어깨 관절에서 깁스(예를 들어 고객이 팔걸이를 했을 때) 후 치료를 위하여 ■ 암벽 등반, 라켓 운동, 수영처럼 어깨 관절의 수평 굴곡과 앞쪽 굴곡, 모음 등을 필요로 하는 활동을 반복적 또는 지속적으로 하는 고객 ■ 자전거 선수나 운전사처럼 어깨 관절에서 지속된 앞쪽 구부림을 유지하는 고객
손목과 손가락의 굴곡근과 신전근	■ 기타리스트, 피아니스트 연주자처럼 반복적인 손가락 움직임을 필요로 하는 음악가 ■ 테니스 엘보우(신전근)의 치료 ■ 골프 엘보우(굴곡근)의 치료 ■ 사무직, 운전기사, 무거운 걸 드는 사람처럼 지속적 또는 반복적 인 굴곡을 하는 사람 ■ 암벽 등반이나 노 젓기처럼 쥐기를 요구하는 운동을 하는 고객 ■ 마사지 치료사들 ■ 손목이나 팔꿈치의 부목 고정 후 치료

능동-보조적 STR을 사용하여 통증유발점 치료

능동-보조적 STR을 사용하여 통증유발점을 치료할 때 근육을 아래로 움직여서 새로운 고정점을 만드는 대신 고객이 적용 중인 근육을 늘리기 위해 관절을 움직일 때 통증유발점 위에 엄지손가락을 사용하여 고정하고 유지한다. 고객의 신체 일부를 움직일 필요가 없기 때문에 양손을 사용하여 한 지점에 강한 압력을 가하는 것은 불필요하며, 가벼운 압력만으로 충분하다. 다음 단계별 지침을 적용한다.

1. 적용하려는 근육을 짧게 한다.
2. 고객의 피드백을 적용하여 통증유발점을 찾도록 영역을 촉진한다.
3. 엄지손가락을 통증유발점 위에 올려놓고 부드럽게 압력을 가한다. 고객으로부터 피드백을 받는다. 압력은 약간 불편하지만 고통스럽지 않은 정도로 해야 하고, 고통은 근육을 긴장하게 하고 따라서 STR에 역효과를 일으킬 수 있다는 걸 기억해야 한다.
4. 고정점을 유지하고 근섬유를 늘리면서 근육을 스트레칭 한다.
5. 고정점을 풀어 주고 그 부위를 진정시킨다.
6. 통증유발점을 다시 촉진하고 기술을 총 4~5회 반복하면서 고객으로부터 다시 피드백을 받는다.

통증유발점이 사라짐에 따라 촉진 시 덜 딱딱하게 느껴질 것이다. 고객은 불편함을 덜 호소해야 한다. 일반적으로 통증유발점과 관련된 모든 증상이 해결되려면 2회 이상의 치료 세션이 필요하다.

능동-보조적 STR의 적용에 능숙해지는 방법

이 장에 나와 있는 각 근육에 능동-보조적 STR을 연습할 때 다른 고정점을 적용하면서 표 4.3을 활용한다. 연습 세션을 최대한 활용하려면 다음을 시도해 본다.

- 베드를 올리거나 내림으로써 자세 변경을 연습한다.
- 오른손과 왼손을 번갈아 사용하여 고정점을 만들 수 있어야 한다. 어떤 근육에 고정을 강화하고 양손을 사용해야 하는가?
- 미끄러지듯 활공 STR을 사용하여 연습한다.
- 고객에게 선호하는 고정법과 가장 강하거나 편안한 스트레칭을 제공하는지 물어본다. 불편함을 느끼거나 고객에게 적용되지 않는 것 같은 고정법이 있는가?
- 각 근육에 대해 적어도 두 번 이상 연습해야 한다.

표 4.3 능동-보조적 STR의 응용 개요

종아리

엎드린 자세
팔꿈치

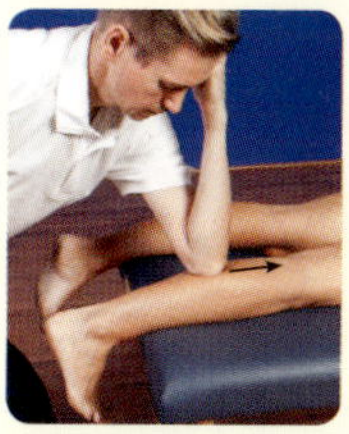

엎드린 자세
전완

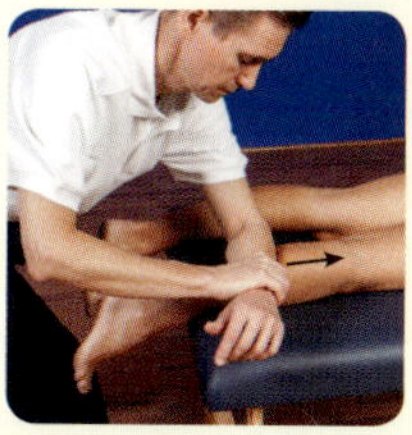

엎드린 자세
보강된 엄지손가락

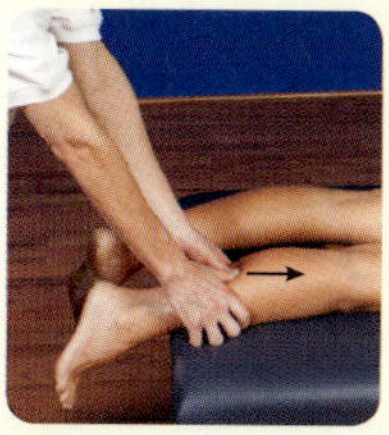

엎드린 자세
쥐어짜기

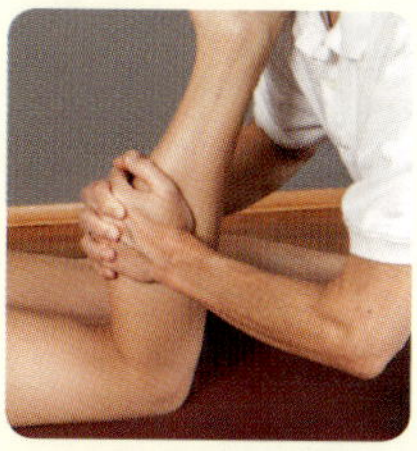

발

엎드린 자세
도구

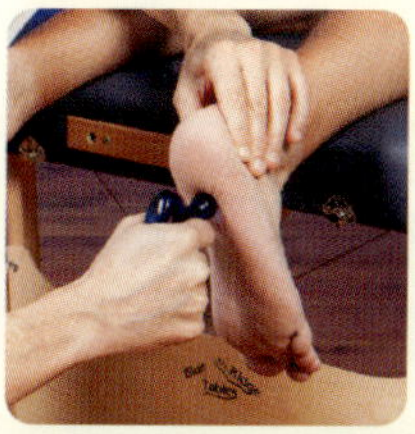

누운 자세
도구

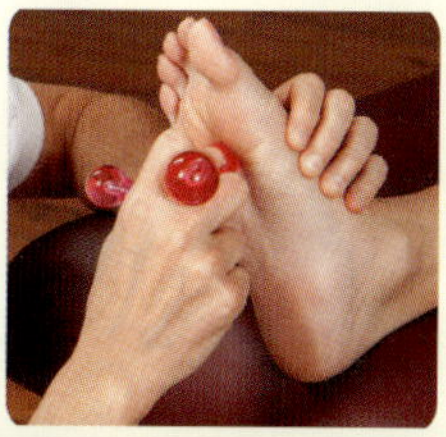

슬괵근

엎드린 자세
전완

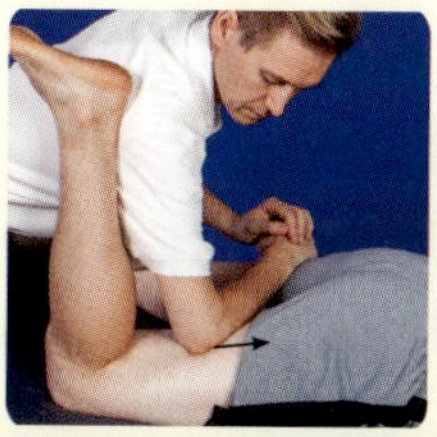

엎드린 자세
팔꿈치

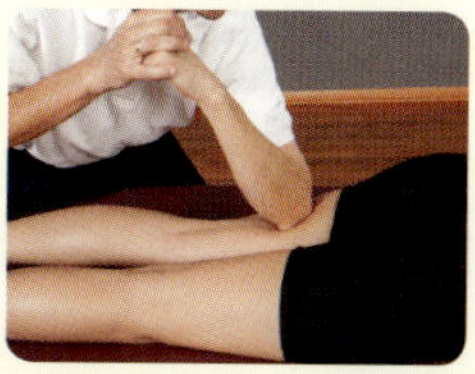

장골

옆으로 누운 자세
손가락

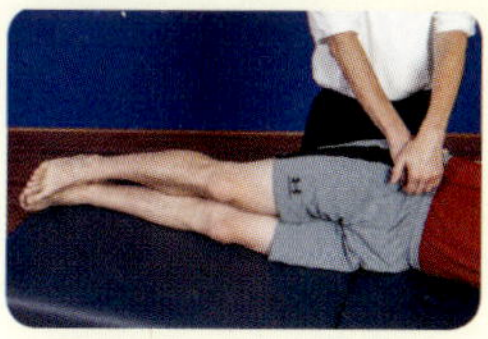

전경골근

옆으로 누운 자세
팔꿈치

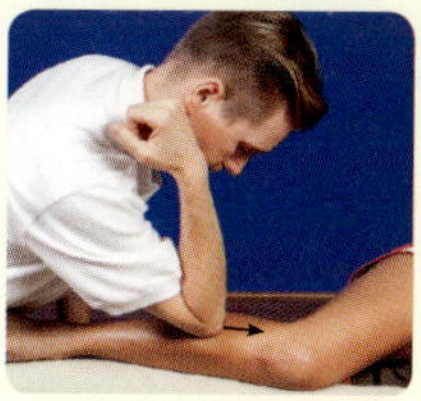

엎드린 자세
주먹, 활공

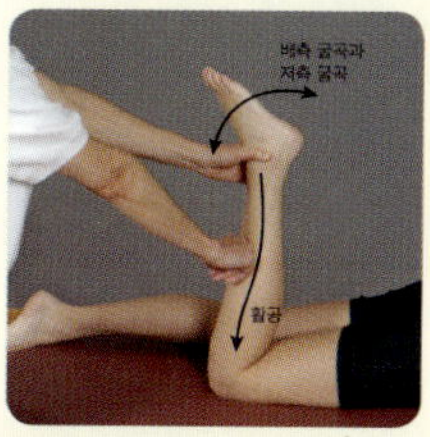

비골근

옆으로 누운 자세
보강된 엄지손가락, 활공

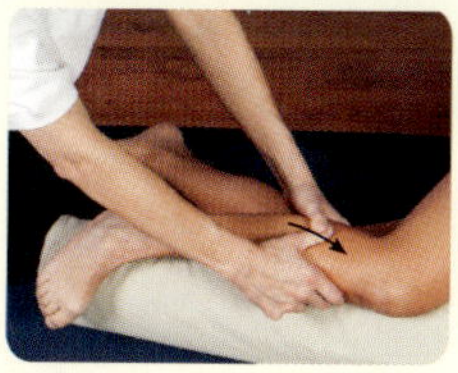

둔근

옆으로 누운 자세
전완/팔꿈치

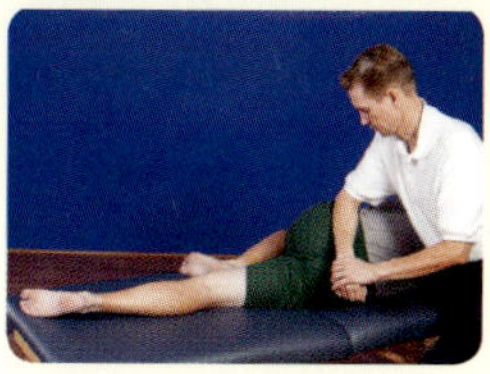

대퇴사두근

앉은 자세
전완

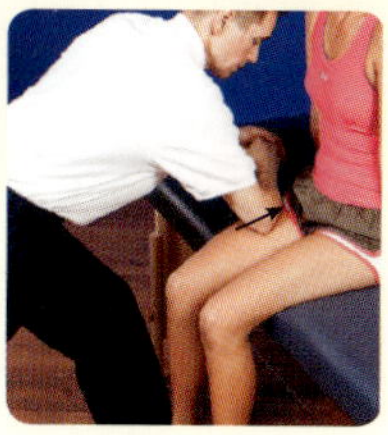

사각근

앉은 자세
손가락

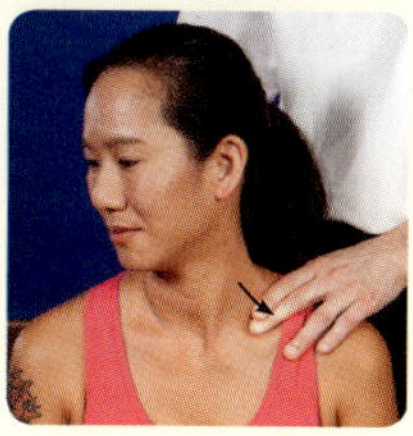

누운 자세
손가락

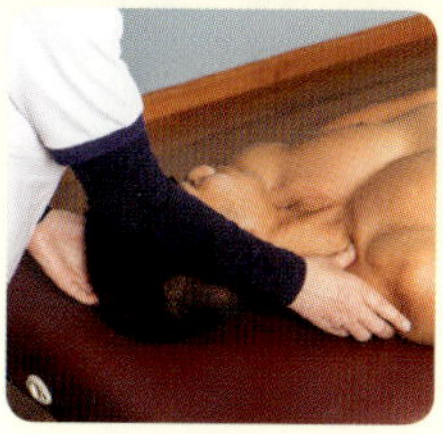

(계속)

장경인대(ITB)

옆으로 누운 자세
주먹

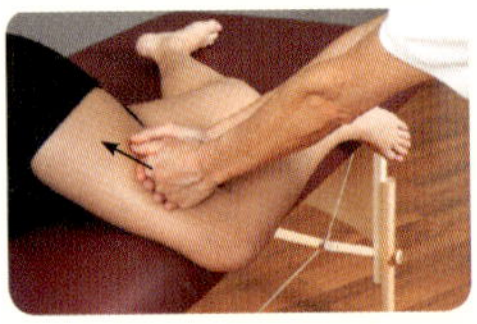

상부 승모근

앉은 자세
전완

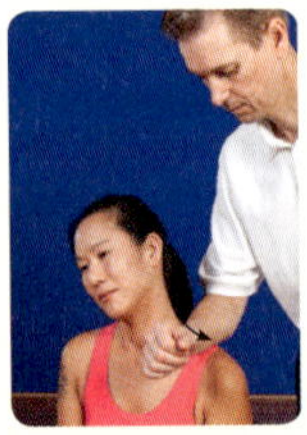

누운 자세
도구

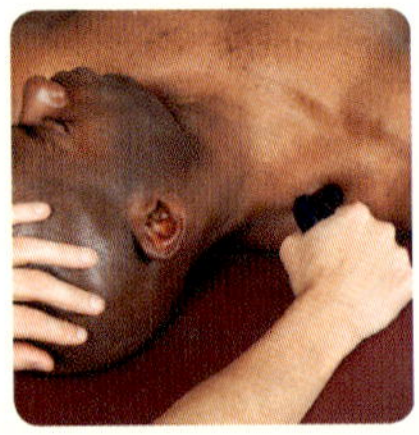

누운 자세
테니스 공

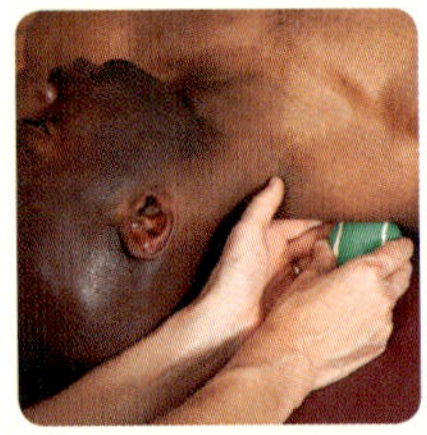

견갑거근

앉은 자세
팔꿈치

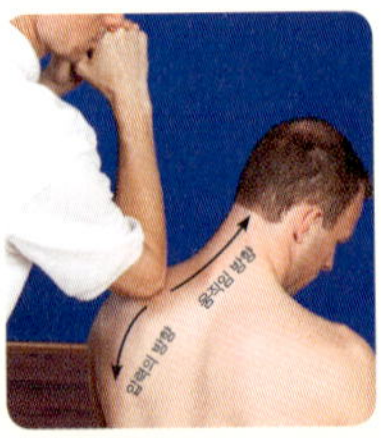

척주기립근

앉은 자세
손가락마디

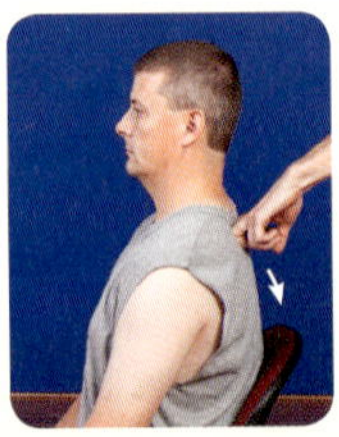

대흉근

누운자세
부드러운 주먹

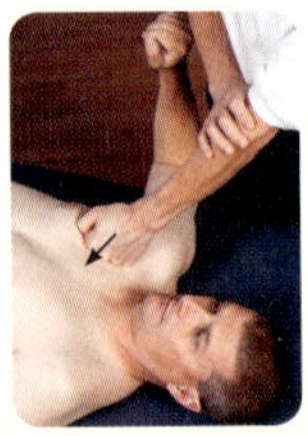

극하근

엎드린 자세
손가락

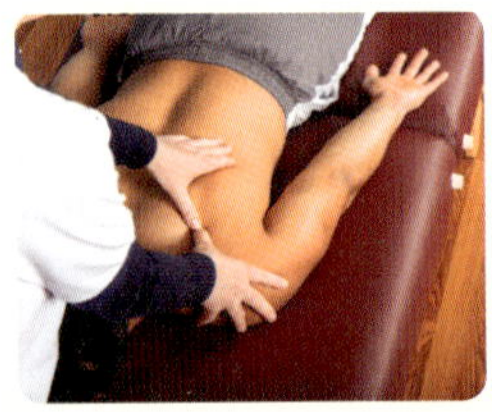

손목 신전근

앉은 자세
엄지손가락

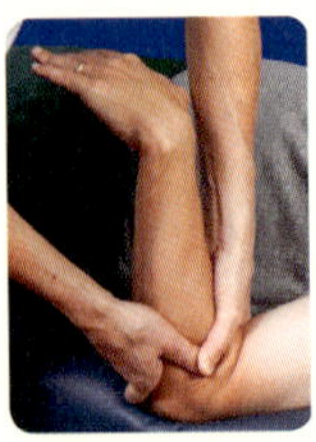

앉은 자세
엄지손가락

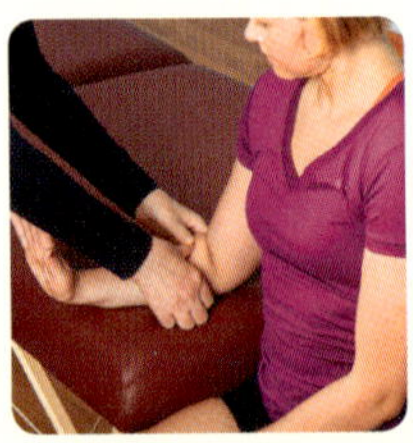

엎드린 자세
전완을 이용한 활공 기술

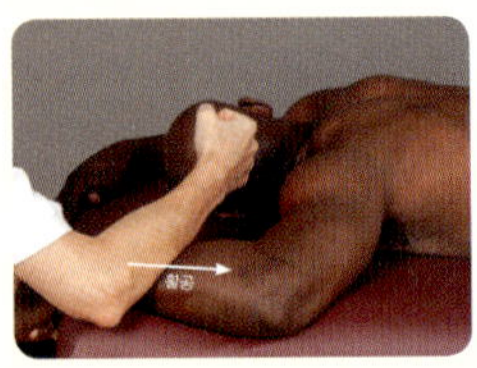

손목 굴곡근

누운 자세
엄지손가락

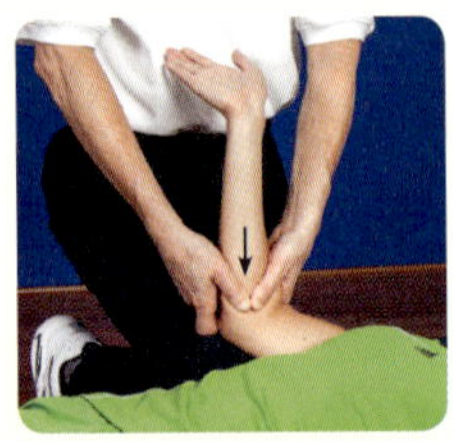

상완이두근

누운 자세
보강된 엄지손가락

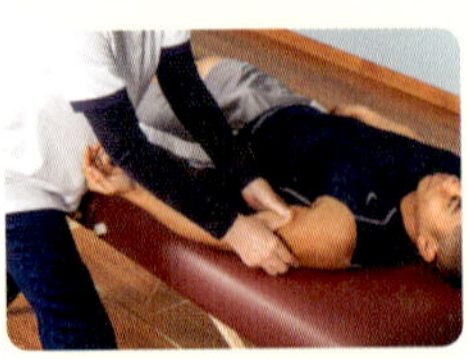

상완삼두근

엎드린 자세
엄지손가락

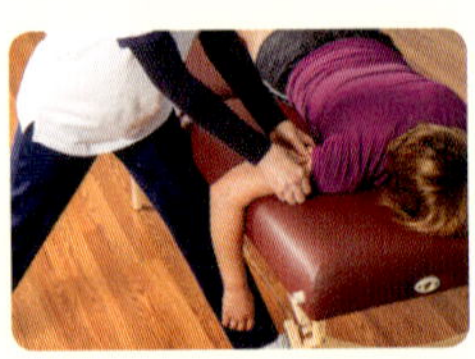

간단한 질문

1. 누가 능동-보조적 STR에서 신장법을 시행하는가. 고객인가, 치료사인가, 또는 둘 다인가?
2. 어떤 유형의 환자들이 능동-보조적 STR에서 효과를 볼 것인가?
3. 관절 고정 후 재활 치료에서 능동-보조적 STR이 유용한 이유는 무엇 때문인가?
4. 수동적 그리고 능동-보조적 STR 사이의 가장 큰 차이는 무엇인가?
5. 고객을 처음 치료할 때 수동적 STR과 능동-보조적 STR을 혼용하지 말아야 하는 이유는 무엇인가?

5

능동적 연부조직 이완법

수동적 STR과 능동-보조적 STR은 고객을 치료할 때 치료사가 사용하는 방법이다. 이 장에서 치료사는 스스로에게 적용하여 사용하거나 가정관리 프로그램의 일부로서 고객들이 이용하도록 교육하는 방법으로서 능동적 STR을 시행하는 방법을 보게 될 것이다. 이 장에 포함된 표 5.1은 능동적 STR이 적합한 때를 설명해 주며, 표 5.2는 13개의 근육을 치료하기 위하여 이용되는 핵심 고정 동작 자세의 간략한 설명을 사진과 함께 설명한다. 아울러 관련한 안전지침도 제시되어 있다. 앞의 두 장과 마찬가지로 간단한 질문에 대한 답변은 능동적 STR을 적용하는 방법에 대한 치료사의 이해를 도와줄 것이다.

능동적 연부조직 이완법에 대한 설명

신체의 많은 근육들에서 능동적 연부조직 이완법을 적용하는 것은 가능하다. 능동적 연부조직 이완법을 시행할 때 치료사로부터 아무런 도움이 없이 스스로에 대한 고정을 적용하며, 스스로 신장법을 시행한다. 수동적 연부조직 이완법과는 다르게, 포함된 근육들은 수동적으로 단축되기보다는 능동적으로 짧아지게 될 것이다. 이것은 이완된 근육보다는 수축된 근육으로 고정한다는 것을 의미한다. 두말할 것도 없이 이 방법은 근육들에서 긴장을 이완함에 효과적인 듯 보이며, 치료사가 없을 때 신속한 조치로서 유용하다. 능동적 STR은 통증유발점을 치료하는 데 매우 유용하다.

능동적 STR을 적용하기 위한 방법

능동적 STR을 시행하기 위해서 다음의 단계를 따른다.

1. 신장될 근육과 섬유의 방향을 확인한다.
2. 근육을 짧게 만든다. 이것은 중심성*으로 근육을 수축시킴을 의미한다. 이것을 시행하는 방법은 치료하는 근육에 따라 달라진다. 예를 들어 자신의 슬괵근을 치료한다면 무릎 관절을 굽히며, 상완삼두근을 치료한다면 팔꿈치 관절을 펴 준다. 근육을 완전하게 수축시킬 필요는 없다. 일부 사례에서 이러한 완전 수축은 STR을 불가능하게 만든다. 예를 들어 자신의 이두근을 수축하도록 팔꿈치 관절을 완전하게 굽힌다면 스스로 근육을 고정할 공간을 확보할 수 없기 때문에 근육을 고정하는 것이 불가능할 것이다.
3. 편하게 짧게 만든 근육에서 섬유들을 고정한다. 근육의 기시점 근처 몸 쪽에서 시작한다.
4. 일단 섬유들이 고정된다면 근육을 스스로 늘려 준다. 고정은 전체 과정 동안 유지되어야 한다.
5. 일단 근육이 길어진 후 고정을 제거한다.
6. 근육을 다시 짧게 만든다.
7. 고정을 위한 새로운 부위를 선택한다. 아마도 처음 고정한 것보다 더 먼 쪽일 것이다. 위의 과정을 반복한다.

근육의 먼 쪽 인대에 도달한다면 그만둔다. 만약 STR을 올바르게 시행했다면 몸 쪽에서부터 먼 쪽으로 치료하므로 증가된 신장 상태를 느껴야 한다.

TIP 올바르게 STR을 시행하기 위해서 치료사는 자신의 근육과 근육들이 만드는 동작을 알아야 할 필요가 있다. 필요하다면 이 책을 통해서 치료하는 동안 가까운 곳에 해부학 책을 놔두고 연습한다.

고정의 방향

근육을 고정할 때 근육의 근위부 끝에서 원위부 끝까지 적용할 때 스트레치의 강도가 증가한다. 그림 5.1에서, 고정 C는 근육의 원위부를 고정할 때 연부조직이 덜 연결되기 때문에 고정 A보다 강도가 더 강하다. 그러나 근육의 모양과 조직을 고정하는 방법에 따라 이 지침을 따르지

---

* 근육의 수축은 세 가지 방법으로 이루어진다.
① 중심성 수축(Concentric contraclion) 근육 길이가 짧아지며 힘을 낸다.
② 이심성 수축(Eccentric contraclion) 근육 길이가 길어지며 힘을 낸다.
③ 등척성 수축(Isometric contraclion) 근육 길이에 변화 없이 힘을 낸다.
예를 들어 바닥에 놓인 역기를 잡고 들어 올리는 것은 중심성 수축이며, 들고 있던 역기를 천천히 내려놓는 것은 이심성 수축을, 자세 변화 없이 그대로 들고 있는 것은 등척성 수축을 보여 준다.

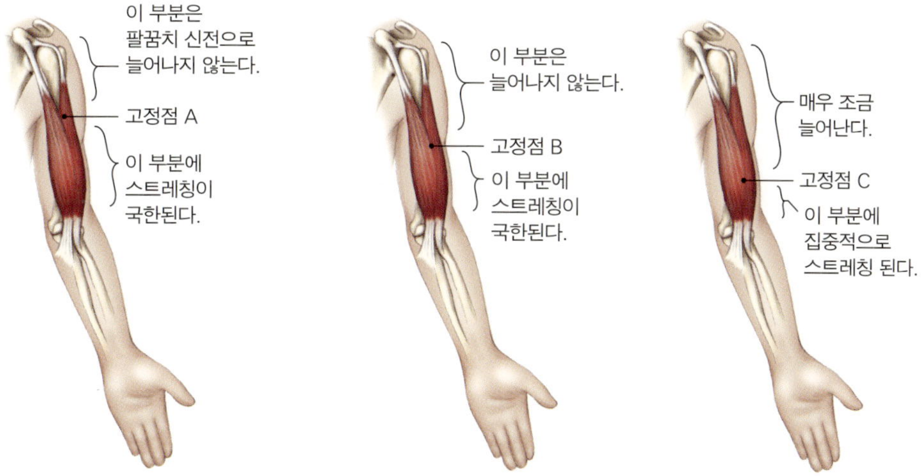

그림 5.1 근위부 방향으로 배치된 고정점은 스트레칭 강도를 증가시킨다.

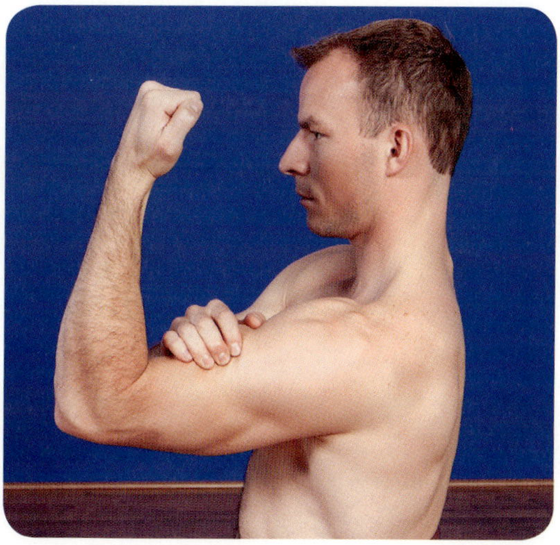

그림 5.2 부피가 큰 이두근에 그립 고정법 사용

못할 수도 있다. 예를 들어 그림 5.2에서 대상은 크고 부피가 큰 팔뚝 근육을 가지고 있다. 파지 고정법을 사용하면 근위부 끝에서 원위부 끝까지 작업할 수 없다. 이두근은 능동 STR이 수동 또는 능동-보조적 STR만큼 효과적이지 않을 수 있는 좋은 예이다.

스트레칭을 한 영역에 집중시키는 방법

고정점을 서로 가깝게 배치하면(그림 5.4) 고정점이 멀리 떨어져 있을 때보다 조직의 한 영역에 더 정확하게 초점을 맞출 수 있다(그림 5.3). 대부분의 경우 테니스공을 사용하여 고정점을 만

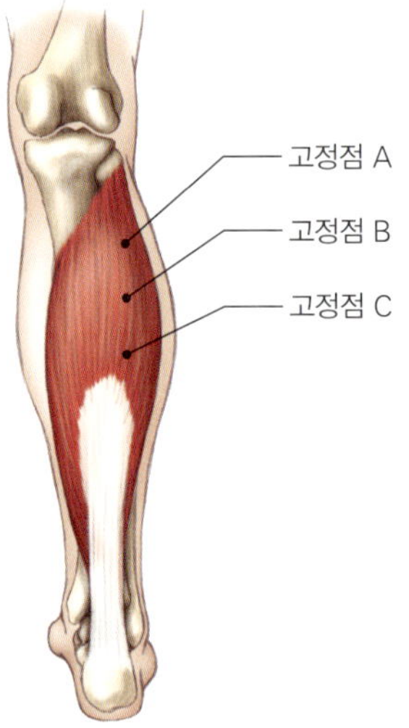

그림 5.3 근육의 길이에 걸쳐 퍼진 고정점

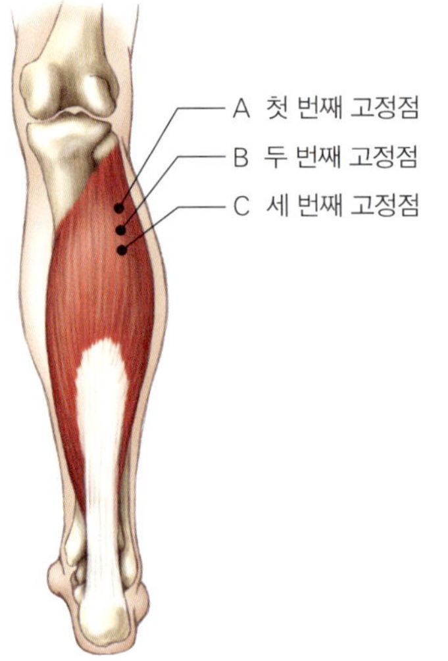

그림 5.4 서로 가깝게 배치된 특정 고정점

들 때 능동 STR이 가장 효과적이다. 하지만 한 부위에 과도한 적용은 피해야 한다. 이러한 방법이 이미 마사지 방법에 통합될 수 있기 때문에 수동 또는 능동-보조적 STR과 비교하여 능동 STR을 사용할 때 과도하게 적용될 위험이 상당히 커진다. 능동적 STR을 고객에게 스트레칭 방법으로 적용하는 경우 고객이 스트레칭 대상을 특정 근육으로 국한한 경우 가능하면 해당 부위를 스스로 마사지 하도록 요청한다.

압력의 방향

보통 STR을 적용할 때 압력은 근위부에서 근육의 끝부분인 정지점을 향한다. 예를 들어 손목

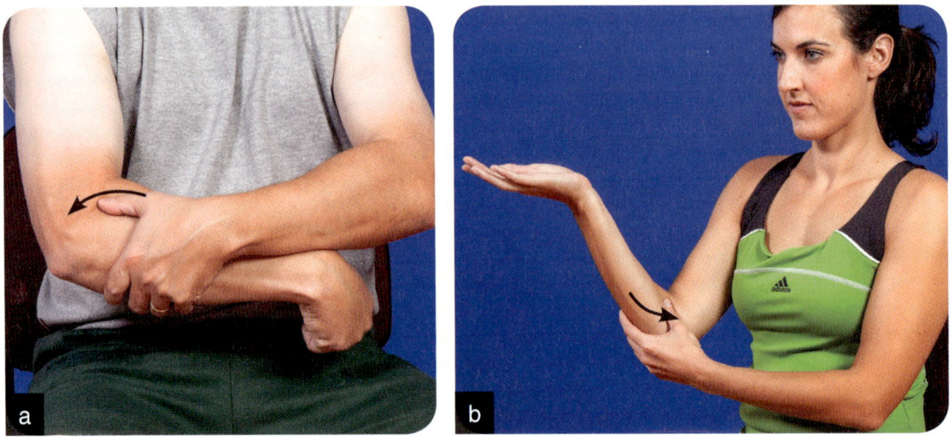

그림 5.5 손목 신전근을 돌릴 때의 압력 방향(a) 및 굴곡 시 압력 방향(b)

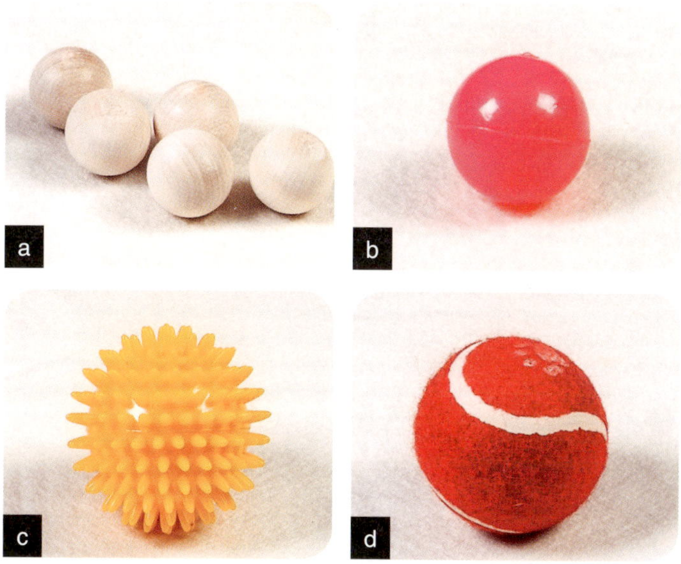

그림 5.6 연부조직에 압력을 가하는 데 사용되는 공으로는 나무공(a), 고무공(b), 스피키볼(c), 테니스공(d) 등이 있다.

신전 시(그림 5.5a) 또는 굴곡 시(그림 5.5b)를 시술할 때 엄지손가락을 사용하여 팔꿈치를 향해 압력을 가할 수 있다.

그러나 이러한 방식으로 엄지손가락을 사용해야 하는 많은 근육의 경우, 엄지손가락을 대체할 수 있는 마사지 도구를 사용하여 이 근육들에 수직으로 압력을 가할 수 있다. 대부분의 경우 이 방법이 효과적이고, 고정점을 만드는 데 도움이 된다. 사용하기 가장 쉬운 도구는 작은 골프공 또는 고무공, 스피키볼 또는 테니스공과 같은 공이다(그림 5.6 참조). 일반적인 테니스공은 세게 누를 때 갈라지는 경향이 있으므로 강아지의 장난감으로 제공되는 테니스공 형태의 공 중 하나를 사용하는 것이 좋다. 이것은 테니스공처럼 보이지만 훨씬 더 단단하고 내구성이 좋다.

능동적 STR을 할 때 가장 좋은 도구 중 하나는 줄이 달려 있는 공이다(그림 5.7). 이 도구의 장점은 능동적 STR을 연습할 때 고정점을 만들기 위해 사용하기 시작하면 분명해진다. 예를 들어 줄을 잡고 있으면 능동적 STR을 서 있는 위치에서 적용할 때 공이 바닥으로 떨어지는 것을 방지한다.

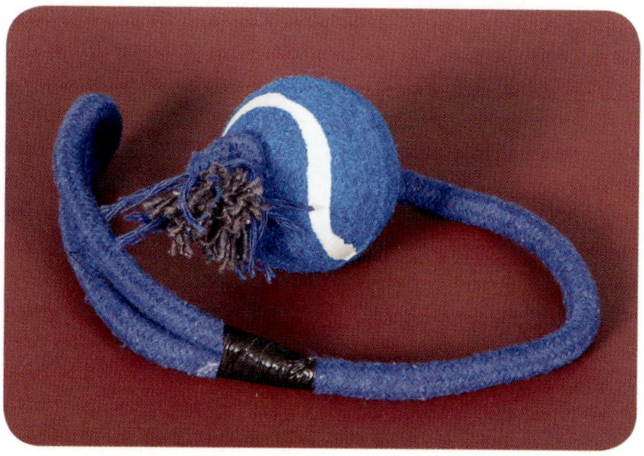

그림 5.7 줄이 달린 공

피부를 느슨하게 하는 방법

스트레칭 전에 피부를 느슨하게 하면 단순히 조직을 누르는 것보다 효과적인 스트레칭이 된다. 불행히도 피부를 느슨하게 하는 것은 엄지손가락을 사용하여 능동적 STR을 적용할 때만 가능하다. 그럼에도 불구하고 조직을 충분히 고정하는 것은 어려울 수 있다. 능동적 STR의 장점은 고객이 매일 독립적으로 사용할 수 있다는 것이다. 수동적 및 능동-보조적 STR의 장점은 느슨함을 쉽게 극복할 수 있어 매우 효과적인 스트레칭을 만들 수 있다는 것이다. 각 적용 방법의 장단점을 평가하고 치료 계획을 설계할 때 이러한 요소를 고려해야 하는 경우가 종종 있다.

오일 마사지와 함께 능동-보조적 STR 사용하기

마사지와 함께 STR을 통합하는 것은 치료사에 의해 가장 쉽게 전달된다. 치료 후 마사지 오일을 사용하거나 사용하지 않고 부드럽게 문지르면 치료 부위를 진정시킬 수 있다.

가정 관리 프로그램의 한 부분으로 능동적 STR 사용하기

능동적 STR은 고객들의 가정 관리 프로그램의 일부로 사용할 수 있는 유용한 기술이며 치료의 보조 수단으로 유용한 방법이다. 예를 들어 일주일에 한 번 고객의 상복부 및 승모근의 긴장을 해소하려고 한다면 수동적 또는 능동적 STR을 적용하면 매우 유익할 수 있다. 하지만 고객은 아직 6일 동안 상태를 관리해야 한다. 많은 고객들은 치료 후 며칠 동안 증상의 완화를 경험하지만, 특정한 요인이 해결되지 않는 경우 다시 증상이 발생한다. 정적인 자세를 계속 유지하는 컴퓨터 작업이나 장시간 운전 같은 것은 증상을 다시 발생시키는 원인이 되는 예이다. 고객에게 STR을 직접 적용할 수 있는 지침과 방법을 교육함으로써 그들 스스로가 재활 치료에 참여하도록 만들며, 제한된 상태를 치료하는 데 도와줄 것이다. 게다가 많은 치료사들은 올바른 치료 방법에도 불구하고 과사용하게 되면서 아래팔의 전완이 종종 지나치게 긴장되면서 통증유발점이 생긴 경우에 STR을 적용함으로 유익함을 느끼게 될 것이다.

능동적 STR을 위한 핵심 고정, 동작, 자세

능동적 STR에 적합한 신체의 13가지 부분을 여기에서 다룬다. 발바닥에서 족저근막, 사두근, 비복근, 둔근, 손목과 손가락 신전근과 굴곡근, 이두근, 승모근, 삼두근, 사각근, 능형근과 대흉근이 그것이다. 6~8장에 걸쳐 이들 부위의 신장법에 대한 상세한 설명을 찾아볼 수 있으며, 거기에서 수동적 그리고 능동-보조적 방법들과 비교하여 능동적 STR의 특징을 살펴볼 수 있다.

발

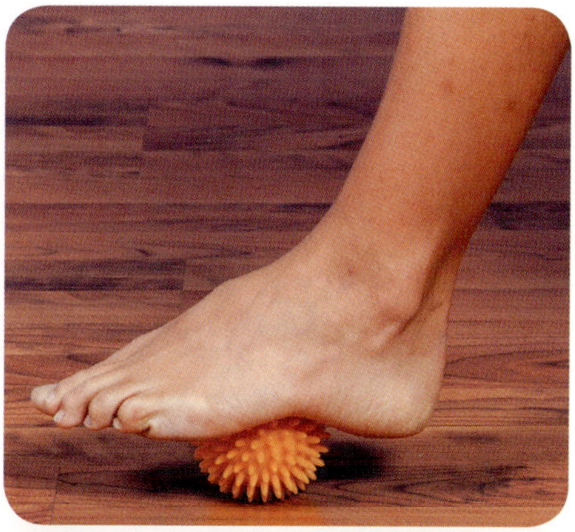

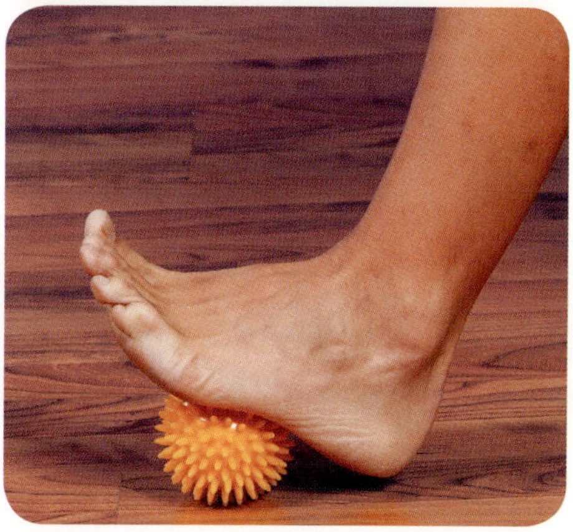

자신의 발목 관절을 중립으로 유지한 채 발 아래로 테니스공이나 가시모양의 치료용 공을 밟고 앉는다. 천천히 발가락을 펴 주며 발목 관절을 발등 굽힘으로 유지한다. 발바닥을 치료하고 근막이 단단한 쪽을 그리고 신장법으로부터 가장 효과를 볼 수 있는 곳을 찾도록 공을 움직여 본다.

고객에게 사후 관리를 하는 조언의 일환으로 이 방법을 적용하는 경우, 예를 들어 발에 감각이 저하된 당뇨병 고객에게는 적합하지 않다는 점을 주의해야 한다.

슬괵근

누운 자세에서 자신의 고관절을 굽혀서 이 근육을 짧게 만들고 슬괵근 위에 테니스공을 올려놓는다. 사진처럼 테니스공을 잡고 있는 동안 천천히 무릎 관절을 펴 준다. 첫 번째 공을 사용한 고정은 좌골뼈의 근처에 위치하며, 점차로 연속적인 고정과 함께 무릎 관절 근처로 내려온다.

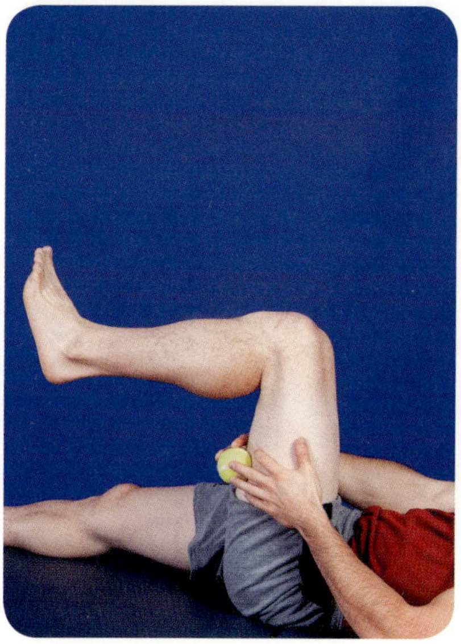

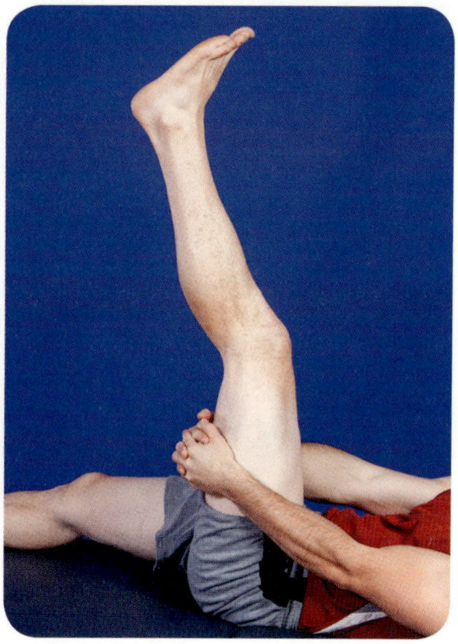

허벅지와 의자 사이에 있는 작은 공을 사용하여 앉은 위치에서 슬괵근에 능동 STR을 적용할 수도 있다. 공을 위치시키고 천천히 무릎을 편다.

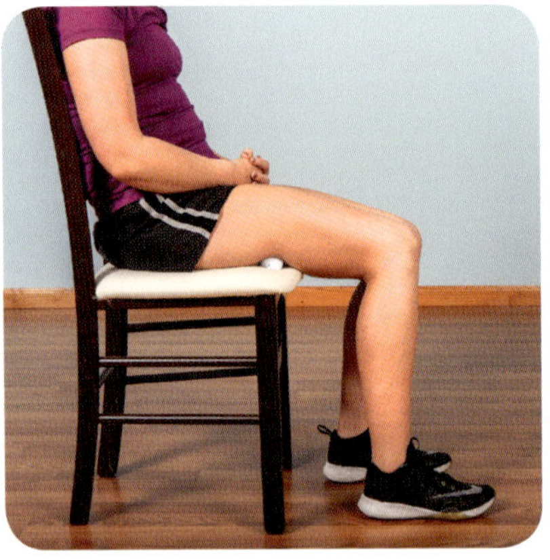

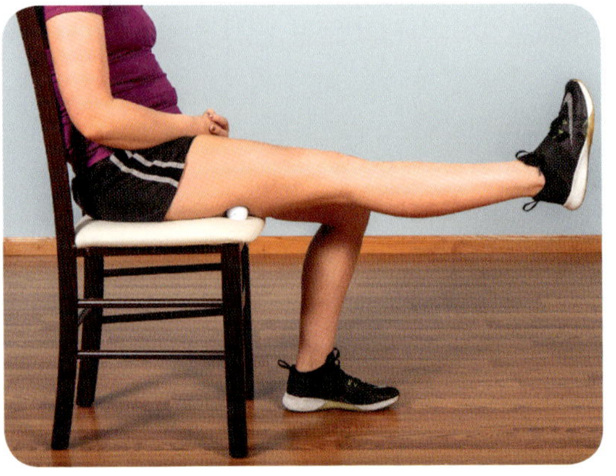

TIP 무릎을 펴고 다리를 들어 올리는 SLR 검사를 해 보고, 누운 자세 또는 앉은 자세로 능동 STR을 적용한 다음 슬괵근 길이 검사를 다시 한다. 능동적 STR이 긴장을 줄여 주고 길이를 늘려 주는 데 효과적이라면 하지직거상 검사에서 고관절 굴곡의 각도가 커질 것을 예상할 수 있다.

사두근

엎드린 자세로 사두근의 여러 부위 위로 테니스공을 위치시키도록 연습하며 가장 신장감을 느끼는 장소를 확인한다. 처음에는 공을 고관절 근처로 위치시키며, 이어지는 고정과 함께 무릎 관절 쪽으로 치료해 내려간다. 약간 더 넓은 고정의 경우 그림 5.8에 표시된 것과 같은 롤러를 사용할 수 있다.

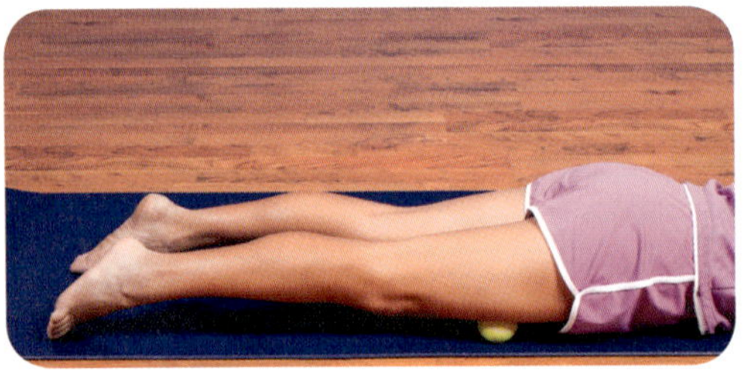

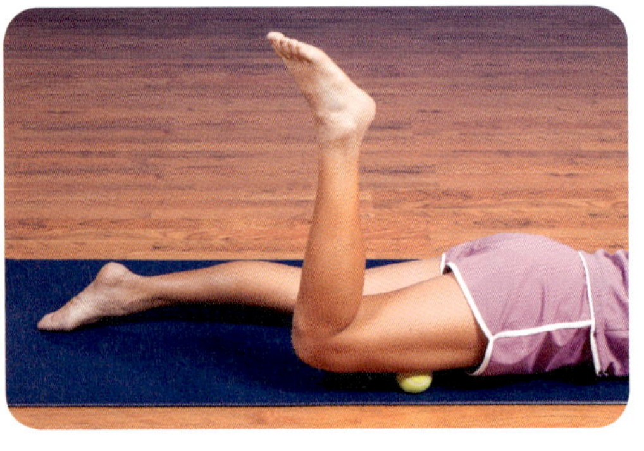

비복근

다리를 앞으로 쭉 뻗은 채 바닥에 누워 사진처럼 종아리를 공 위에 올려놓는다. 발목을 배측 굴곡과 저측 굴곡시키며 늘린다. 다시 조금 더 넓은 고정을 위해서는 롤러를 사용할 수 있다.

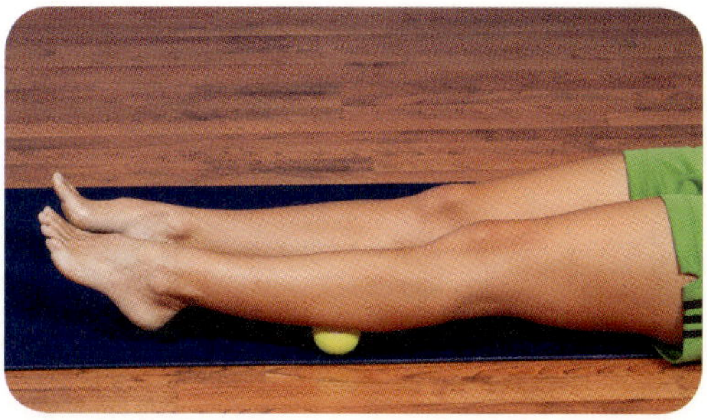

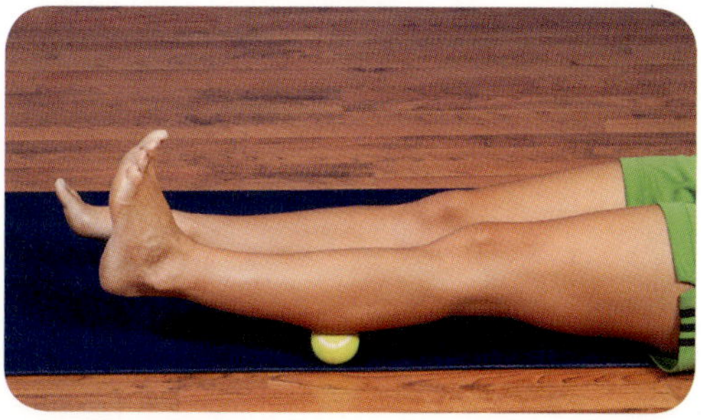

TIP 고객이 집에서 할 수 있도록 종아리에 능동적 STR을 제공하기 전에 하지 정맥류와 같은 금기 사항이 있는지 체크해야 한다.

둔근

테니스공에 앉아 능동적 STR을 둔근에 적용하는 것은 합리적인 방법처럼 보이지만 몸무게를 사용하면 특정 영역에 너무 많은 압력이 가해질 수 있다. 대안으로는 등을 벽에 대고 엉덩이와 벽 사이에 공을 대고 고관절을 구부리는 것이다.

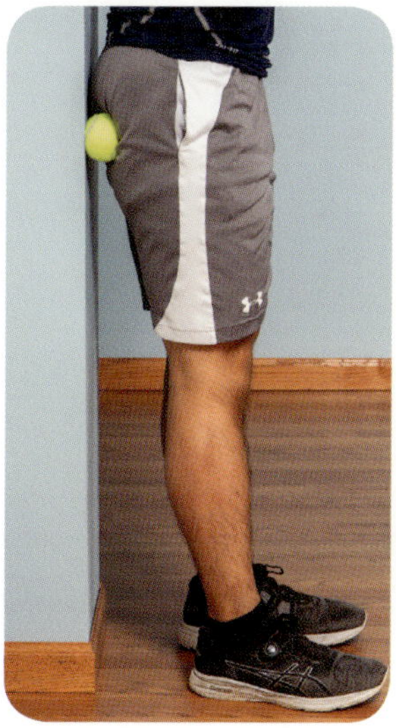

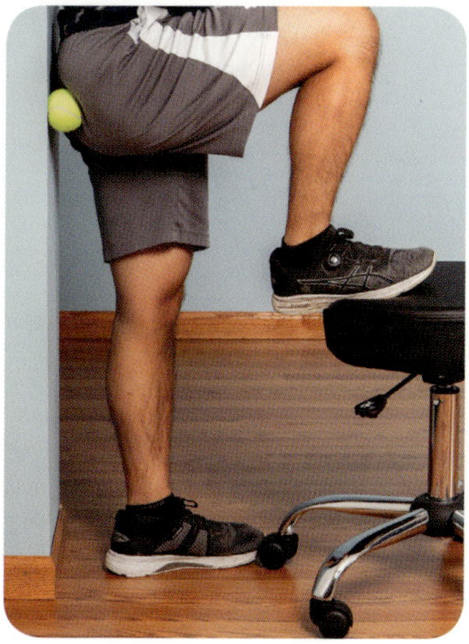

손목과 손가락의 신전근

자신의 손목과 손가락 신전근의 근육 인대 위치를 확인한다. 천천히 신전으로 유지한 손목관절과 함께 조직들 안으로 고정을 시행한다. 고정을 유지하는 동안 손목을 천천히 굴곡시켜 준다. 몸 쪽부터 먼 쪽(손목근처)까지 손목 신전근 전반을 치료해 간다.

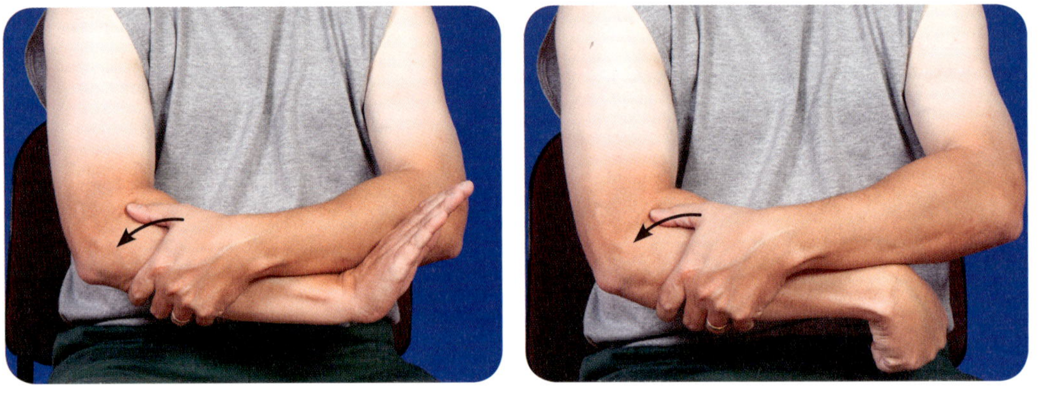

TIP 소량의 마사지 오일을 팔뚝에 바르고 치료하고자 하는 부위에 수건을 대고 눌러 주면 더 쉽게 느슨하게 하고 고정점을 얻을 수 있다. 수건의 천의 앞면은 그립을 제공하는 데 도움이 되고, 그 결과 고정점을 만드는 데 필요한 압력이 줄어들게 된다.

손목 신전근에 STR을 적용하는 또 다른 방법은 손바닥이 위로 향하게 테이블에 팔뚝을 놓고 손목 신전근 및 테이블 아래에 작은 롤러(그림 5.8)를 사용하는 것이다. 다른 팔뚝을 안정화시키기 위해 치료하지 않는 팔뚝의 손을 사용해야 할 수도 있다.

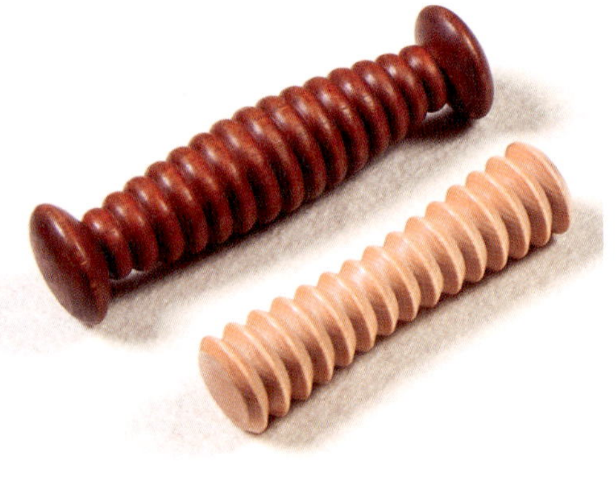

그림 5.8 나무 롤러는 능동적 STR에 유용할 수 있다.

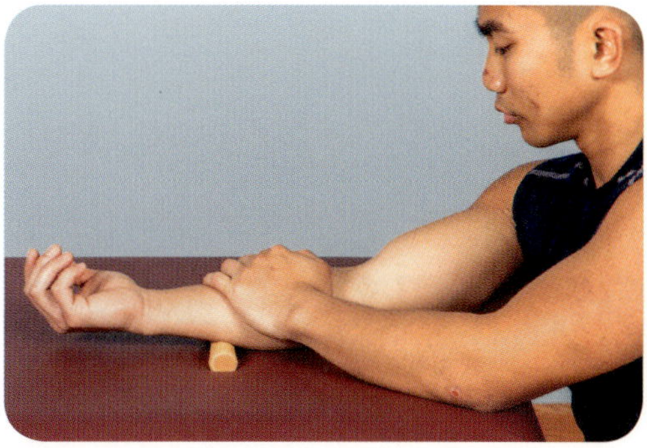

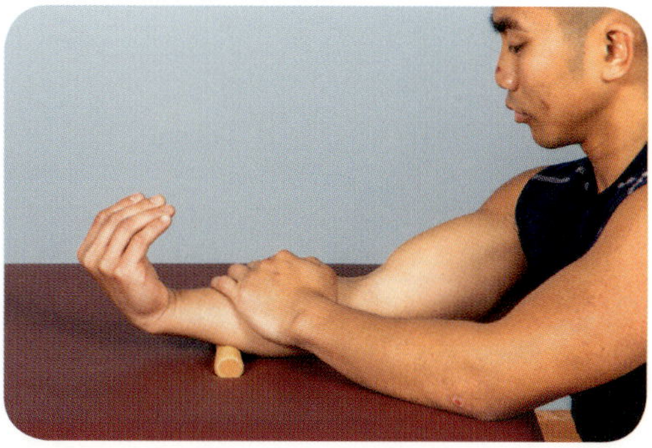

손목과 손가락 굴곡근

자신의 손목과 손가락 굴곡근의 근육의 인대를 확인한다. 손목의 굴곡을 유지한 채 고정을 적용하며, 조직들은 부드럽게 팔꿈치 관절 쪽으로 당긴다. 고정을 유지하는 동안 손목을 천천히 펴 준다. 팔꿈치에서 손목 쪽으로 향하는 고정과 함께 치료한다. 팔꿈치에서 손목까지 적용을 한다. 만약 고객이 집에서 이 방법을 직접 하는 경우라면 고객에게 손목 자체를 깊게 누를 필요는 없지만 팔뚝 위쪽의 근육에 집중할 필요가 있음을 상기시킨다.

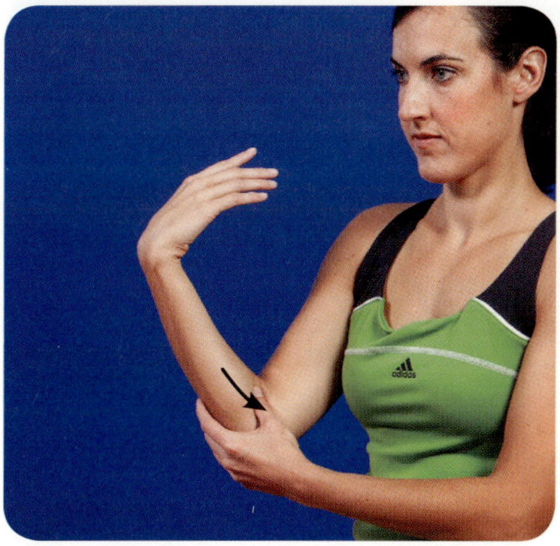

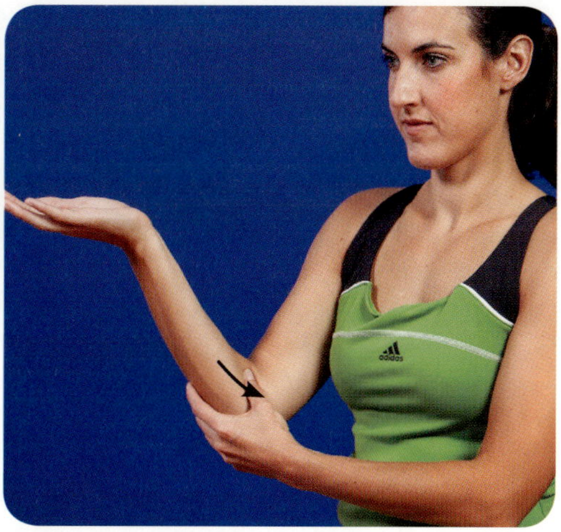

TIP 손목 신전근에 대한 능동적 STR과 마찬가지로 수건을 이용해 적용하면 고정점을 보다 쉽게 적용할 수 있다.

상완 이두근

자신의 팔을 굽힘으로 유지한 상태로 이두근을 부드럽게 고정한다. 고정을 유지한 채 천천히 팔꿈치 관절을 펴 준다.

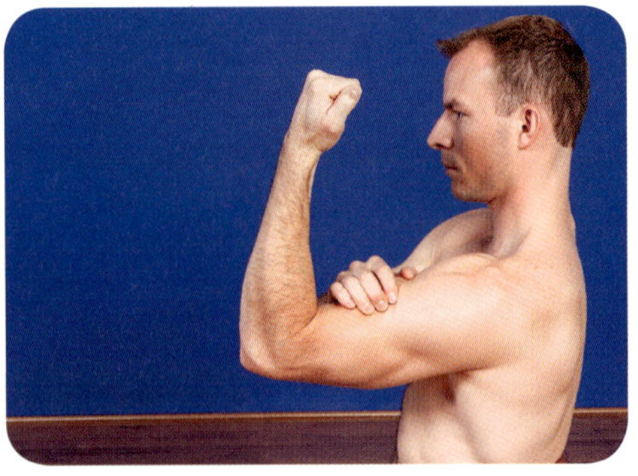
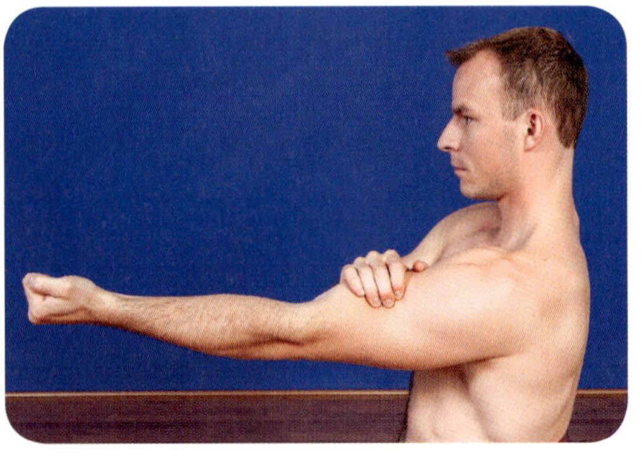

삼두근

자신의 팔을 펴 주며 삼두근을 고정한다. 고정을 유지하는 동안 팔꿈치 관절을 천천히 굽힌다.

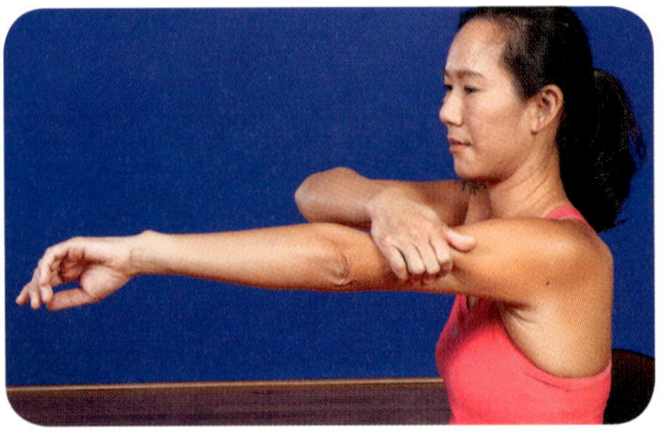
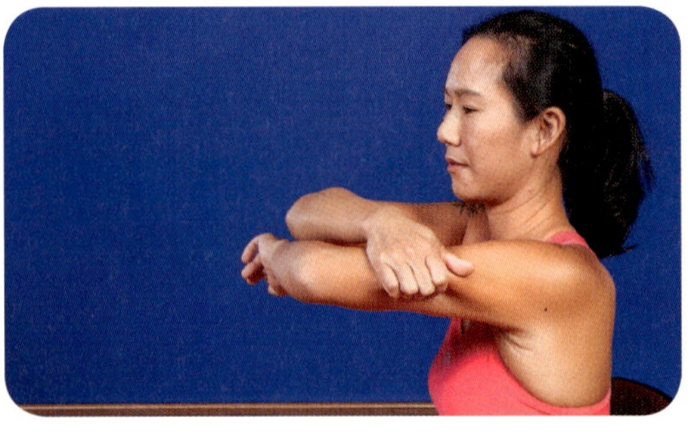

치료 사례

한 고객이 양팔에 통증을 호소했는데 왼쪽보다 오른쪽 상완이 더 아프다고 했으며, 이는 주로 근무 중 경험한 것이다. 그녀는 거대한 저택에서 가구를 손으로 닦는 일을 했는데, 주로 한 손은 쉬고, 다른 한 손에 수건이나 헝겊을 쥐고 팔꿈치를 뻗어 가구의 광을 내었다. 그녀는 능동적 STR을 자신의 삼두근에 적용하는 법을 배웠으며, 하루가 끝날 때 근육의 긴장을 완화시키기 위해 이것을 하도록 하였다. 능동적 STR을 적용하고 나서 어깨와 팔꿈치에서 모든 범위의 움직임을 보였고, 삼두근과 이두근이 부드러워졌다.

승모근

상부 등과 벽 사이에 공을 배치하고 승모근에 능동적 STR을 적용할 수 있다. 그러나 이 근육의 긴장은 종종 상부 섬유에 있으며, 이것은 몸과 벽 사이에 공을 사용하는 방법으로는 접근하기 어렵다. 다른 방법은 곡선 형태의 마사지 도구의 끝을 사용하여 승모근의 상부 섬유에 고정점을 만드는 것이다.

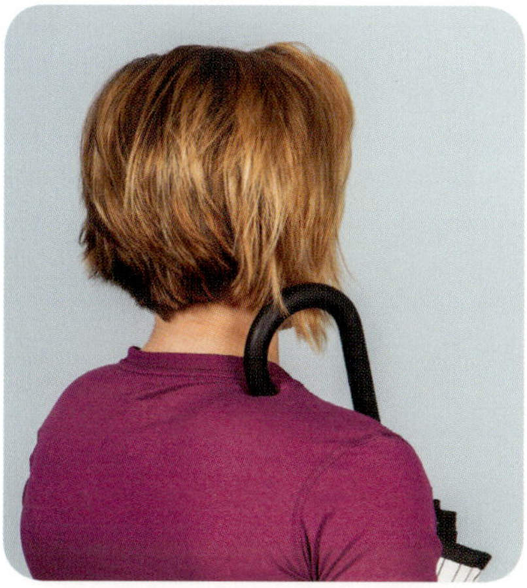
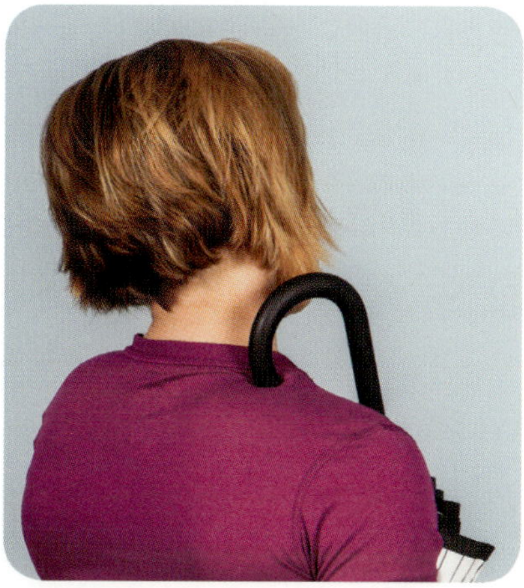

사각근

능동적 STR을 적용하면 사각근을 효과적으로 스트레칭 할 수 있다. 고개를 반대 방향으로 돌리면서 쇄골 바로 위쪽 부위만 손가락으로 부드럽게 압력을 가한다. 오른쪽 사각근을 치료하려면 왼손의 집게손가락을 사용하고 머리를 왼쪽으로 돌린다. 왼쪽 사각근을 치료하려면 오른손의 집게손가락을 사용하고 머리를 오른쪽으로 돌린다. 고객에게 이 기술을 가르칠 때 목 앞부분을 깊게 누르지 않도록 주의시켜야 한다.

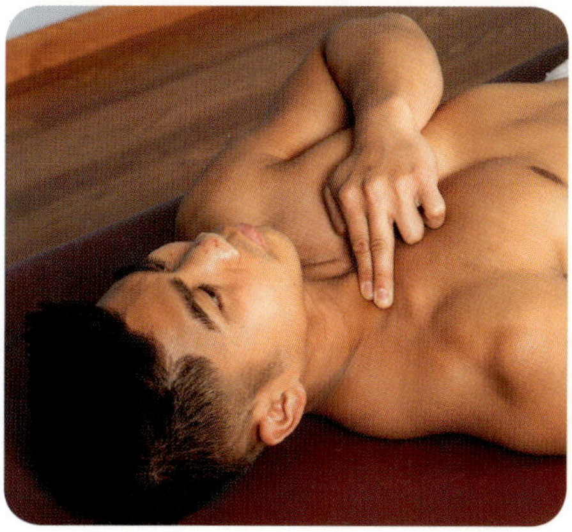
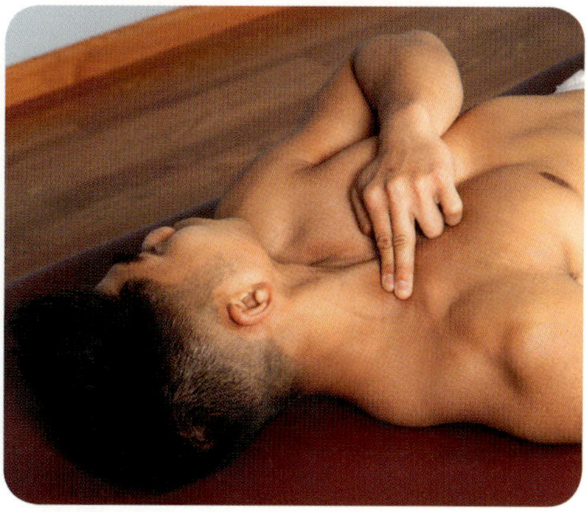

TIP 고개를 돌리는 것 외에 천장을 올려다보면 턱을 움직여 스트레칭을 더 향상시킬 수 있다.

능형근

능형근에 능동적 STR을 적용하려면 등 쪽의 한쪽 능형근과 벽 사이에 공을 배치한다. 양손으로 시작해서 어깨를 구부리고 견갑골을 길게 해서 스트레칭을 한다. 필요한 경우 반대쪽에서 반복한다.

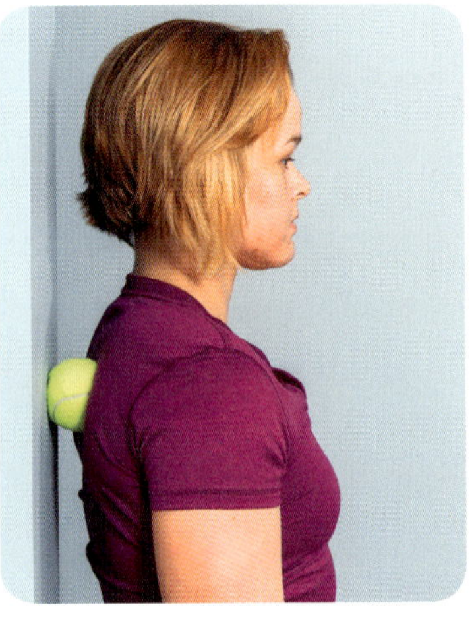

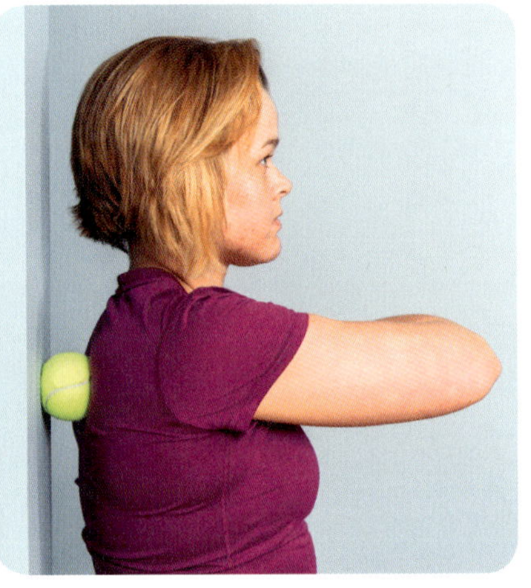

TIP 움직일 때 벽에 압력을 가하지 않으면 공이 종종 바닥으로 떨어진다. 공이 떨어지는 것을 방지하는 한 가지 방법은 어깨 너머로 양말 안에 공을 넣어 고정하거나 또는 줄이 달려 있는 공을 활용할 수 있다.

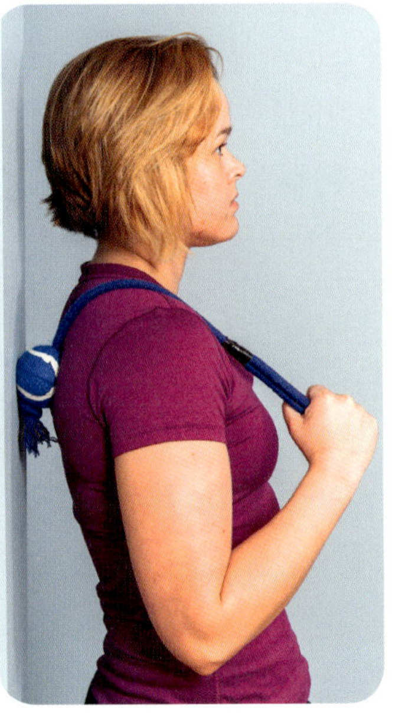

대흉근

대흉근에 능동적 STR을 적용하려면 팔을 옆에 두고 시작한다. 다른 한 손으로는 피부의 느슨한 부분을 부드럽게 잡고 흉골 쪽으로 끌어당긴다. 이 고정점을 유지한 채 당신의 팔을 신전시킨다. 팔을 많이 벌릴수록 스트레칭의 정도는 더 커진다.

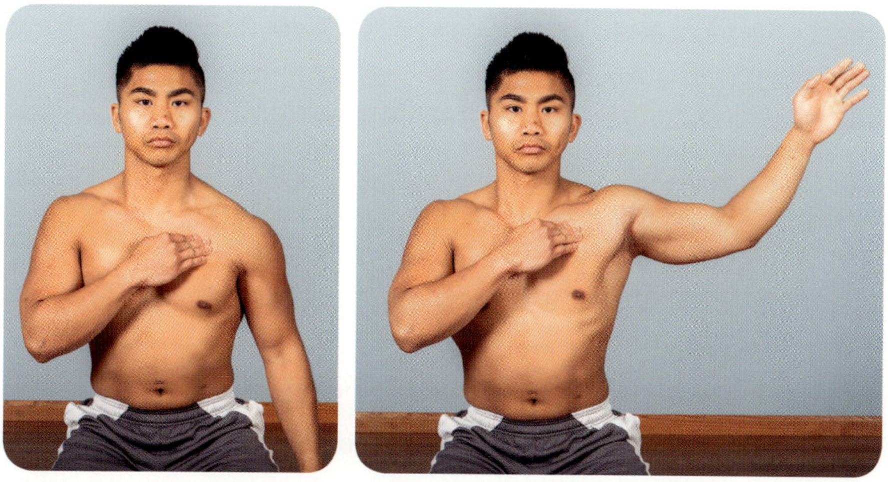

치료 사례

중형 소포를 수작업으로 하역하는 일을 하는 고객이 있었다. 파레트에서 소포들을 끊임없이 들었다 올렸다 하는 단거리 운반을 한 뒤 선반에 다시 쌓는 것이다. 자세 평가 결과 라운드숄더와 척추후만증을 보였다. 그는 교대가 끝날 때마다 가슴 근육을 위해 적극적으로 STR을 수행하였고, 능동적 가슴 근육 스트레칭과 결합하여 실시할 것을 제안하였고, 또한 자세 교정을 위해 허리 강화 운동을 실시하도록 조언하였다.

능동적 STR에 대한 안전지침

능동적 STR은 안전하고 효과적이다. 그러나 이러한 방법을 시행하기에 앞서, 특히 일부 신체 조직으로 상당한 압박이 주어지므로 주의사항을 알고 있는 것이 도움이 될 것이다.

- 최근에 상처를 입었거나 쉽게 멍드는 체질이라면 능동적 STR을 피한다.
- 발바닥 근막에 STR을 적용할 때에는 절대로 테니스공이나 치료용 공을 밟은 상태에서 전체 체중을 실어서는 안 되며, 절대로 공 위에 서려고 시도하지도 않는다.
- 만약 족저근막염이나 골퍼 엘보 또는 테니스 엘보 등을 스스로 치료하려고 STR을 적용한다면 조심스럽게 진행한다. 3분 동안 최대한 그 방법을 천천히 적용한다. 대부분의 사람들은 능동적 STR을 통해서 이러한 병변의 불편함이 어느 정도 완화되는 것을 보게 될 것이다. 그러나 만약 적용 후 12시간 이내에 상태가 악화되는 것처럼 보인다면 STR을 반복하지 않는다. 자신이 치료하려는 부위에서 감각이 둔화되었다면 능동적 STR의 적용을 피한다.
- 발의 감각이 약해져 있는 경우 발바닥의 능동적 STR의 적용을 피한다.
- 정맥류가 있는 경우 종아리에 능동적 STR의 적용을 피한다.
- 허벅지 뒤쪽에 정맥류가 있는 경우 슬괵근에 능동적 STR의 적용을 피한다.
- 골다공증이 있거나 의심되는 경우 능동적 STR의 적용을 피한다.
- 어느 한 부위만을 과도하게 치료하지 않도록 주의한다. 비록 연부조직 이완법이 근육을 신장시키는 뛰어난 방법이라 할지라도 한 부위에 두세 차례의 STR을 적용했다면 그만한다. 다음 날 그 부위의 느낌이 어떤지 살펴본다. 만약 쑤시는 느낌이 있다면 STR을 반복하지 않는다.
- 경기 참여에 앞서 심부의 능동적 STR을 피한다. 예를 들면 달리기에 앞서 슬괵근을 신장하기 위한 방법을 사용한다면 심부 신장법은 근력을 감소시키기 때문에 피해야 할 것이다.
- 깁스를 했던 관절에서 동작하는 조직을 늘리도록 도와주기 위하여 STR을 적용할 때는 주의해야 한다. 피부의 완전성이 손상되었을 수 있다. 예를 들면 석고붕대를 했었다면 피부는 각별히 약해져 있을 것이다.
- 손목 굴곡근과 신전근을 치료할 때 조직을 고정하기 위해 자신의 엄지손가락을 사용할 때는 주의를 기울인다. 이러한 근육들은 비교적 작고, 신장 중 근육들을 고정하기 위하여 약간의 압력만이 요구된다. 만약 이러한 방식으로 STR을 적용했을 때 자신의 엄지손가락에 통증을 유발한다면 스스로에게 수동적 STR을 적용하거나 조직을 고정하기 위한 다른 방법을 찾아야 한다.

능동적 STR이 적합한 때는 언제인가?

능동적 STR은 일반적인 스트레칭 방법의 일부로 신체 전체에 옷 위로 직접 적용될 수 있다. 또한 통증유발점을 해결하는 데 유용하다. 공 또는 마사지 도구를 통증유발점 위에 놓고 스트레칭 전에 압력을 가할 수 있다.

표 5.1은 특정 근육에 대한 능동적인 치료가 유용한 경우에 대한 제안이다.

표 5.1 능동적 STR이 도움이 될 수 있는 상황

근육	상태
족저근막	■ 족저근막염을 치료하기 위하여 ■ 장시간 서 있은 후 ■ 달리기나 걷기와 같은 운동 후 ■ 발 근육의 경련을 치료하기 위하여 ■ 발목 관절 염좌와 같은 손상 후 발바닥 근막의 유연성을 회복하도록 도와주기 위하여 ■ 파열된 아킬레스건과 같이 깁스로 고정한 후에 발의 유연성을 얻도록 도와주기 위하여
슬괵근	■ 경직된 슬괵근을 치료하기 위하여 ■ 장시간 앉아 있은 후 ■ 무릎 관절의 고정 후 무릎 관절 폄을 증가시키도록
사두근	■ 걷기, 달리기, 계단 오르기와 같이 사두근을 사용하는 운동을 하고 난 후 ■ 장시간 서 있은 후
비복근	■ 테니스, 달리기, 농구와 같이 비복근을 과사용하는 운동을 한 후 ■ 발목 관절의 고정이후
손목과 손가락의 굴곡근과 신전근	■ 타이피스트에게 ■ 테니스 선수(신전근), 골퍼(굴곡근), 운전기사들(굴곡근) ■ 무거운 가방을 들고 난 후 ■ 암벽 등반 또는 노 젓기와 같이 쥐기를 필요로 하는 운동 후 ■ 마사지 치료사들에게 ■ 손목 또는 팔꿈치의 부목 고정 이후
상완 이두근	■ 노 젓기, 땅파기, 물건 들기와 같이 장시간의 반복적인 팔꿈치 관절 굴곡근을 요구하는 모든 활동 이후 ■ 팔꿈치 관절 또는 어깨 관절의 깁스 이후
삼두근	■ 테니스와 같이 장시간에 걸쳐 팔꿈치의 반복적인 신전을 포함하는 모든 동작에 대하여 ■ 마사지 치료사들에게 ■ 팔꿈치 관절 또는 어깨 관절의 깁스 이후

능동적 STR을 통증유발점에 적용하기

능동적 STR은 통증유발점 치료에 효과적인 방법이다. 수동적 또는 능동-보조적 STR보다 더 자주 사용될 가능성이 있으며, 주간 치료의 일부분으로만 제공될 수도 있다. 고객이 통증유발점의 개념에 익숙하지 않더라도 이를 식별하는 방법을 가장 빨리 배운다. 고객에게 통증유발점을 식별하는 방법을 가르칠 때, 그 지점에 가해지는 압력은 약간의 불편함을 유도해야 하지만 고통스러워서는 안 된다는 점을 반드시 기억해야 한다. 대부분의 고객들은 당신과 같은 수준의 해부학적 지식이 없기 때문에 관절이나 뼈나 정맥에 압박을 가하지 않도록 충분히 알려주어야 한다. 통증유발점을 고통이 발생할 정도로 누르는 것은 근육을 이완시키는 데 역효과를 일으키며, '고통 없이는 얻는 게 없다'라는 접근 방식은 옳지 않다는 것을 설명해 주어야 한다. 몸이 불편하거나 부상을 입은 고객들은 그들 자신이 치료사가 아니고, 금기 사항을 확인할 수 없다면 능동적 STR을 피해야 한다.

능동적 STR을 사용하여 통증유발점을 치료하는 방법을 고객에게 설명할 때는 다음 단계를 지침으로 사용한다.

1. 적용하고자 하는 근육을 짧게 한다. 치료가 필요한 근육에 이 개념을 활용한다.
2. 고객에게 통증유발점을 찾기 위해 부위를 촉진하는 방법을 보여 준다. 몸 뒤에서 적용할 때는 자가 촉진이 불가능하므로 대신 공을 사용한다. 고객이 공을 눌렀을 때, 몸 위로 볼을 움직일 때 통증유발점을 찾을 수 있어야 한다.
3. 통증유발점을 부드럽게 누른다. 약간의 불편함은 있지만 아프지 않아야 한다.
4. 고정점을 유지하면서 근육의 섬유를 부드럽게 늘린다.
5. 고정점을 풀고 그 부위를 진정시킨다.
6. 통증유발점을 다시 느끼고, 기법을 총 4~5회 반복함에 따라 고객으로부터 다시 피드백을 받는다.

가능하면 고객이 감각과 관련된 과정을 이해할 수 있도록 통증유발점에서 수동적 또는 능동-보조적 STR을 사용한다. 통증유발점이 사라지면 눌렀을 때 위치를 찾는 것이 더 어려워지고 불편함이 줄어든다고 고객에게 설명한다. 통증유발점은 단일 치료 세션에서 거의 사라지지 않지만 시간이 지나면 해결된다. 중요한 것은 고객이 통증유발점을 치료하기 위해 능동적 STR을 사용한 경험에 대한 정신적 또는 서면 메모를 보관해야 한다. 이렇게 하면 모든 오류를 해결하고 능동적 STR이 작용 중인지 아닌지를 식별할 수 있다.

능동적 STR의 적용에 능숙해지는 방법

능동적 STR의 응용 개요는 표 5.2를 참조한다. 다음 사항은 연습 세션을 최대한 활용하는 데 도움이 된다.

- 다른 도구를 사용하여 조직을 고정하는 연습을 해야 한다. 예를 들어 테니스공을 사용하는 것과 강아지 장난감 공을 사용하는 것을 비교해 보자.
- 도구를 사용할 때에도 신체의 어느 부분에 접근하기 어려운지 식별하여 수동적 또는 능동-보조적 STR의 이점을 활용할 수 있다.
- 마사지 오일을 바르는 연습을 한다. 오일이나 왁스를 사용하여 그 위에 천을 놓은 다음 고정점을 만든다. 이것은 손목 신전근에 특히 효과적이다.
- 불편하다고 느끼는 고정점을 찾아 왜 그럴 수 있는지 스스로에게 물어본다. 적용해야 할 위치인지, 아니면 불편함을 유발하는 고정법인가?
- 각 근육에 대해 적어도 두 번 이상 연습해야 한다.

간단한 질문

1. 치료할 근육을 어떻게 짧게 만들 것인가?
2. 먼저 근육을 수축시키고 고정하는가, 고정하고 나서 근육을 수축시키는가?
3. 근육에 따라서 치료하는 방법을 어떻게 알 수 있는가?
4. 쉽게 멍드는 체질이라면 STR을 어떻게 사용할 수 있는가?
5. 하나의 근육에 대하여 능동적 STR을 얼마 동안 적용할 수 있는가?

표 5.2 능동적 STR의 응용 개요

발	슬괵근		대퇴사두근
앉은 자세 공	누운 자세 공	앉은 자세 공	엎드린 자세 공
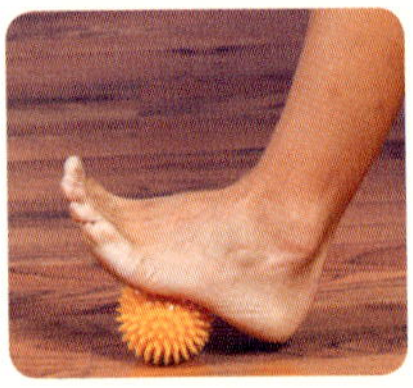	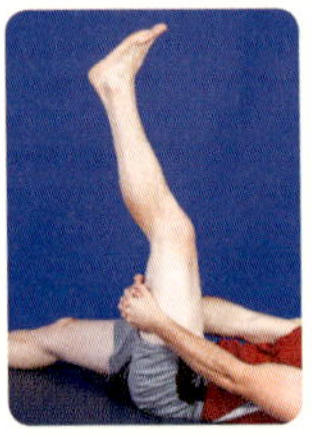	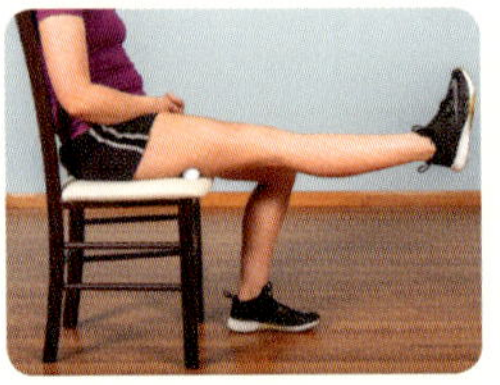	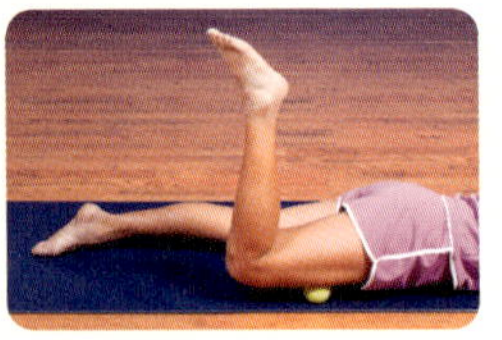

종아리	둔근	손목과 손가락 신전근	
누운 자세 공	선 자세 공	앉은 자세 엄지손가락	앉은 자세 롤러
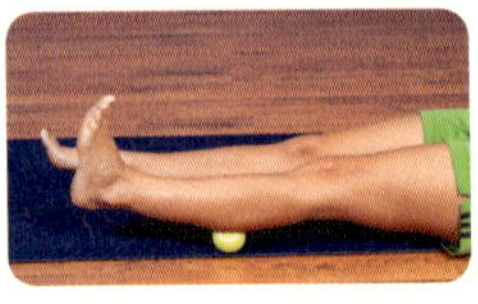	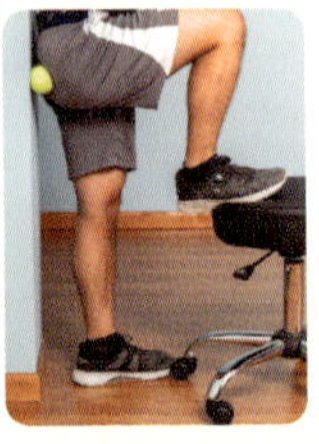	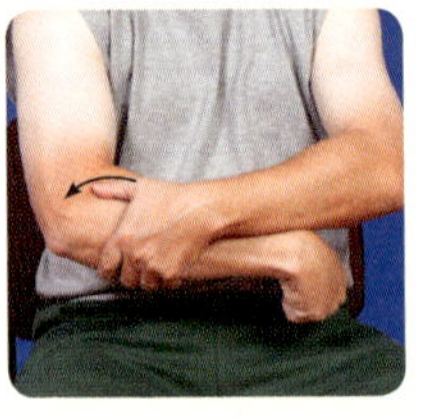	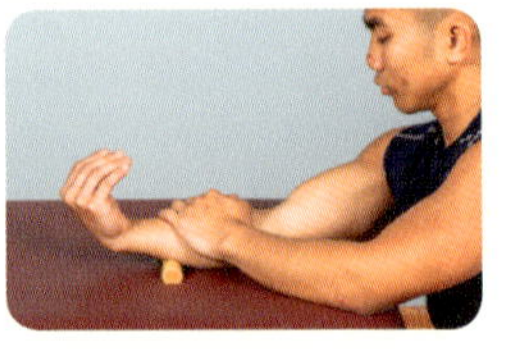

손목과 손가락 굴곡근	상완이두근	상완삼두근	상부 승모근
앉은 자세 엄지손가락	앉은 자세 쥐기	앉은 자세 쥐기	앉은 자세 우산의 구부러진 손잡이
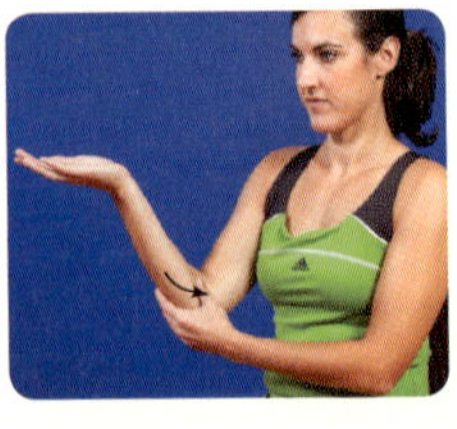	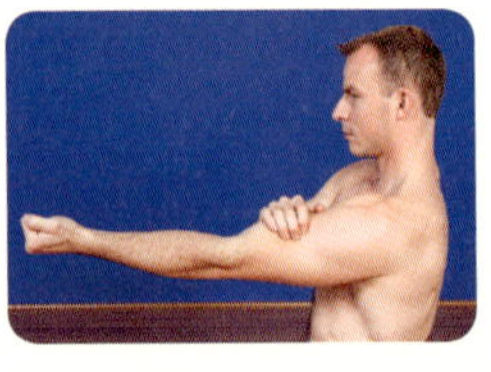	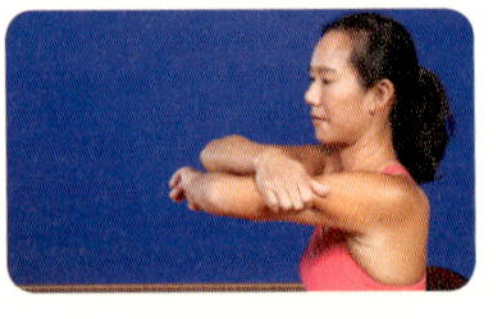	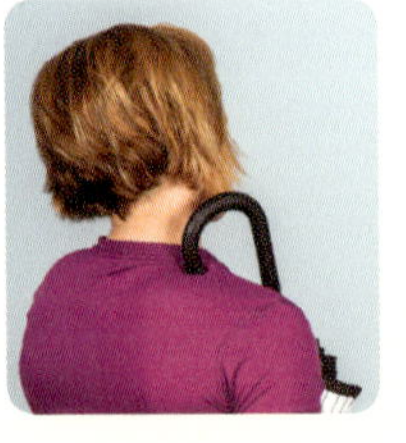

사각근	능형근	대흉근	
누운 자세 손가락	선 자세 공	앉은 자세 손가락	
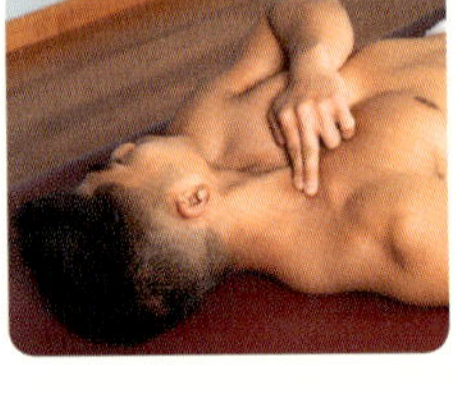	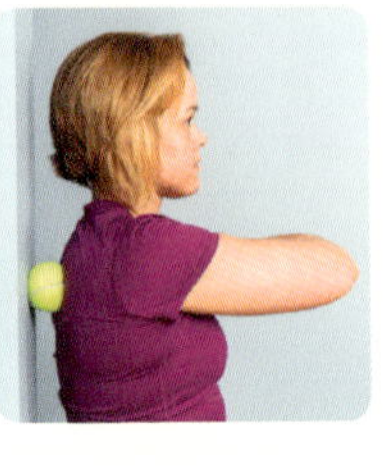	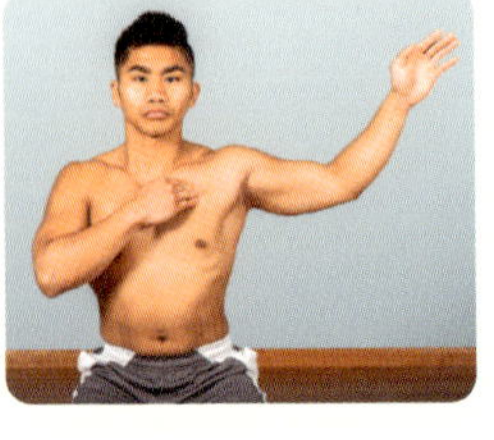	

PART III

연부조직 이완법의 적용

연부조직 이완법 3부에서 세 개의 장은 신체의 여러 근육들에 대하여 STR을 적용하는 방법에 관한 자세한 정보를 제공한다. 6장에서는 능형근, 대흉근, 견갑거근, 승모근의 상부 섬유, 척주기립근과 사각근 등을 포함한 몸통의 근육들로 STR을 적용하는 방법을 학습할 것이다. 7장에서는 다리에 초점을 맞춘다. 슬괵근, 비복근, 발, 사두근, 전경골근, 종아리근, 둔근, ITB 그리고 장골근 등에서 사용될 방법들을 배우게 될 것이다. 8장에서는 이두근, 삼두근, 어깨 내전근, 극하근, 손목과 손가락 굴곡근 및 신전근에 대한 신장법을 포함한 팔의 근육들에 대한 STR 적용 방법의 사례를 제공한다.

각각의 장은 개별 근육에 대하여 어떠한 형태의 STR이 사용되는가에 대하여 자세하게 다룬 개요의 표를 포함한다.

각 장에는 통증을 나타내는 위치, 통증을 찾는 방법 및 이러한 점을 지속시키는 원인을 설명하는 내용과 함께 통증유발점의 위치를 보여 주는 각 근육의 그림이 있다. 가능한 경우 통증유발점의 비활성화와 관련된 참조를 제공한다. 그리고 단계적인 지침들과 함께 시작 자세와 마무리 자세를 보여 주는 사진들이 제공되며, 여기에 더해서 각각 신장법의 장점과 단점도 추가된다. 일부 신장법들은 일상생활에서 이용할 수 있는 방법과 함께 유용한 조언 그리고 몇몇 고객과의 대화 글상자까지 보여 줄 것이다. 각 장의 끝부분에는 스스로를 검증해 볼 수 있는 몇 가지 질문도 실었다. 여러분들이 STR의 세 가지 형태를 모두 완벽하게 학습할 수 있도록 각 장을 참조하기를 바란다.

6

몸통에 대한 연부조직 이완법

이 장은 몸통에 대한 연부조직 이완법을 적용하는 방법을 설명한다. 여기에서는 몸통의 주요 근육군 각각에 대한 수동적, 능동-보조적, 능동적 STR을 적용할 때의 차이점을 비교하게 될 것이다. 그리고 각 근육의 주요 통증유발점을 보여 주는 그림도 있다. 3장, 4장 및 5장과 마찬가지로 이 장에는 각 근육의 기술에 대한 개요를 제공하는 표가 포함되어 있다. 이 경우 예시된 기법이 수동적, 능동적, 능동-보조적인지를 보여 준다. 그렇지만 STR의 세 가지 방법 모두가 모든 근육군에 대하여 적용될 수 있는 것이 아님을 유념해야 한다(표 6.1).

표 6.1 몸통의 근육에서 이용되는 STR의 유형

근육	수동	능동-보조	능동
능형근	V	–	–
대흉근	V	V	–
견갑거근	–	V	–
상부 승모근	–	V	–
척추기립근(가시근)	–	V	–
사각근	–	V	–

- 수동적 STR: 능형근과 대흉근에는 수동적 STR을 적용하는 것이 유용하다. 그렇지만 목의 조직들을 치료할 때에는 능동-보조적 STR을 적용하기 위한 보다 적합한 방법이 된다. 능동-보조적 STR은 고객이 자신의 목을 스스로 움직이게 하기 때문에 그것으로 만들어지는 신장의 정도 역시 고객이 책임진다.
- 능동-보조적 STR: 이 방법은 대흉근, 견갑거근, 상부 승모근, 척추기립근, 사각근을 안전하게 신장하는 유용한 방법이다. 그 방법은 능형근에서 사용되지만, 엎드린 자세

의 고객에게서 이러한 근육들은 쉽게 피로해진다. 능형근에 능동-보조적 STR을 적용하는 것 역시 치료사가 조직을 확고하게 고정하는 것을 어렵게 만들 것이며, 이러한 근육은 비교적 작고 중심성으로 수축될 때 짧아지게 된다. 이러한 이유에서 능형근에 대한능동-보조적 STR의 사진은 여기에 포함시키지 않았다.

- 능동적 STR: 몸통 근육들은 전반적인 신장 치료에 흔히 포함되는 한편, 이러한 근육들은 일반적으로 능동적 STR을 사용해서 신장되지 않는다. 이것은 그 방법이 신체의 아픈 부분에 대한 좌상을 유발하지 않고 올바르게 조직들을 고정하는 것이 비교적 어렵기 때문이다.

다음 세션에서는 수동적, 능동적, 능동-보조적 STR을 몸통의 많은 근육에 적용하는 방법에 대한 자세한 지침을 제공한다. 각 응용 프로그램의 장점과 단점도 포함되어 있다.

능형근의 통증유발점

소능형근과 대능형근의 통증유발점(그림 6.1)은 능형근의 견갑골 내측연 부위에 통증을 유발할 뿐만 아니라 극상근 부위에도 증상을 유발할 수 있다. 능형근을 촉진하여 통증유발점을 찾는 가장 좋은 방법은 견갑골을 앞으로 전인시켜 능형근을 길어지게 하는 것이다. 고객의 능형근에 엎드린 자세에서 수동적 STR이나 앉은 자세에서 능동적 STR 또는 서서 능동적 STR을 견갑골을 전인시킨 후 적용하면 다음과 같이 통증유발점을 식별할 수 있다. 견갑골과 척추의 내측 경계선 사이의 울퉁불퉁한 근육에서 통증유발점을 찾을 수 있다. 많은 사람들에게서 능형근이 길어지고 약화되기 때문에 STR을 적용할 수 있지만, 그것들을 적용할 필요가 있는지는 스스로에게 물어보는 것이 중요하다. 적용하기 전에 고객에게 긴장하고 있는 능형근이 있는 견갑골의 익상과 관련된 자세가 후만 자세인지 확인해야 한다. 고객의 자세를 어떻게 평가하는지 잘 모르겠다면 '자세 평가 치료사를 위한 지침서'를 참고한다.

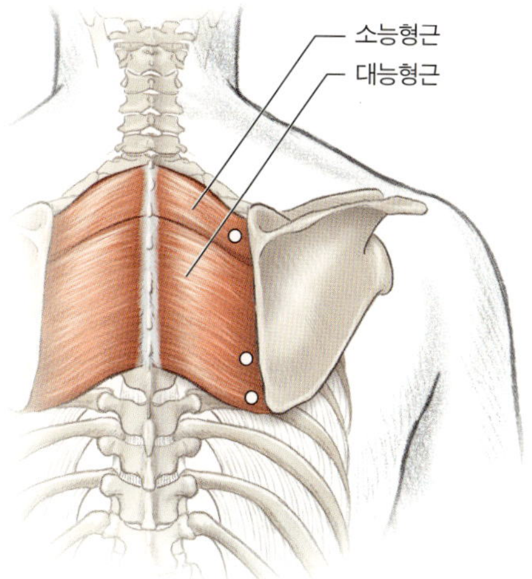

그림 6.1 능형근의 통증유발점

일반적으로 고객의 흉추 곡선을 치료할 때는 어느 방법(수동적, 능동적 또는 능동-보조적)에 따라 통증유발점에 STR을 적용할 수 있다. 통증유발점을 찾고 고정을 유지하는 동안 조직을 늘린다. 회전근개에 활동성 통증유발점이 있는 고객은 종종 상부 섬유에 이러한 통증유발점을 가지고 있기 때문에 치료를 효과적으로 하기 위해서는 통증유발점을 비활성화하는 것이 중요하다. 만약 고객이 척추후만 자세를 가지고 있다면, 통증유발점은 약한 압력으로 비활성화할 수 있지만 나중에 근육을 과도하게 구부리는 것을 피한다. 대신, 고객은 능형근 및 하부섬유 강화를 위한 운동 프로그램에 참여하도록 권장한다.

테와리 외 연구진(2017)은 만성 요통이 있는 엘러스-단로스 증후군(Ehlers-Danlos syndrome)을 가진 사람의 왼쪽 능형근과 왼쪽 척주기립근에 통증유발점을 어떻게 비활성화했는지 보고한다. 그들은 통증유발점에 국소 부위 마취제를 주사했고, 하루에 두 번 온열치료와 심부조직 마사지를 했다. 7일 후 고객은 VAS를 사용하여 측정된 통증의 60~80%의 완화를 보고하였다.

보타(2017)는 능형근에 통증유발점의 비활성화를 위해 폼롤러를 사용하여 허혈성 압박을 비교했다. 30명의 참가자를 무작위로 압박이나 폼롤러 그룹으로 나뉘었다. 6주 동안 6번의 치료를 받았고 주관적인 VAS와 압력 측정계를 활용한 객관적인 측정을 병행했다. 보타는 두 치료 모두 통증유발점을 줄이는 데 효과적이라고 결론지었다.

수동적 STR: 능형근, 엎드린 자세, 주먹

단계 1: 고객이 어깨 관절을 굽히는 것이 가능하도록 베드 위에 위치시킨다. 이렇게 하기 위하여 치료사는 고객의 팔이 베드 밖으로 나오도록 위치시킨다. 이러한 자세를 취하는 안전한 방법은 베드 위에서 치료할 팔의 반대쪽으로 고객의 발이 향하도록 고객을 비스듬히 눕게 하는 것이다. 고객이 이러한 자세를 취함으로써 수동적으로 어깨뼈를 뒤로 가져가므로 능형근을 단축시키고, 고객의 팔을 팔꿈치 바로 위로 고정한다(그림 6.2a). 고객이 편안하기만 하다면 머리를 왼쪽으로 눕히든, 오른쪽으로 눕히든 상관없다.

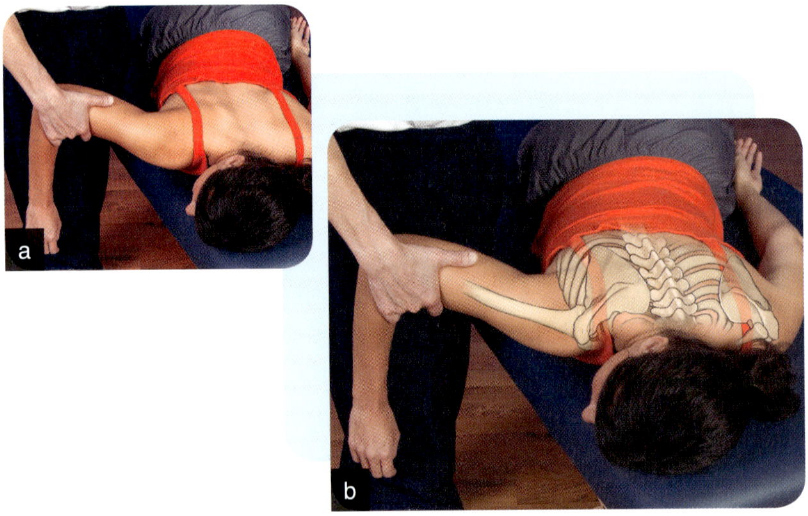

그림 6.2 팔을 들어 올리면(a) 견갑골이 수동적으로 수축되어 척추에 가까워진다(b).

단계 2: 능형근을 수동적으로 짧아지게 유지하도록 고객의 팔을 들고 있는 동안, 근육으로 부드럽게 고정을 적용하며 치료사의 압력 방향은 척추를 향하도록 한다(그림 6.3). 그림 6.3에서 보듯이 갈비뼈가 밖으로 휘어져 있다. 그러므로 갈비뼈에 대한 압박이 고객을 불편하게 할 것이므로 압박을 직각으로 향하기보다는 척추를 향하도록 만드는 것이 중요하다.

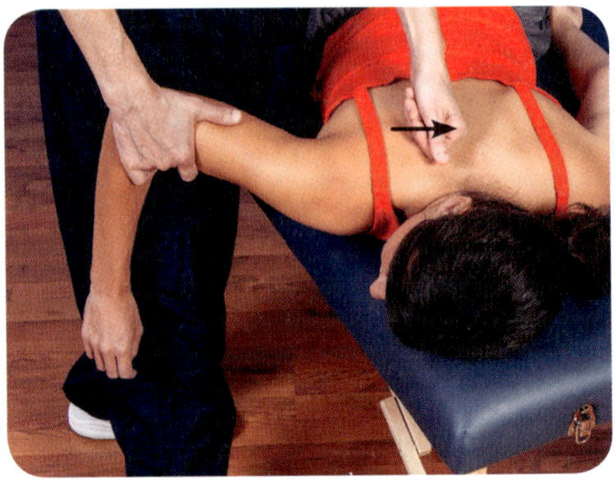

그림 6.3 척추 쪽으로 압력을 가한다.

단계 3: 치료사가 고정을 유지하는 동안 고객의 팔을 천천히 아래쪽으로 부드럽게 내린다(그림 6.4a). 견갑골이 흉곽 주위로 어떻게 뻗어 있는지 확인한다(그림 6.4b).

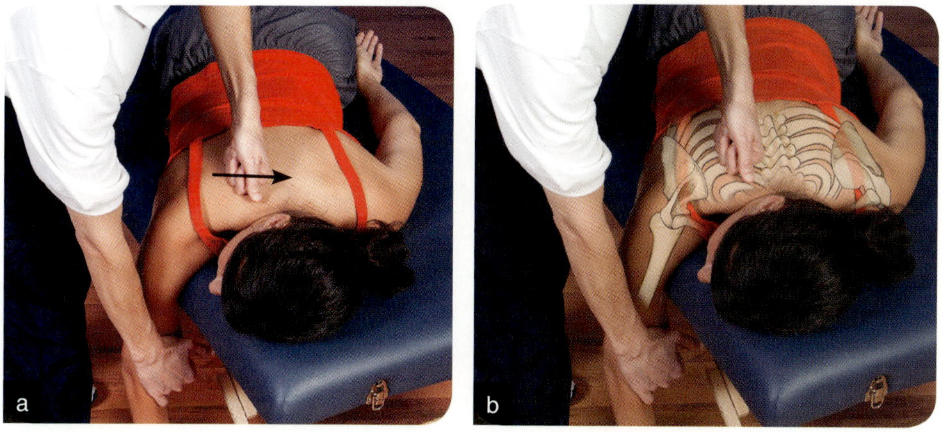

그림 6.4 수동적으로 팔을 구부리면(a) 견갑골과 흉곽의 늑골 주위를 보호한다(b).

연관지어 말하자면 능형근은 작은 근육들의 모임이며, 일부 다른 근육에서 하듯이 일직선을 따라서 치료할 수 없을 것이다. 치료사는 치료 과정을 반복하므로 고정 위치를 능형근 위에서 다른 지점으로 바꿔 준다. 여기에서 통증유발점을 비활성화하려면 엄지손가락을 사용하여 스트레칭 전에 통증유발점을 부드럽게 누른다.

TIP 치료사는 어깨 관절에서 굽힘을 확보하기 위하여 고객에게 자세를 취하게 하는 것을 연습할 필요가 있을 것이다. 만약 고객이 올바르게 자세를 잡지 못한다면, 이러한 방법은 겨드랑이 내부의 상완신경총(brachial plexus)에 압박을 유발할 것이며 결국 불편하게 될 것이고, 때때로 고객의 위치가 변경될 때까지 손가락이 일시적으로 마비되거나 따끔거림이 발생한다.

치료사가 고정을 위하여 주먹을 사용하는 것이 손목을 불편하게 한다면 고정할 때 치료사는 전완을 사용하도록 하고, 이 부분은 뼈대가 많으니 팔꿈치는 이러한 부위에서 조심스럽게 사용해야만 한다.

이 위치에서 고객은 능동-보조적 STR을 사용하는 것이 가능하지만, 약간 까다롭다. 고객은 자신의 견갑골을 수축하고 연장해야 하는데, 이것이 제한될 수 있다. 따라서 고객이 움직이는 팔을 방해하지 않도록 서 있는 곳에 주의를 기울여야 한다. 측면보다는 베드의 머리에 서는 것이 하나의 해결책이며 이 위치에서 강화된 손가락을 사용하여 조직을 고정할 수 있다.

치료 사례

근육이 건장한 여성 조정 선수를 치료한 적이 있다. 이때 엎드린 자세에서 능형근에 대하여 능동-보조적 STR을 사용하는 것이 특히 유용한 것을 보았다. 이러한 방법을 오일 마사지와 조합함으로써 고객의 근육에 좋은 지렛대 받침을 확보하는 것이 가능했으며, 경직된 특정한 부위들로 신장법을 국소화하도록 팔꿈치를 사용할 수 있었다. 그러나 맨 피부 위에서 충분한 고정을 만들기에는 상당한 어려움이 있어 수건을 통해서 치료할 필요가 있었다.

장점

- 치료사는 상당히 좋은 지렛대 받침을 얻게 되고, 근육을 충분하게 고정할 수 있을 것이다.
- 견갑골의 전인을 한다는 것은 능형근에 쉽게 접근할 수 있다는 것을 의미하며, 이는 통증 유발점을 치료할 때 유용하다.

단점

- 고객이 올바른 자세를 잡지 못한다면 이러한 방법은 겨드랑이 내부에서 상완신경총으로 불편한 압박을 유발할 것이다.
- 고객의 팔을 들어 올리고 내릴 때 부적절한 자세를 사용하면 허리를 다치게 할 수 있으니 주의한다.
- 이러한 방법은 고객을 베드 위에 대각선으로 위치하게 만들고, 또 이 치료 중 여러 차례 고객이 움직여야 하기 때문에 오일 마사지의 적합한 방법은 아니다.
- 충분한 지렛대 받침의 도움이 충분한 나머지 일부 치료사들은 지나치게 강하게 압박한다. 이것은 갈비뼈 위에서 치료할 때 특히 불편함을 유발할 것이다.
- 고객이 규칙적인 신체적 활동에 참여하지 않는다면 고객은 능형근 신장법을 필요로 하지 않을 것이다. 많은 고객들이 앞으로 당겨진 어깨와 함께 후만 자세이다. 어깨가 앞으로 당겨져 있을 때 능형근은 이미 길어져 있다. 치료사가 근육을 더 길게 만들 필요가 있겠는가?

수동적 STR: 능형근, 앉은 자세, 엄지손가락

단계 1: 고객을 편안하게 앉은 상태에서 팔을 부드럽게 잡고 견갑골을 수동적으로 뒤로 당겨 수축시켜 능형근을 단축시킨다. 피부에서 느슨함을 없애기 위해 치료사의 압력은 척추로 향한다(그림 6.5a). 고객이 긴장을 풀고 팔의 무게를 줄일 수 있도록 고객의 팔뚝을 받쳐 주고 다른 잡는 방법을 연습해야 할 수 있다. 견갑골이 수축된 상태에서는 고정점을 만들 공간이 거의 없으므로(그림 6.5b) 당신과 고객이 편안해지기 위해 몇 번의 시도가 필요할 수 있다.

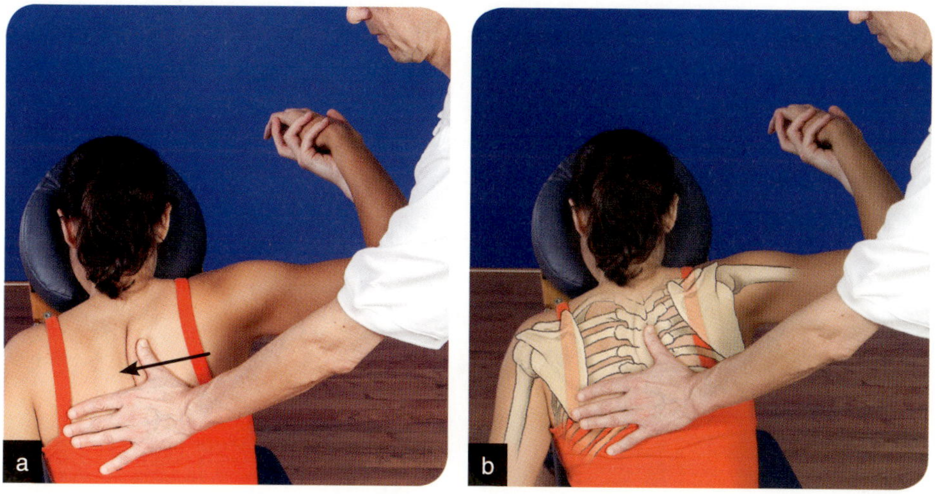

그림 6.5 견갑골이 수동적으로 수축될 때 피부가 느슨해지거나(a) 척추에 가깝게 움직이고 능형근이 짧아진다(b).

단계 2: 치료사가 고정을 유지하는 동안 고객의 팔을 굽힘으로 가져간다(그림 6.6). 이것은 견갑골을 수동적으로 앞으로 당긴다.

STR을 적용하여 능형근에 통증유발점을 비활성화하려면 견갑골이 길어지는 동안 근육을 촉진하는 것이 가장 쉽다. 이 위치를 쉽게 찾으려면 고객에게 두 손을 들어 통증유발점을 찾도록 한다. 그런 다음 설명된 대로 수동적 STR로 돌아간다.

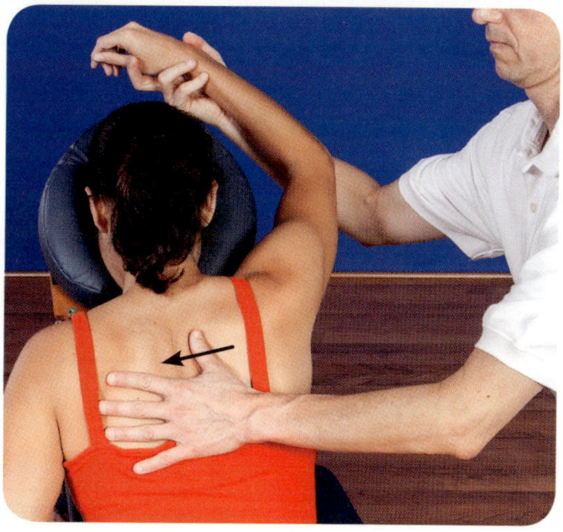

그림 6.6 수동적으로 견갑골을 전인시킨다.

TIP 이 과정을 스스로 쉽게 하는 한 가지 방법은 그 부위에 오일을 조금 바른 다음 고객에게 오래된 티셔츠를 입도록 권유하고, 고정을 쉽게 하는 데 도움이 되는 티셔츠를 통해 STR을 적용한다.

장점

- 이러한 자세에서 치료사는 약한 지렛대 받침을 가지게 되며, 많은 압력을 적용할 수 없게 된다. 결과적으로 압력에 지극히 민감한 고객을 치료하기에 좋은 방법이 된다.
- 엎드린 자세로 있을 수 없는 고객에게 적용할 때도 도움이 된다.

단점

- 엄지손가락으로 조직을 고정하면 엄지손가락 관절이 손상될 수 있다. 이 기법의 사용을 제한하고 가벼운 압력으로만 사용하면 이러한 부상 위험을 줄일 수 있다.
- 길고 무게가 무거운 팔을 가진 고객에게는 수동적 STR을 시행하는 것은 어렵다.
- 어떤 고객들은 수동적 STR 중 이완하기 어려워할 것이며 항상 스스로의 팔을 긴장시킬 것이다.
- 고객이 앉아 있을 때 뒤 몸통의 근육들은 엎드린 자세처럼 충분히 이완되지 않는다.

고객이 앉은 상태에서 능동-보조적 STR의 형태를 적용할 수 있다. 그러나 그렇게 하려면 어깨를 수평 내전할 때 팔에 방해가 되지 않기 위해서는 고객의 바로 뒤에 서 있어야 한다. 이런 식으로 고객의 뒤에 서 있으면 능형근 위의 연부조직이 척추 쪽을 향하도록 누르기 어려워지는데, 이는 기법을 시작할 때 느슨한 부분에 적용하기 위해 필요한 것이다.

능동적 STR: 능형근, 선 자세, 공

단계 1: 등을 벽에 가까이 대고, 상부 등의 능형근 위치에 줄이 달린 공이나 다른 종류의 작고 단단한 공을 위치시킨다(그림 6.7). 이 방법을 적용하는 고객에게 능동적 STR 방법을 가르치는 경우 척추에 가해지는 압력을 피해야 한다고 조언한다. 등 쪽 견갑골 신경은 견갑골의 중간 경계선과 평행을 이룬다. 따라서 여기서 깊은 압력은 피해야 한다.

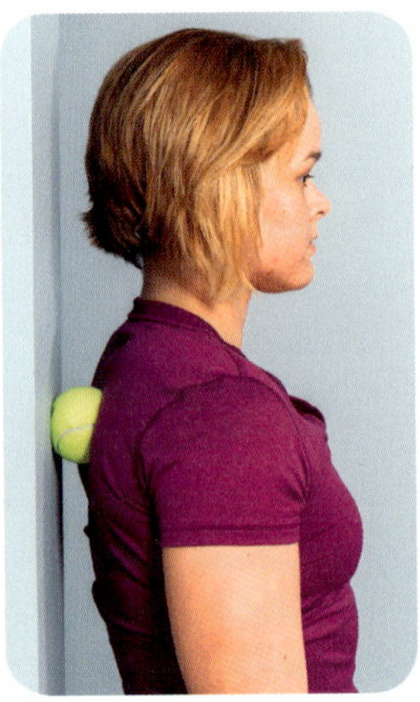

그림 6.7 능형근과 벽 사이에 공을 위치한다.

단계 2: 팔을 옆에 두고 시작한다. 필요한 경우 볼의 위치를 조정하여 능형근 위에 정확한 위치에 오도록 한다. 공이 정확한 위치에 있다고 확신하면 어깨를 수평내전으로 구부려 능형근을 길게 한다.

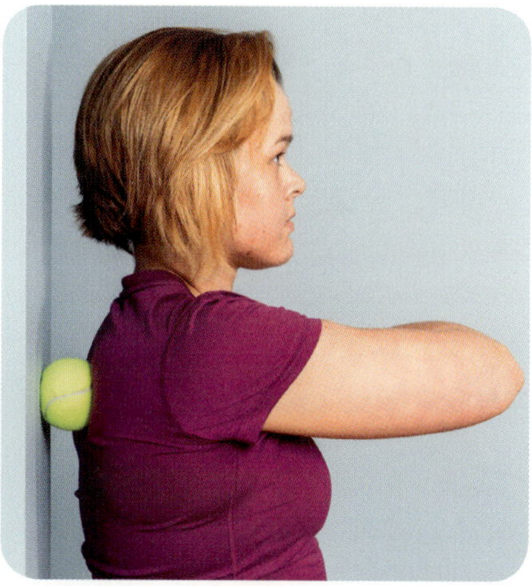

그림 6.8 능형근 스트레칭을 위해 견갑골을 전인한다.

장점

- 벽이 있는 곳이면 어디에서든지 능동적 STR을 연습할 수 있다. 따라서 자주 적용할 수 있으므로 통증유발점을 비활성화하는 데 효과적일 수 있다.

단점

- 능동적 STR을 여러 번 반복하거나 너무 과도하게 누르면 통증이 발생할 수 있다.
- 이 방법은 골다공증이 있거나 흉곽의 후방에 압력을 가했을 때 문제를 일으킬 수 있는 사람에게는 적합하지 않다.

치료 사례

나는 STR을 적극적으로 사용하여 고객에게 능형근을 치료하는 방법을 가르쳤다. 그들은 가구 제작에 쓰이는 긴 나무판자를 운반하는 일을 하고 있어 능형근이 과사용되어 등이 꽉 조이고 아픈 통증을 가지고 있었다. 나무를 운반하기 위해 고객은 한 번에 한 개의 판자를 어깨에 놓고, 두 팔로 판자를 지지했다. 당신이 이런 식으로 나무를 운반하고 있다고 상상해 보자. 그리고 당신 팔의 견갑골을 어떻게 수축시키는지 주목한다. 고객에게 이 기술을 제공한 것은 매일 사용할 수 있어 고통 완화에 도움이 될 수 있기 때문이다.

대흉근의 통증유발점

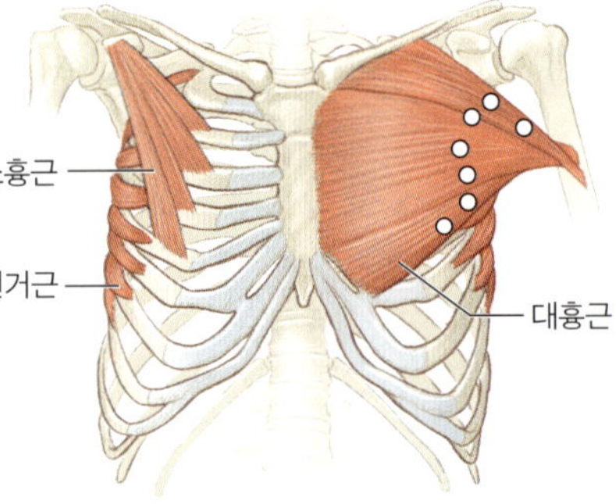

그림 6.9 대흉근과 소흉근의 통증유발점

통증유발점은 가슴 전체에 걸쳐서 발생한다. 주로 그림 6.9처럼 근육의 쇄골지, 흉골지 및 늑골지의 옆 부분에 위치한다. 쇄골 부분은 근육의 해당 부분 및 전방 삼각근에까지 국소적으로 통증을 발생시킨다. 그리고 흉골 부분은 그 측면의 앞쪽 가슴뿐만 아니라 그 측면의 팔 아래, 특히 내측 상과에 대한 통증을 나타낸다. 심한 경우에는 통증이 소흉근에 안쪽으로도 퍼질 수 있으며 그쪽 손의 약지에도 영향을 줄 수 있다. 마지막으로, 측면 부분은 겨드랑이의 앞면에 위치한 통증유발점을 가지고 있으며 가슴에 이상 감각이나 통증을 유발할 수 있다.

흉곽의 상·하부에서 발견되는 통증유발점은 주로 가슴의 통증과 관절의 측면에서 팔 쪽에서 통증을 나타낸다. 가슴 근육의 통증유발점은 이 근육의 경직도를 증가시키고, 견갑골을 앞쪽의 오훼돌기 쪽으로 기울이는 과정에서 익상이 발생하게 된다. 이 근육의 긴장은 견갑골의 회전을 유발할 수 있는 척추관절 기능장애의 주요 원인으로 어깨의 움직임에 영향을 미치며 스포츠 참여자의 운동 수행능력을 저하시킨다.

대흉근의 단축이 장기화될 경우 통증유발점을 악화시킬 수 있다. 이 근육은 라운드숄더를 가진 고객에게 단축된다. 능형근과 승모근의 중부 및 하부 섬유의 약화가 이러한 자세에서 발생하는 일반적 증세이며, 늘어나 있는 상태로 인해 근육에 통증유발점이 발생한다. 대흉근의 통증유발점으로 인한 통증은 어깨의 움직임을 감소시킨다. 가슴 근육의 통증유발점은 나쁜 자세 및 사각근의 통증으로 호흡패턴에 문제를 유발하여 영구적인 호흡 기능장애를 초래할 수 있다.

대흉근의 통증유발점을 촉진하려면 누운 자세에서 팔을 약 90도 정도로 구부린 상태에서 하는 것이 좋다. 손가락 끝이 평평한 상태에서 쇄골 부분부터 시작하여 섬유방향에 따라 방향을 바꾸면서 근육의 섬유결을 따라 움직인다. 엄지손가락과 손끝으로 겨드랑이 앞쪽을 조심스럽게 잡으면 통증유발점을 촉진하기 쉽다. 소흉근에 통증유발점의 촉진은 가슴 측면을 수동적으로 단축함으로써 가장 잘 느껴진다. 고객이 누운 자세 또는 앉을 때 고객의 팔을 견인하여 그 아래에 베개나 수건을 말아 놓는다. 그런 다음 오훼돌기에 부착된 소흉근의 상부 근육에서 통증유발점을 촉진할 수 있는데 이때, 엄지손가락과 손끝 사이에 소흉근을 부드럽게 잡아서 통증유발점을 식별할 수 있다. 이 위치에서 어깨를 들어 올리면 가슴 근육에 장력을 유발할 것이며, 식별하기가 더 쉽다.

유방절제술에 따른 통증유발점의 비활성화 적용에 대한 연구는 유방절제술 후 임상 결과에 초점을 맞추고 있다. 신외 연구진(2014)은 각각 어깨 통증과 수술 측 어깨의 움직임 제한을 호소하는 19명의 유방절제술 후 고객의 흉부 전체 및 극하근에 초음파 치료와 침술요법의 효과에 관해 조사했다. 또한, 모든 참가자에게 하루 동안 20회의 스트레칭을 지시했지만, 어떤 스트레칭을 수행했는지는 명시되지 않았다. VAS 점수 및 어깨의 가동범위는 1차 첫 주사 직후 및 마지막 주사 3개월 후의 기준 측정에 비해 개선됐다. 사례 보고서에서 커밍스(2003)는 영국의 학침술협회의 런던 클리닉에서 팔뚝의 척골 쪽의 아래로 방사되는 5개월간의 팔 통증 이력을 가진 고객을 상세하고 흥미롭게 묘사하고 있다. 대흉근의 측면 부분에서 민감한 압통점이 확인되었으며 저자는 이를 통증유발점으로 확인했다. 그러나 저자는 이러한 증상과 신경병증성 통증으로 인한 증상을 치료할 수 있다는 것을 지적한다. 침술의 첫 세션 직후에 약간의 통증이 해결되었고, 2주 후에 모든 증상이 해결됨에 따라 더 이상의 침술 치료는 적용되지 않았다. 그리고 다시 집에서 스트레칭 프로그램을 시행할 것이 권고되었다.

이 섹션에서 제공하는 STR 기술을 사용하여 라운드숄더를 가진 대부분의 고객에게 STR을 적용하는 방법을 배운다. 통증유발점을 치료하기 위해 STR을 사용하려면 손가락을 사용하여 통증유발점을 찾아 압박해야 한다. 유방절제술 후 팔의 통증을 호소하는 고객의 경우 STR을 적용할 때 통증유발점을 확인하고 약간의 허혈성 압박 또는 약간의 스트레칭을 부드럽게 적용하는 것을 고려한다.

수동적 STR: 대흉근, 누운 자세, 주먹

단계 1: 고객을 바로 눕게 한 상태에서 팔은 수평 굴곡으로 가져가며 치료사의 느슨한 주먹으로 바로 아래 놓인 갈비뼈 방향보다는 흉골뼈로 향하는 압력으로 조직을 고정한다(그림 6.1). 아마도 일부 고객들은 이러한 방식에 거부감을 가질 것이므로 고정을 위한 치료사의 주먹이 놓이게 되는 가슴의 위치를 미리 설명해야 할 것이다.

TIP 만약 치료사가 고정에 어려움을 겪는다면 4단으로 접은 수건을 통해서 치료하면 고정의 강도가 완화된다. 먼저 마사지 오일을 조금 바르면 천이 피부를 잡고 느슨해지지 않도록 도와준다.

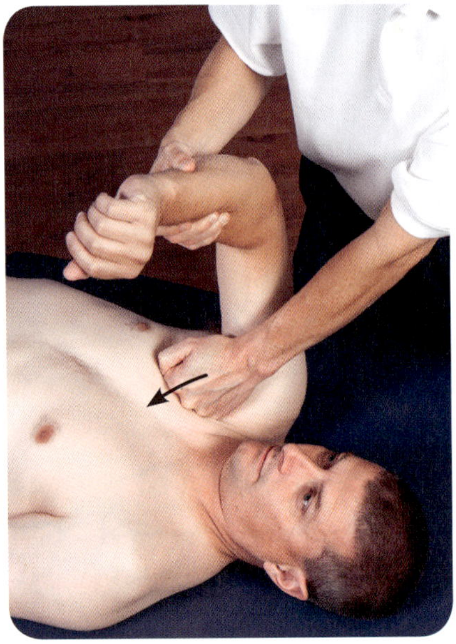

그림 6.10 수동적으로 팔을 수평 굴곡으로 가져와 가슴 근육을 단축시킨다.

단계 2: 치료사가 고정을 유지하는 동안 천천히 고객의 팔을 보다 중립의 자세로 수평 굴곡으로 가져간다(그림 6.11).

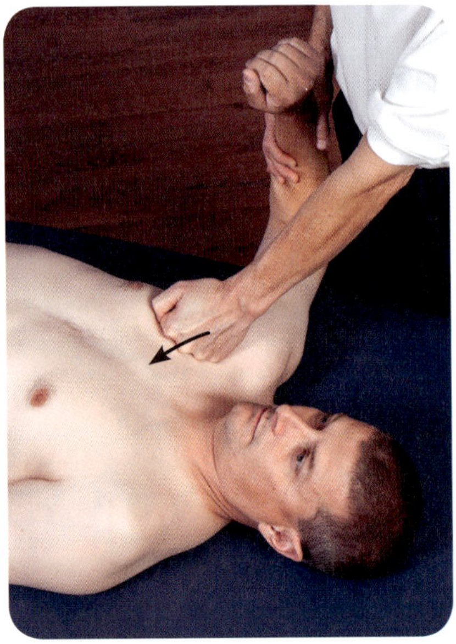

그림 6.11 부드러운 압박을 유지하면서 어깨를 수동적으로 확장시킨다.

그림 6.10과 6.11에서 볼 수 있듯이 움직임이 작기 때문에 고객이 이 스트레칭을 경험할 수 있도록 팔 위치를 약간만 변경하면 된다. 여성 고객을 치료할 때는 대흉근의 위쪽 섬유에 집중할 필요가 있으며 유방 조직을 통해서 치료하는 것은 피한다. 남성 고객을 치료할 때는 근육의 보다 큰 부분 위에서 치료해야 할 것이다.

TIP 갈비뼈 아래 방향으로의 압박을 피한다. 만약 치료사의 주먹이 치료할 작은 부위에 비하여 지나치게 크다면 손가락으로 시도하며 그 위에 다른 손으로 보호해 준다.

일부 고객들은 즉시 신장감을 느끼지 못한다. 치료사는 다양한 각도에서 압력을 적용하고, 외전의 다양한 각도에서 고객의 팔을 움직여 봄으로써 조직을 신장시켜 보고, 이 방법을 실습할 필요가 있을 것이다. 그러나 후만의 자세인 고객은 대흉근이 단축되었기 때문에 즉각적으로 신장감을 느낄 것이다.

장점

- 이 방법은 전신 마사지 치료로 병행하기가 비교적 수월하다.

단점

- 갈비뼈 쪽이 아닌 흉골뼈 쪽으로 압력을 적용하는 것은 연습을 필요로 한다.
- 특별히 고객의 체형이 작다면 치료사의 양손은 아마도 사용하기에 너무 클 것이다. 이러한 경우에는 치료사의 손가락을 사용하지만, 이것이 갈비뼈 쪽으로의 압박을 증가시킬 것이므로 반드시 주의해야 한다.
- 팔을 벌려 주는 각도 그리고 신장을 도와주기 위하여 필요한 각도가 고객에 따라 상당하게 달라진다는 것을 숙지하기 위하여 연습이 필요할 것이다.
- 이러한 신장은 대흉근이 발달한 고객에게는 쉽게 적용할 수 없을 것이다.
- 체격이 큰 고객을 치료할 때는 팔을 받쳐 주는 올바른 방법을 찾는 것이 어려울 수 있다.
- 크고 잘 발달된 대흉근을 가진 고객들은 대흉근에 대한 수동적 STR을 잘 느끼지 못하며, 이러한 환자들의 대흉근 조직을 고정하기 위해서는 상당히 강한 고정이 필요할 것이다.

능동-보조적 STR: 대흉근, 누운 자세, 주먹

단계 1: 고객에게 몸통을 가로질러 팔을 움직이도록 요청하며, 이러한 움직임은 대흉근을 능동적으로 단축시킬 것이다. 느슨하게 쥔 주먹을 사용해서 근육을 고정시키며 치료사의 압력이 흉골뼈 쪽으로 향하도록 만든다(그림 6.12).

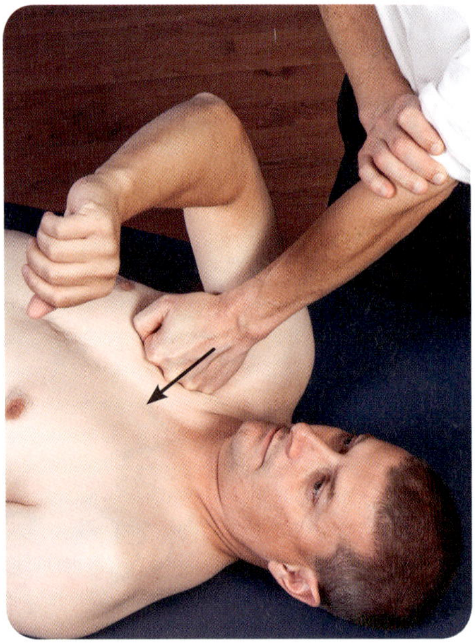

그림 6.12 치료사가 조직을 부드럽게 압박하면 대흉근이 단축된다.

단계 2: 치료사가 고정을 유지하는 동안 고객에게 팔을 스스로 자신의 대흉근에서 신장감을 느낄 수 있도록 움직일 것을 요청한다. 고객은 보다 중립의 자세로 수평 굴곡에서 팔을 움직일 필요가 있을 것이다(그림 6.13).

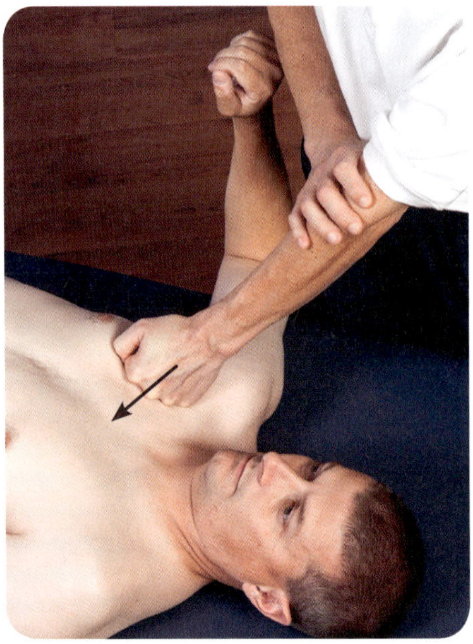

그림 6.13 팔의 능동적인 움직임을 통해 대흉근을 스트레칭 시킨다.

단계 3: 고정을 풀어 주며 단계 1과 2를 각각의 대흉근에서 세 차례 반복한다.

대흉근의 수동적 STR과 마찬가지로 근육의 통증유발점을 비활성화하려면 손가락을 사용하여 고정점을 만들어야 한다.

장점

- 고객은 자신이 신장감을 느끼는 부위로 정확한 위치를 찾아낼 수 있을 것이다.
- 치료사는 두 개의 느슨한 주먹으로 또는 보강된 손가락을 사용해서 고정을 보강해 줄 수 있다.

단점

- 처음에는 고객이 신장의 느낌을 찾아내도록 자신의 팔을 움직이므로 서 있기 위한 최적의 장소를 찾는 것이 조금 어려울 수 있다. 그러나 일단 고객이 위치를 찾고 나면 치료는 방해 없이 진행될 것이다.

능동-보조적 STR: 대흉근, 앉은 자세, 손가락

단계 1: 팔을 옆으로 내리고 앉거나 서서 가슴 피부의 연부조직을 흉골 쪽으로 부드럽게 누르고 당긴다(그림 6.14). 옷을 통해 조직을 고정하는 것은 어려우며, 옷을 입지 않고 맨살에 하면 더 쉬울 수 있다. 오일을 바르고 천이나 오래된 티셔츠를 통해 조직을 고정하면 가장 쉽다.

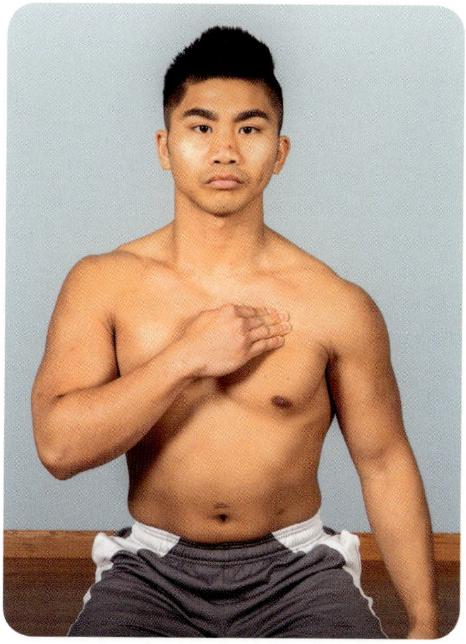

그림 6.14 능동적 STR을 위한 가슴 근육을 손끝으로 압박해서 고정한다.

단계 2: 고정점을 유지하고 부드럽게 팔을 견인하고 신장시키며 스트레칭 한다(그림 6.15). 스트레칭을 가장 잘 느끼는 곳을 찾으려면 팔의 위치를 바꾸는 연습을 해야 한다.

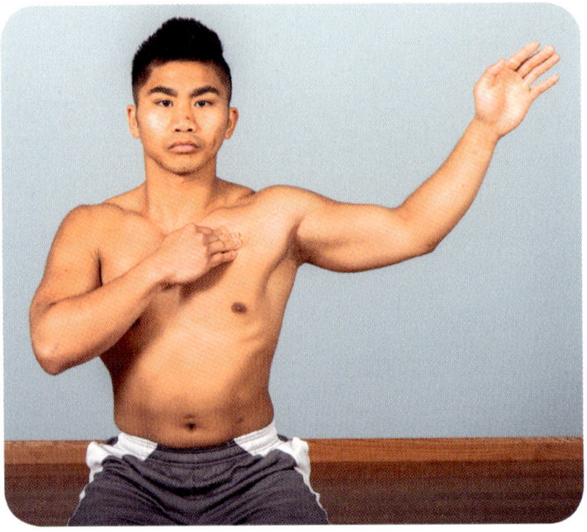

그림 6.15 능동적 STR을 하기 위해 조직을 고정하고 스트레칭 하기 위해 팔을 신전시킨다.

가슴 근육의 측면 부분에 있는 통증유발점을 치료하려면 겨드랑이 앞쪽을 부드럽게 누르고 통증유발점을 찾을 때까지 부드럽게 잡는다. 그립을 유지한 상태에서 팔을 벌려 신전시킨다. 근육의 나머지 부분에서 통증유발점을 비활성화하려면 통증유발점을 찾을 때까지 근육 위로 단단한 공을 굴린다. 팔을 신전할 때 공으로 눌러 고정시킨다. 예를 들어 왼쪽 가슴 근육의 통증유발점을 치료하려면 왼쪽 팔을 움직일 때 오른손으로 볼을 부드럽게 눌러 스트레칭 시킨다.

견갑거근의 통증유발점

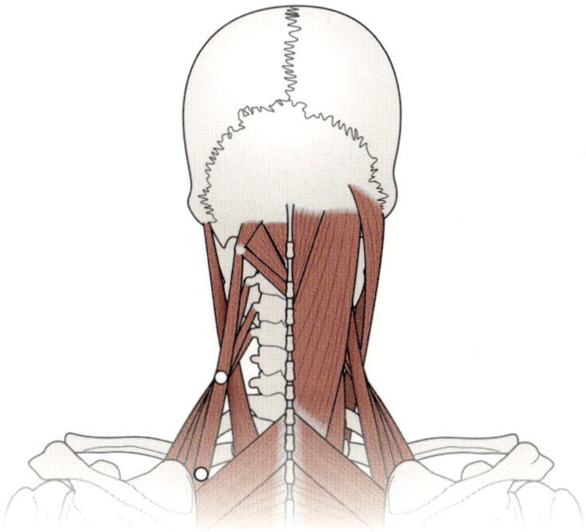

그림 6.16 견갑거근의 통증유발점

견갑거근(그림 6.16)에서 발견된 통증유발점은 견갑골의 내측 경계와 어깨 뒤쪽으로 통증을 방사한다. 활성화되면 이러한 통증유발점으로 인해 목의 회전이 제한되어 목이 뻣뻣해진다. 어깨 한쪽에 가방을 메고 머리를 약간 기울인 상태로 정적인 자세를 장시간 유지하거나, 목발과 같은 보행 보조기 등의 사용으로 어깨를 들썩이게 하는 경우, 팔을 반복적으로 머리 위로 들어 올리는 동작 등은 문제를 영구화시킨다. 견갑거근의 통증유발점은 비교적 쉽게 찾을 수 있다. 가장 쉽게 찾을 수 있는 통증유발점 두 가지 중 한 가지는 견갑골의 상각에 있는 근육 근처에서 발견된다. 상대적으로 위쪽에 위치한 통증유발점은 상부 승모근의 상부 섬유의 전방 경계와 무관하게 견갑거근이 겹치는 부분에서 발견할 수 있다.

TIP 이러한 통증유발점을 보다 쉽게 찾으려면 수동적으로 짧아진 승모근의 상부 섬유에서 촉진해야 한다. 예를 들어 고객이 앉아 있는 자세에서 촉진할 경우, 어깨 옆에 작은 수건을 놓고, 고객이 엎드린 자세로 작업할 경우 베드에서 팔을 받친다. 그리고 옆으로 누운 자세에서 촉진할 경우 어깨의 긴장을 줄이기 위해 팔을 위로 위치시킨다. 또한 고객이 누운 상태에서 승모근 상부의 통증유발점을 촉진할 수도 있다.

무작위 임상시험에서 드뮐미스터 외 연구진(2017)은 일주일에 최소 20시간의 컴퓨터 작업을 하고 목이나 어깨의 통증을 가진 42명의 직장인 여성의 통증유발점 치료에 대한 수동적 STR과 침술요법을 비교했다. 수치평가 척도, 목 장애 지수(NDI), 압력 통증 역치 및 근육 특성을 사용하여 기준 측정을 수행했다. 견갑거근에 있는 것을 포함하여 치료를 위한 6개의 통증유발점이 확인되었고, 참가자들은 주 1회씩 4주 동안 치료를 받았다. 연구가 끝날 때, 그룹 간에 유의미한 차이가 존재하지 않아 NDI 점수는 크게 향상되지 않았다. 통증, 근육 탄력성 및 뻣뻣함의 다른 결과에서도 상당한 개선이 이루어졌다.

이 섹션에서 설명하는 능동-보조적 STR 방법은 견갑거근의 통증유발점을 치료하는 데 이상적인 방법이다. 최상의 효과를 위해서는 사각근과 후경부 근육의 통증유발점을 같이 치료해야 한다. 이러한 문제들은 몸의 움직임을 제한하고 견갑거근의 완전한 치료를 억제할 수 있기 때문이다.

견갑거근과 상부 승모근은 모두 견갑골에 영향을 주기 때문에 어깨의 문제를 가진 고객을 치료할 때 STR을 적용하는 것은 특히 유용할 것이다. 이러한 방법의 신장법은 능동적으로 고객이 편안함을 느끼면서 시행되기 때문에 목 주변에도 사용할 수 있는 안전한 방법이다. 그러므로 조직들이 과신장되는 것은 지극히 드물다.

능동-보조적 STR: 견갑거근, 앉은 자세, 팔꿈치

단계 1: 견갑골의 내측면에서 이 뼈 근육의 기시점에서 촉진해서 견갑거근을 찾는다(그림 6.17a). 이 부분에 통증유발점이 없는 경우(그림 6.17b) 그 주변 가까이 있을 것이므로 부드럽게 압박한다.

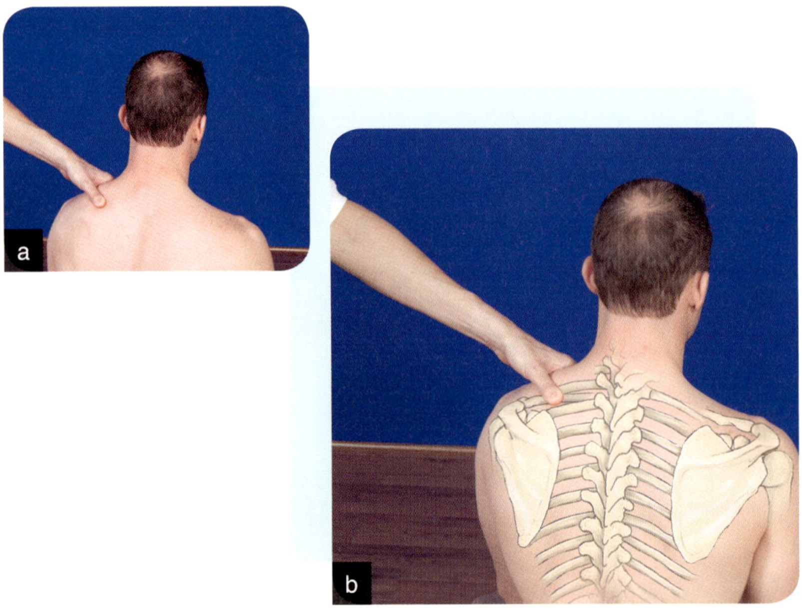

그림 6.17 견갑골 내측면의 상각(a)에 올려서 견갑거근을 촉진한다(b).

단계 2: 근육을 고정한다(그림 6.18). 견갑거근은 끈처럼 생긴 근육으로 종종 긴장된 상태이며, 거북목 자세를 가진 사람뿐 아니라 누구한테서나 약해지기 쉽다.

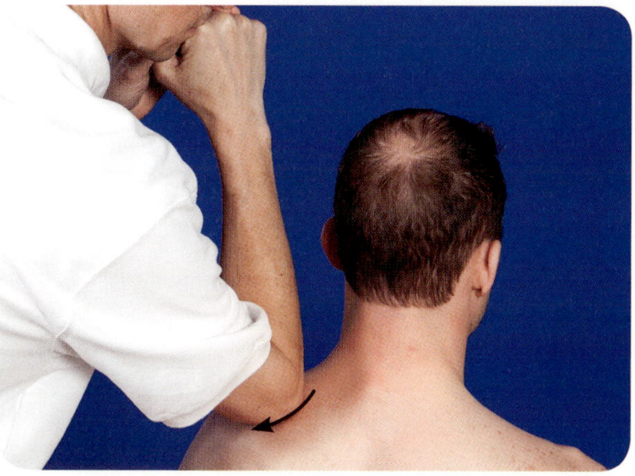

그림 6.18 팔꿈치를 사용해서 견갑거근을 부드럽게 압박한다.

단계 3: 치료사가 고정을 유지하는 동안 고객은 머리를 약 45도 정도 회전하여 바닥을 보도록 턱을 내리도록 한다(그림 6.19). 세 차례 반복하며 이어서 동일한 신장법을 반대쪽 근육에도 적용한다.

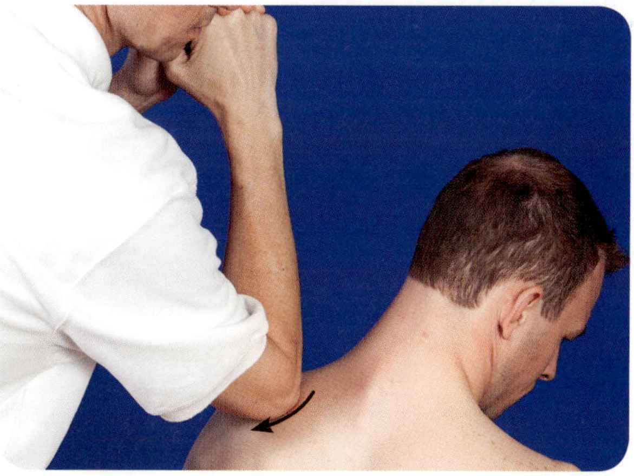

그림 6.19 고객은 치료사로부터 머리를 구부리고 회전시켜 스트레칭을 한다.

TIP 어떤 고객은 이러한 근육이 전혀 신장을 견뎌 낼 수 없을 정도로 과긴장되기도 한다. 이때 앞서 설명한 방법은 간단하게 근육을 고정함으로써 긴장에 대한 일부 이완을 제공할 것이다. 이 경우 통증유발점을 줄이고 사각근과 척주기립근의 통증유발점을 먼저 치료한 다음, 견갑거근으로 돌아간다.

치료 사례

전화 상담원을 하는 두 사람에게 능동-보조적 STR의 적용법을 교육했다. 그들은 일과 중에 서로의 목 근육의 긴장을 완화시키기 위해 교육받은 방법을 번갈아 시행했다.

장점

- 치료사가 이러한 자세로 치료할 때에는 근육에 손쉽게 접근할 수 있으며, 좋은 지렛대 받침을 확보할 것이다.
- 고객이 신장을 책임지기 때문에 목의 연부조직이 과신장될 약간의 위험도 거의 없다. 고객이 편안하고 통증이 없는 범위에서만 신장할 것을 요청한다면, 이러한 방법은 근육을 신장시키기 위한 STR의 사용에서 항상 안전하다.

단점

- 이러한 근육은 많은 환자들에게서 조금의 신장도 견디지 못한 정도로 과긴장된다.
- 실제로 효과적인 신장을 위하여 일단 치료사가 조직을 고정한 후에 머리를 특정하게 어디로 움직이는가 고객에게 보여 줄 필요가 있다. 그렇지 않으면, 목을 회전시키지 않고 목을 구부리는 경향이 있으며, 이는 스트레칭의 효과를 감소시킨다.
- 각각의 새로운 고정을 할 때마다 얼굴을 앞쪽으로 한 상태로 고객의 목이 중립에 위치하는 것을 확인해야 한다. 목이 약간 구부려져 있을 때 고정점을 압박하면 스트레칭 효과가 떨어진다.

상부 승모근의 통증유발점

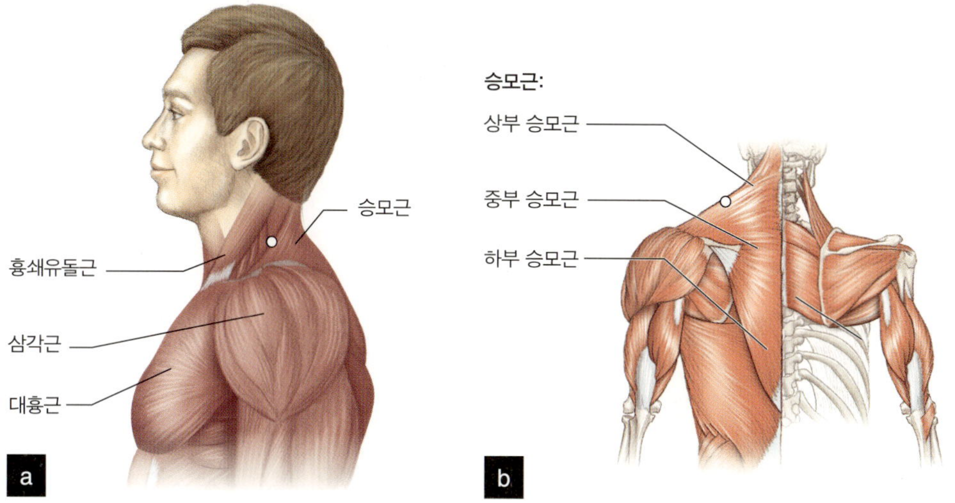

그림 6.20 상부 승모근의 통증유발점. 측면부(a), 후면부(b).

승모근의 통증유발점은 상부, 중부 및 하부 섬유에서 찾을 수 있다. 이 섹션에서는 STR을 활용하여 상부 섬유에 있는 통증유발점을 치료하는 방법을 설명한다. 측면(그림 6.20a)에서 목, 머리, 눈 및 턱의 측면에 통증을 나타내는 통증유발점을 볼 수 있다. 이 통증유발점은 근육의 앞쪽 섬유 중간에 위치하며 긴장성 두통과 관련된 증상에 기여한다. 통증유발점이 후두하근 및 흉쇄유돌근에 있을 가능성이 높으므로 두통을 줄이려고 할 때 원인을 치료하기 위해서는 이러한 근육의 통증유발점도 함께 치료가 되어야 한다. 승모근의 상부 섬유에 있는 통증유발점(그림 6.20)은 한쪽 어깨에 무거운 가방을 메거나, 브래지어 끈의 압박, 편타성 손상 장애(WAD)와 같은 외상, 하지의 불균형으로 척추의 변형을 유발하고, 이로 인해 어깨 높이의 차이가 발생하면서 한쪽 승모근의 상부 섬유의 과활성화를 유발한다. 이외에도 운전 시 창문을 열고 한쪽 팔을 걸치고 운전하거나, 수동기어를 사용하는 등 스포츠나 취미활동에서의 반복적인 팔의 움직임도 문제를 유발한다. 반대로, 팔을 장시간 지지하는 경우에도 긴장성 통증유발점을 악화시킬 수 있다.

엄지손가락과 손끝으로 승모근 상부 섬유를 부드럽게 집어 촉진하면 승모근의 통증유발점을 찾을 수 있다. 고객이 누운 자세에서 팔을 수동적으로 들어 올리면 촉진이 쉬워진다. 이 기술을 자신의 근육에 사용해 본다. 오른팔을 의자나 테이블의 팔걸이에 받치고 오른쪽 어깨를 약간 올린다. 집게손가락과 왼손 엄지손가락을 사용하여 오른쪽 승모근의 윗부분을 살짝 집어 통증유발점을 찾을 때가지 손가락을 굴린다.

모라스카 외 연구진(2017)은 긴장성 두통이 있는 62명을 대상으로 단일 통증유발점 및 다중 통증유발점 마사지에 대한 반응성을 조사했다. 참가자들은 치료가 처방되지 않은 대조군 그룹, 초음파 그룹과 후두골과 상부 승모근의 통증유발점의 허혈성 압박 치료를 받는 그룹 등 이 세 가지 중 하나의 그룹에 무작위로 배정되었다. 치료는 6주 동안 주 2회 제공되었고, 한 회당 45분 동안 지속되었다. 마사지 그룹에서는 참가자가 누워 있는 동안 승모근을 엄지손가락과 손끝으로 근육을 집어 압박해서 치료했다. 압력계를 사용하여 압력 통증 임계값을 기준선에서 측정하고 첫 번째 및 열두 번째 치료 후에 측정했다. 대상자 중 마사지 그룹에서만 첫 번째 및 열두 번째 치료 후 압력에 통증 역치가 증가하는 것을 발견했다.

테랩, 유셉, 셀레이(2016)는 45명의 자원봉사자에 대한 연구에서 상부 승모근의 활성화된 통증유발점에 수동적 이완법에 대한 효과를 정량적인 측정법으로 조사했다. 기준점과 시술 후 두부의 압력 통증 역치 값과 능동적 측면 굴곡으로 평가되었다. 연구 결과에 따르면, 통각계로 통증유발점에 대한 이완을 받은 참가자는 측면 경사 범위가 크게 증가했으며, 이는 기기 사용 시 전달되는 압력의 일관성 때문일 수 있다고 저자는 밝혔다.

능동-보조적 STR: 상부 승모근, 앉은 자세, 전완

단계 1: 고객은 앉은 자세를 취하게 하고 승모근의 상부 섬유를 고정한다(그림 6.21).

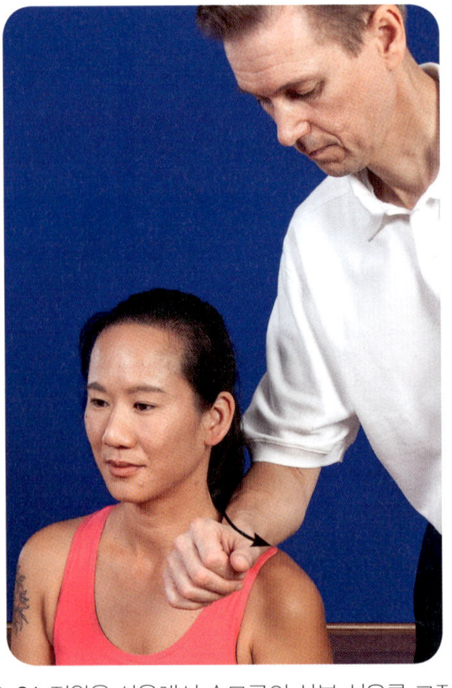

그림 6.21 전완을 사용해서 승모근의 상부 섬유를 고정한다.

단계 2: 치료사가 고정을 유지하는 동안 고객에게 그림에서처럼 편안한 신장을 느낄 때까지 자신의 목을 옆으로 굽히게 한다(그림 6.22).

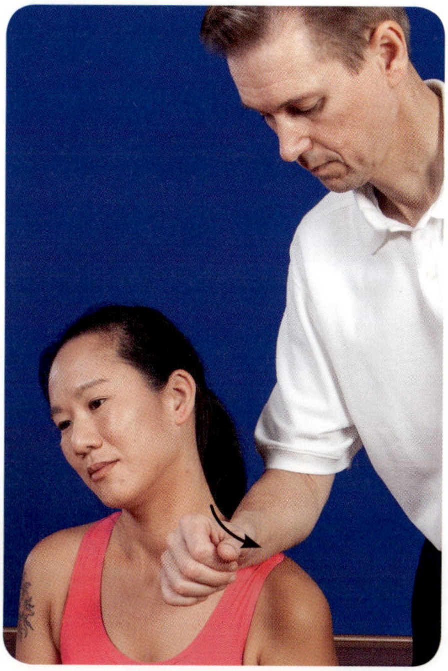

그림 6.22 목을 옆으로 기울여서 스트레칭 한다.

단계 3: 세 차례 반복하고 동일한 신장법을 반대쪽에서도 적용한다.

장점

- 이러한 자세에서 치료할 때에 치료사는 근육에 보다 쉽게 접근할 수 있으며, 좋은 지렛대 받침을 확보하게 된다.
- 고객 스스로 신장을 책임지기 때문에 목의 연부조직이 과신장될 위험은 거의 없다. 고객에게 단지 편안하고 통증 없는 범위에서만 신장하도록 상기시킨다면, 이러한 방법은 근육을 신장시키기 위한 안전한 방법이다.
- 연습을 통해서 그리고 환자를 치료해 봄으로써 치료사는 상부 승모근의 상이한 섬유들에 대하여 신장법을 국소화하기 위한 압력의 방향을 변화시키는 것이 가능해질 것이다.

단점

- 쇄골이나 견봉과 같은 뼈의 구조를 압박하지 않도록 조심한다.

능동-보조적 STR: 상부 승모근, 누운 자세, 마사지 도구

고객이 반듯이 누운 자세에서 능동-보조적 STR을 적용하면 승모근의 상부 섬유의 통증유발점을 치료할 수 있다.

단계 1: 고객이 반듯이 누운 상태에서 통증유발점을 촉진한다. 전방 섬유의 통증유발점을 치료할 경우 엄지손가락이나 마사지 도구를 활용하여 조직을 부드럽게 압박한다(그림 6.23). 상부 승모근의 뒤쪽 통증유발점을 치료하려면 단단한 마사지 볼을 사용하여 고객으로부터 피드백을 받아 정확한 위치를 확인해야 한다(그림 6.24).

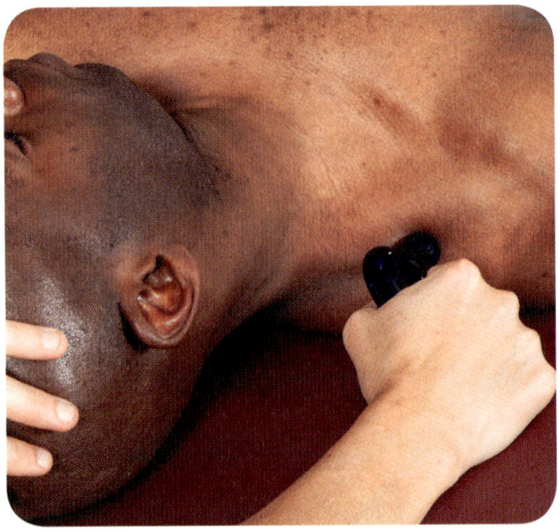

그림 6.23 마사지 도구를 사용하여 상부 승모근의 전방 섬유에 있는 통증유발점을 부드럽게 압박한다.

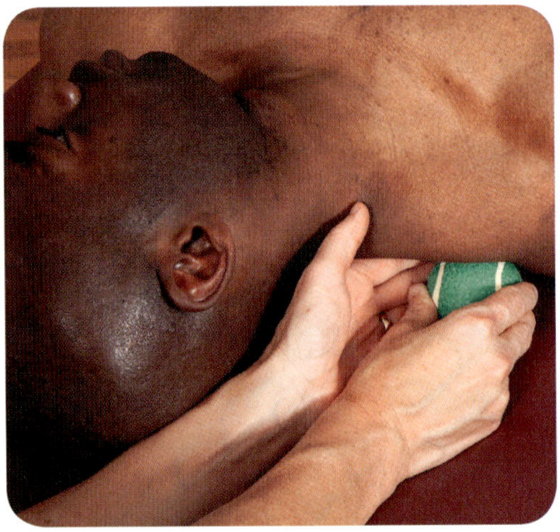

그림 6.24 승모근의 후방 섬유에 있는 통증유발점을 누르기 위해 마사지 볼을 사용해 적용한다.

단계 2: 엄지손가락이나 마사지 도구 또는 공으로 고정점을 부드럽게 압박한 상태에서 고객에게 옆으로 머리를 천천히 돌리도록 요청한다. 예를 들어 그림 6.23과 6.24에서 고객은 머리를 왼쪽으로 돌리고 있다. 머리를 옆으로 구부리면 도움이 되지만 일부 고객은 이 동작을 하는 데 제한과 어려움을 호소한다.

장점

- 누운 자세에서 고객에게 적용할 때 근육이 이완되기 때문에 상부 승모근의 섬유에 통증유발점을 치료하는 효과적인 방법이다.

단점

- 일부 고객들은 측면으로 목을 굽히는 동작을 수행하기 어려울 수 있다.
- STR 적용 후 해당 부위를 마사지하는 것이 더 어려울 수 있다.
- 신체의 특정 부위에 강한 압력을 가해서는 안 되는 골다공증 고객에게는 적합하지 않다.

능동적 STR: 상부 승모근, 앉은 자세 또는 선 자세, 마사지 도구

단계 1: 앉거나 서서 구부러진 우산의 손잡이 끝을 이용해서 상부 승모근을 부드럽게 압박한다(그림 6.25).

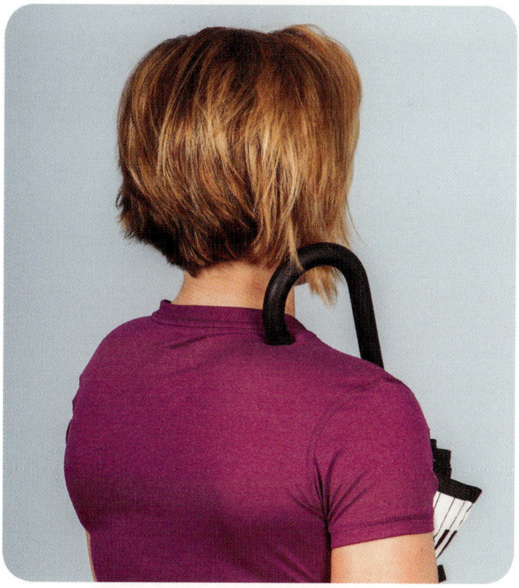

그림 6.25 우산의 구부러진 손잡이를 활용해 승모근을 누른다.

단계 2: 고정점을 유지하면서 머리를 반대쪽으로 돌리거나 기울인다(그림 6.26). 예를 들어 오른쪽 어깨의 상부 승모근의 근육을 고정할 때 머리를 왼쪽으로 돌리거나 왼쪽 귀를 왼쪽 어깨

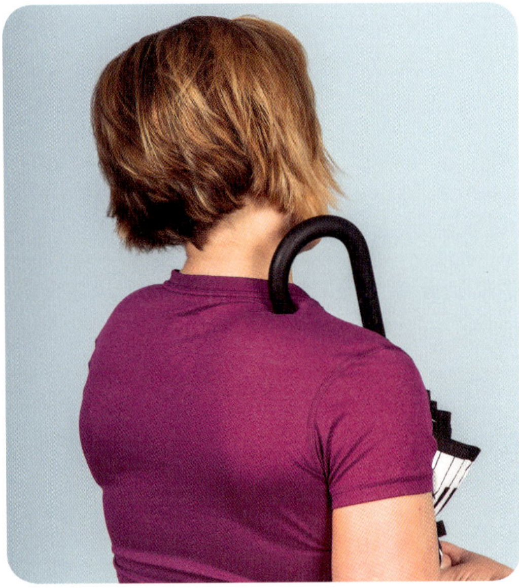

그림 6.26 목을 옆으로 기울여 약간 스트레칭 한다.

쪽으로 기울인다.

승모근의 상부 섬유는 우산 손잡이를 사용하는 대신 팔을 올린 상태에서 꼬집는 형태의 손 모양으로 잡을 수 있지만, 이 위치의 STR은 섬유들을 고정하는 데 사용하는 엄지손가락에서 압력이 나오기 때문에 상부 승모근을 효과적으로 늘리지 못한다. 따라서 사각근을 치료하는 데 효과적이다. 이 방법을 스스로 적용해 본다. 오른팔을 올린 상태에서 왼손의 엄지손가락과 손끝을 사용하여 오른쪽 승모근의 상부 섬유를 조심스럽게 집는다. 고정을 유지한 상태에서 머리를 왼쪽으로 회전시킨다. 그리고 집게손가락보다 엄지손가락으로 더 많은 압력을 느낄 수 있는지 주목하고, 오른쪽 목의 상부 승모근 앞쪽 조직이 늘어난다. 엄지손가락이 승모근의 앞쪽 측면 사각근을 누르고 있기 때문에 승모근의 상부 섬유에 대한 능동적 STR의 효과는 덜 하지만 사각근을 스트레칭 하는 데 좋은 방법이다. 어떤 사람들은 테니스공을 사용하여 고정을 적용하는데, 이는 중간 및 하부 섬유를 고정할 때 도움이 될 수 있지만 정확한 위치로 상부 섬유 조직을 효과적으로 압박하는 것은 어려울 수 있다. 하지만 STR을 적용하려는 경우에 필요하다.

TIP 어느 쪽이 가장 좋은지를 결정하기 위해 한 손 또는 양손을 사용하여 능동적 STR을 연습한다. 오른쪽 승모근에 STR을 적용하고 왼손만 우산을 사용하여 근육을 누르면 근육이 이완되지만 양손을 사용할 때보다 가할 수 있는 압력이 적다는 단점이 있다. 양손을 사용하여 우산 손잡이로 승모근의 상부 섬유를 눌렀을 때, 승모근의 하부 섬유로 견갑골을 끌어 내려 수축시킨다. 이러한 방식으로 하부 섬유를 활성화시키는 것은 상부 섬유의 긴장을 감소시키며, 이는 스트레치를 가져오고 통증유발점을 치료하는 데 유리할 수 있다.

장점

- 승모근의 상부 섬유에 대한 능동적 STR은 우산처럼 간단한 도구로 어디서나 수행할 수 있다.

장점

- 승모근의 상부 섬유들이 과긴장된 곳에서는 우산의 고리가 근육에서 미끄러져 튕겨 나올 수 있어 고정점을 유지하기가 어려울 수 있다.

능동적 STR: 상부 승모근, 누운 자세, 공

능동적 STR을 사용하여 승모근의 상부 섬유 후면에 있는 통증유발점을 그림 6.24에 설명한 대로 공을 통증유발점 위에 놓고 머리를 한쪽으로 돌리며 누르면서 치료할 수 있다.

장점

- 근육이 이완되면 승모근의 상부 섬유 뒷부분에 쉽게 적용할 수 있다.

단점

- 승모근의 상부 섬유 앞부분에 적용하는 것은 어려울 수 있다.
- 일부 사람들은 공을 어깨 아래에 놓는 것이 불편할 수도 있다.
- 신체의 특정 부위에 압력을 가해서는 안 되는 골다공증 고객에게는 적합하지 않다.

두반극근의 통증유발점

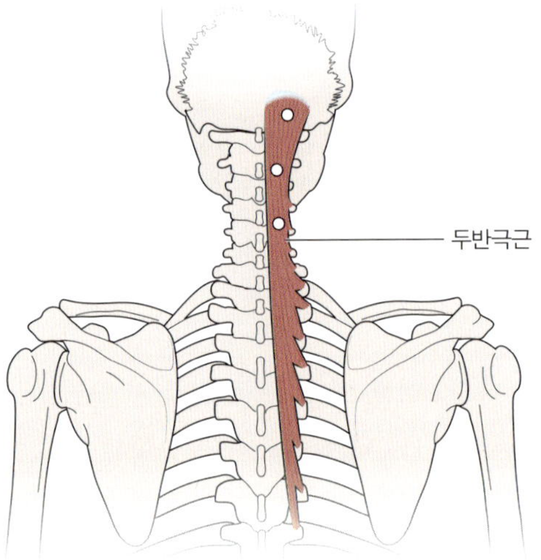

그림 6.27 두반극근의 통증유발점

목과 흉추 신전근 전체에 걸쳐 통증유발점을 찾을 수 있다. 로빈슨(2014)은 두통과 목의 기능 장애의 원인이 되는 통증유발점에 주사를 통한 치료 지침을 제공한다. 페르난데스 외(2015)는 흉추 부분의 척추 통증을 치료하는 데 통증유발점에 침술을 적용하는 과정에 대해 설명했다. 예를 들어 그림 6.27은 척추 근육은 중앙선에서 1~2cm의 측면에 위치하는데 이 중 일부분에서 통증유발점을 나타내며, 두개골의 머리와 아래 부분과 관자놀이에서 승모근과 능형근 중간 경계까지 방사통을 호소한다. 이러한 문제는 머리가 약간 구부러지거나 근육에 스트레스가 가해지거나 측면으로 지지되고 있는 근육이 이완될 때 심화될 수 있다. 그리고 흉부 다열근의 문제 여부를 보려면 손가락을 척추의 극의 바로 인접한 측면을 눌렀을 때 통증이 있는 돌출된 부분을 찾으면 된다. 또한 흉최장근 근육의 통증유발점은 척추의 각 측면에 평행하게 위치한 근육을 촉진하면 찾을 수 있다. 이러한 부분들의 통증유발점은 거북목과 같이 장시간 긴장된 상태로 목을 유지하면서 경추 신전근이 자세적 스트레스 또는 외상을 입음으로 인해서 두통이 영구화된다.

여기에서 조직을 고정하면 목이 앞으로 이동하게 되기 때문에 STR을 목의 뒤쪽 부분에 통증유발점을 쉽게 적용할 수 없다. 마찬가지로 흉부의 중간 및 아래쪽 부분에서 몸통이 앞으로 밀린다. 두 경우 모두 앞으로 중심이 이동되면서 고객이 시술자에게서 멀어지게 되기 때문에 스트레칭 전에 고정을 시키는 것을 어렵게 한다. 그렇기 때문에 몸의 윗부분인 경추 7번에서 조금 낮은 곳에 적용해야 효과가 있고, 뒷목의 조직에 스트레칭을 시킬 수 있다.

능동-보조적 STR: 척주기립근, 앉은 자세, 손가락 마디

단계 1: 고객을 앉게 한 후 등의 중간 부위에서 조직을 고정한다(그림 6.28). 이 사진에서 치료사는 자신의 손가락 마디를 적용했다.

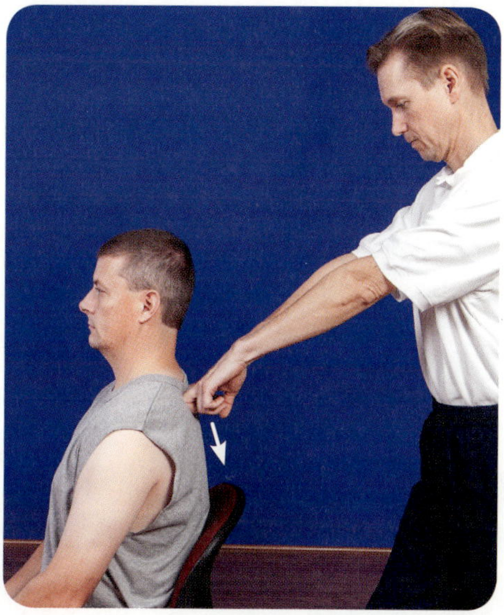

그림 6.28 척주기립근을 손가락 마디로 고정한다.

단계 2: 치료사가 고정을 유지하는 동안 고객에게 목을 굽히게 한다(그림 6.29).

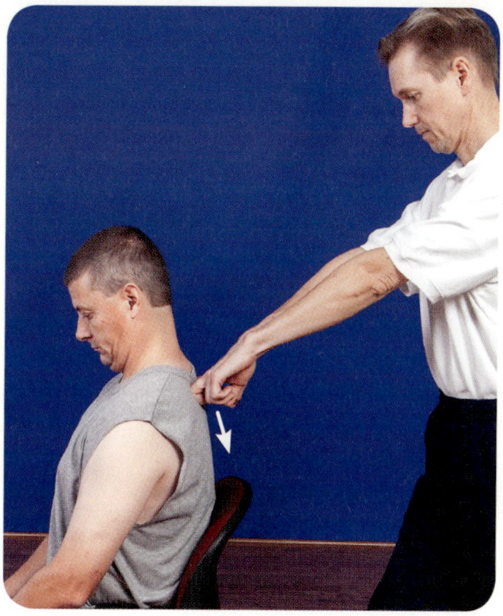

그림 6.29 능동적 목 굴곡은 스트레칭을 시킨다.

단계 3: 고정점의 압력을 조절하여 반복하며 치료사의 고정점을 처음 위치보다 약간 위쪽으로 이동한다. 목에 도달할 때까지 상방으로 치료를 반복한다. 만약 올바르게 STR을 적용했다면 척추기립근을 따라서 고정하도록 올라가므로 고객은 증가하는 신장감을 느끼게 될 것이다.

장점

- 고객들은 대개 이것이 편안한 신장법임을 알게 된다.
- 이 방법은 앉은 자세의 고객에게 시행될 수 있다.

단점

- 이러한 조직에서 좋은 고정을 확보하는 것은 어렵다. 그림 6.29에서 보듯이 고정 압력은 머리를 앞으로 숙이게 만든다. 고객은 바른 자세를 유지하기 위해서 연습이 필요하며, 손을 뒤로 밀고 있을 수도 있다.
- 치료사는 자신의 손가락이나 엄지손가락의 과도한 사용에 유의한다.

TIP 소량의 마사지 오일을 바른 다음 수건이나 천을 활용하면 더 쉽게 고정점을 만들 수 있다.

사각근의 통증유발점

사각근의 통증유발점(그림 6.30)은 어깨와 팔의 앞뒤 및 견갑골의 중간 경계에 통증을 방사한다. 고객이 누운 자세로 있을 때 손가락 끝의 압력으로 가장 쉽게 촉진할 수 있다. 이 근육들은 머리에는 통증을 나타내지 않지만, 플로렌시(2015)에 의하면 편두통이 없는 30명의 여성에 비해 편두통이 있는 여성의 경우 통증유발점에 대한 압력에 대한 임계값이 감소한 것으로 나타났으며 머리 통증과 연관이 있는 것으로 알려진 후두하근들, 흉쇄유돌근과 승모근뿐만 아니라 견갑거근에도 영향을 미친다고 한다. 이러한 문제를 보인 고객은 목 근육을 촉진한 뒤 치료해야 한다고 권고한다.

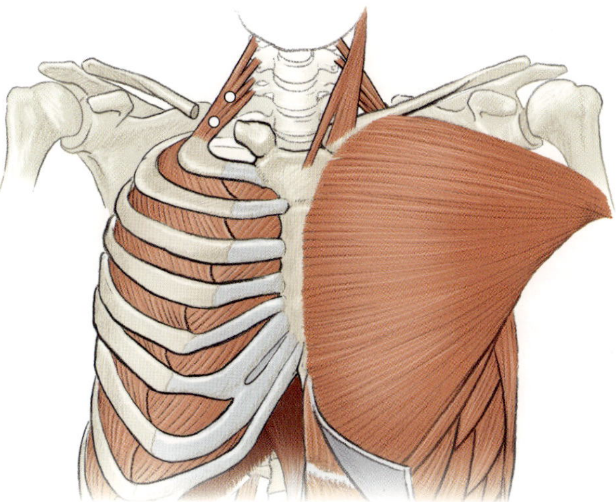

그림 6.30 사각근의 통증유발점

시몬스와 트래블(1999)은 사각근의 통증유발점을 영구화시키는 요인의 목록을 제공한다. 외상이나 물건을 운반할 때 반복적으로 당기고 들어 올리는 일, 호흡기 근육의 과사용, 기침, 특발성 측만증, 악기 연주, 말 타기 등이 요인으로 꼽힌다.

호흡기 근육에 의한 흡기 제한이 기능을 손상시킬 수 있다는 가정하에 리와 연구진(2016)은 사각근이 갈비뼈에 부착되고 따라서 호흡에 관여하는 근육인 만큼 스트레칭의 효과를 검증하는 연구를 수행했다. 그들은 20세 여성 20명을 대조군과 사각근을 스트레칭 하는 그룹으로 나누어 실험하였고, 각 참가자들은 디지털 폐활량계를 사용하여 스트레칭 전후에 변화를 측정하였다. 스트레칭 그룹은 의사의 도움을 받아 총 15분간 전방, 중간 및 후방의 사각근을 스트레칭하는 프로토콜을 따랐다. 스트레칭을 수행한 그룹에서 흡기량과 호기량 모두 증가하여 저자들은 사각근의 근육을 스트레칭 하면 폐 기능을 개선시킨다는 결론을 내렸다. 통증유발점의 치료와 스트레칭을 결합하면 동일한 이점을 얻을 수 있으며, STR을 적용하는 것 또한 한 가지 방법이다.

능동-보조적 STR: 사각근, 앉은 자세, 손가락

단계 1: 고객을 앉게 하고 치료사의 손가락을 이용해서 사각근을 부드럽게 고정한다(그림 6.31).

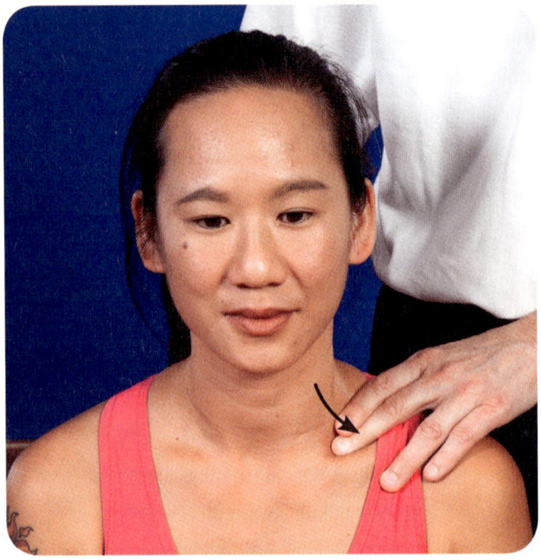

그림 6.31 손가락을 이용해 부드럽게 사각근을 압박한다.

단계 2: 고객에게 조직 내부에서 편안한 신장을 느낄 때까지 고정한 쪽에서 먼 쪽으로 머리를 돌리도록 요청한다(그림 6.32).

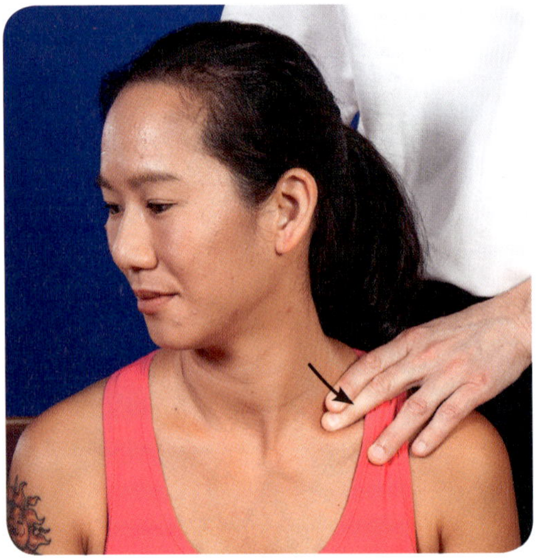

그림 6.32 목의 능동적 회전은 스트레칭을 시킨다.

단계 3: 왼쪽과 오른쪽에서 세 차례씩 신장법을 반복한다.

장점

- 치료사가 이러한 자세에서 치료할 때는 고객이 신장을 책임지기 때문에 목의 연부조직이 과신장될 위험이 거의 없다. 고객에게 편안하고 통증 없는 범위 내에서 신장하도록 충분히 주의시킨다면 이 방법은 근육을 신장하기 위한 안전한 치료법이 된다.

단점

- 목의 혈관 조직을 피하면서 사각근을 고정하기 위하여 연습이 필요하다.

능동-보조적 STR: 사각근, 누운 자세, 손가락

단계 1: 고객이 누운 상태에서 손가락을 사용하여 사각근을 부드럽게 압박해서 누른다(그림 6.33).

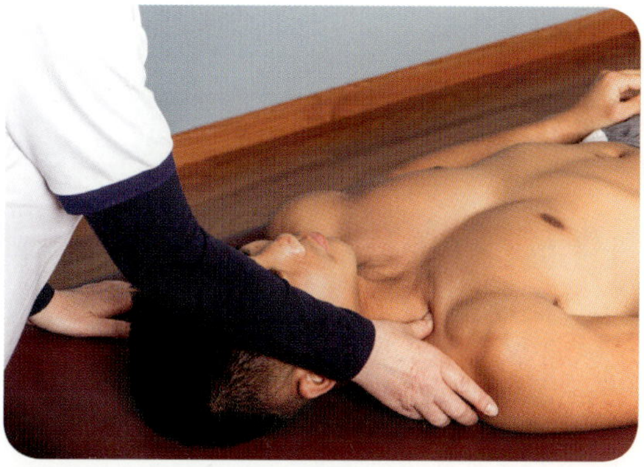

그림 6.33 누운 자세에서 고객의 사각근을 부드럽게 누른다.

단계 2: 압력을 유지하는 동안 고객에게 고개를 돌려 달라고 한다(그림 6.34).

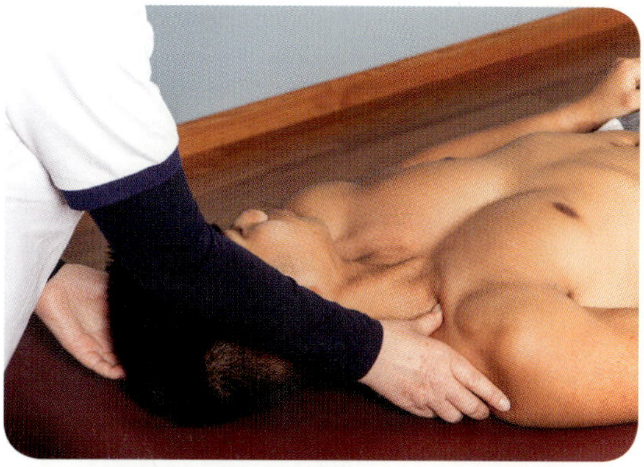

그림 6.34 목의 능동적 회전은 스트레칭을 시킨다.

장점

- 목 근육이 이완되기 때문에 특히 사각근에 효과적인 방법이다.
- 이 기술은 고객이 앉아 있을 때보다 누워 있을 때 더 쉽게 적용 가능하며 통증유발점 치료에 효과적이다.

단점

- 능동-보조적 STR을 적용할 때와 마찬가지로 고객의 목 구조를 이해하고 혈관을 피해서 고정하는 것을 연습해야 한다.

능동적 STR: 사각근, 앉은 자세, 손가락

단계 1: 앉거나 서서 입을 다물고 오른손으로 목 왼쪽의 사각근을 가볍게 촉진한다. 혈관이 아닌 근육 위에 손가락을 사용하여 압력을 가한다(그림 6.35).

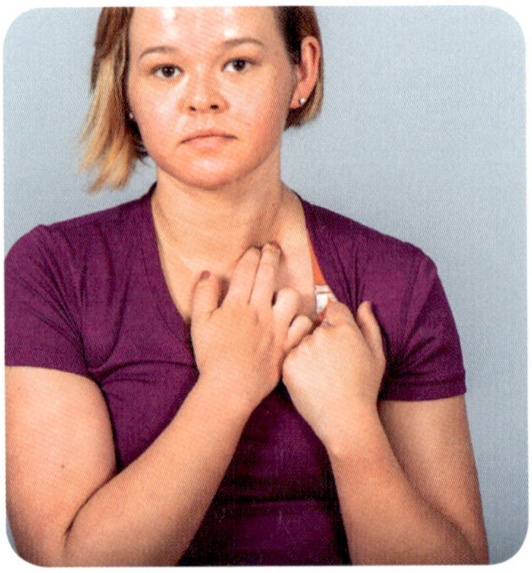

그림 6.35 사각근을 부드럽게 압박한다.

단계 2: 부드러운 압력을 유지하면서 천천히 머리를 오른쪽으로 회전시키며 연부조직을 늘린다(그림 6.36).

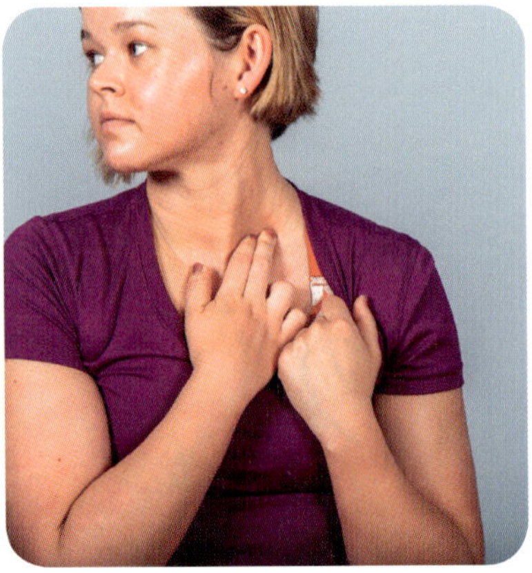

그림 6.36 부드러운 압력을 유지하면서 사각근을 늘린다.

단계 3: 왼손을 사용하여 오른쪽 사각근을 고정한 다음 머리를 왼쪽으로 회전시켜 반대쪽 스트레칭을 반복한다.

장점

- 목 앞쪽의 연부조직을 늘리는 데 유용한 방법이다.
- 치료사가 목에 압력을 가할 때 불편함을 느끼는 고객의 통증유발점을 치료하는 데 유용할 수 있다.

단점

- 목을 압박할 때는 손끝으로 촉진하여 맥박 부위를 압박할 수 있으므로, 고객의 혈관을 누르지 않도록 주의해야 한다.

간단한 질문

1. 치료사가 능형근에서 수동적 STR을 적용할 때에 고객이 팔을 베드 밖으로 위치해야 하는 이유는 무엇인가?
2. 대흉근에서 능동-보조적 STR이 적용될 때에 치료사는 고정 압력을 어떻게 분산시켜야 하는가?
3. 왜 견갑거근에 대한 능동-보조적 STR이 목의 조직을 신장시키는 비교적 안전한 방법이 되는가?
4. 상부승모근의 위쪽 섬유로 능동-보조적 STR을 적용할 때에 치료사가 반드시 주의해야 하는 뼈 구조는 무엇인가?
5. 척주기립근에서 능동-보조적 STR이 적용될 때에 일단 치료사가 조직으로 고정을 만들고 난 후 환자는 굽히는가 펴는가?

7

다리에 대한 연부조직 이완법

이 장에서는 다리에 대한 연부조직 이완법을 적용하는 방법을 설명한다. 여기에서 여러분은 신체 하부의 주요 근육군 각각에 대한 수동적, 능동-보조적, 능동적 STR을 적용 방법을 비교해 볼 수 있다. 이 장에는 각 근육에서 발견되는 통증유발점에 대한 그림과 정보도 포함되어 있다. 그렇지만 STR의 세 가지 형태 모두가 모든 근육군에 적용될 수 있는 것은 아님을 유념해야 한다(표 7.1 참조).

표 7.1 다리 근육에서 사용되는 STR의 유형

근육	수동	능동-보조	능동
슬괵근	V	V	V
비복근	V	V	V
발	–	V	V
사두근	–	V	V
전경골근	–	V	–
종아리근	–	V	–
둔근	–	V	–
장골근	–	V	–

- 수동적 STR: 수동적 STR은 슬괵근과 비복근을 치료하는 훌륭한 방법이다. 수동적 STR은 기술적으로 발과 전경골근, 골간막, 대퇴사두근, ITB, 종아리근 및 장골에 적용될 수 있겠지만 치료사의 손과 엄지손가락에 손상을 주기 쉽다. 이 방법은 사두근에도 적용할 수는 있다. 하지만 역시 치료사의 허리에 부담을 주게 된다. 그러므로 이러한

근육들에 대한 수동적 STR 방법은 여기에서 제외하였다.

- 능동-보조적 STR: 표 7.1에서 보듯이 다리의 모든 근육에 능동-보조적 STR을 적용하는 것이 가능하다. 그렇지만 치료사가 모든 근육에 이러한 방법을 적용해야 한다는 것을 의미하지는 않는다. 근육들에 대하여 적용하기가 가장 쉬운 능동-보조적 STR을 스스로 찾아보도록 방법들을 연습해야 한다.
- 능동적 STR: 테니스공을 사용해서 슬괵근, 종아리, 발, 사두근 및 둔근에 대하여 능동적 STR을 적용하는 것이 가능하기는 하다. 그러나 시행하기가 비교적 어려우며, 이러한 전경골근, 골간막 및 장골 근육들에는 능동-보조적 STR만큼 효과를 보기 어려울 것이다. 그러므로 이 근육들에는 능동적 STR을 포함하지 않았다. 이어지는 페이지에서 도움이 될 만한 지침을 포함해서 다리 근육에 적용할 수 있는 수동적, 능동-보조적, 능동적 STR에 대한 상세한 설명을 제공할 것이다.

슬괵근의 통증유발점

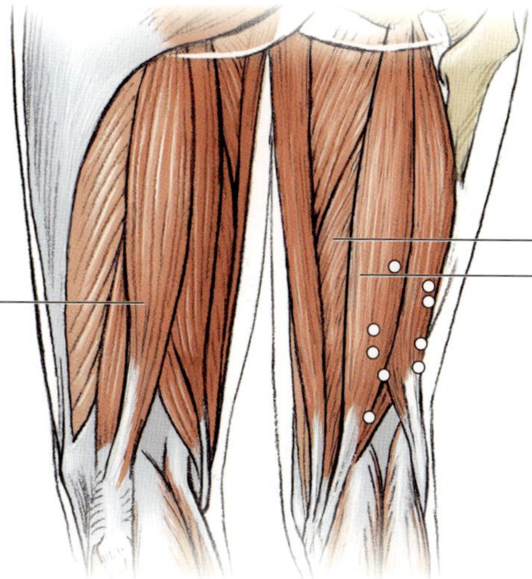

그림 7.1 슬괵근의 통증유발점

통증유발점은 슬괵근의 세 근육인 반막양근, 반건양근 그리고 대퇴이두근 중간에서 아래 부분에 있다(그림 7.1). 여기서 통증유발점은 주로 무릎 뒷부분과 뒤쪽 대퇴부의 근위부에 통증을 나타낸다. 이러한 증상은 무릎을 구부린 상태로 장시간 책상에 앉아 있거나 운전을 하거나 작업을 할 때 또는 침상생활을 오래하거나 부상이나 질병 이후 휠체어를 타거나 하면 문제가 지속된다. 또한 허벅지 뒤쪽에 압박을 강하게 받는 것도 하나의 요인이다. 이 근육 그룹의 통증유발점은 고객의 무릎이 구부러진 경향이 있고, 옆으로 누운 자세나 엎드린 자세에서 촉진된다.

트램파스 외 연구진(2010)은 슬괵근이 경직되고 통증유발점이 최소 1개 이상인 30명의 남성 그룹을 대상으로 스트레칭 단독의 대조군과 실험군의 스트레칭과 함께 통증유발점 치료의 효과를 비교했다. 그들은 무릎의 가동범위, 신장 지각, 압박 통증 역치 및 VAS를 중재 전후에 측정했다. 통증유발점 치료와 스트레칭 그룹의 통증유발점에는 통증이 없는 섬유간 마찰 마사지 방법을 적용했다. 두 그룹 모두 치료를 받지 않은 대조군과 비교하여 치료 후 조치에서 개선된 것으로 나타났다. 통증유발점 치료와 스트레칭을 받은 그룹은 스트레칭만 받은 그룹에 비해 결과가 크게 개선되었다.

TIP 허벅지 뒤쪽으로 방사되는 통증이 좌골신경통이 아닐 수도 있으며, 슬괵근의 통증유발점으로 인해 나타날 수 있다.

수동적 STR: 슬괵근, 엎드린 자세, 주먹

단계 1: 고객을 엎드리게 하고 무릎 관절을 굽혀서 이러한 근육들을 수동적으로 짧아지게 만든다. 엄지손가락이나 주먹을 사용해서 좌골뼈에서 근육의 기시점에 인접해서 근육을 고정한다. 치료사는 이러한 신장에서 섬유들을 고정할 때마다 압력을 직각이 아닌 좌골뼈로 향하도록 방향을 정한다. 주먹으로 고정할 때 손목의 정렬 상태를 유지하고, 구부러지거나 신전된 상태로 누르지 않는다. 엄지손가락으로 조직을 고정하는 경우 과도하게 사용하면 엄지손가락이 손상될 수 있으므로 가볍게 눌러야 한다.

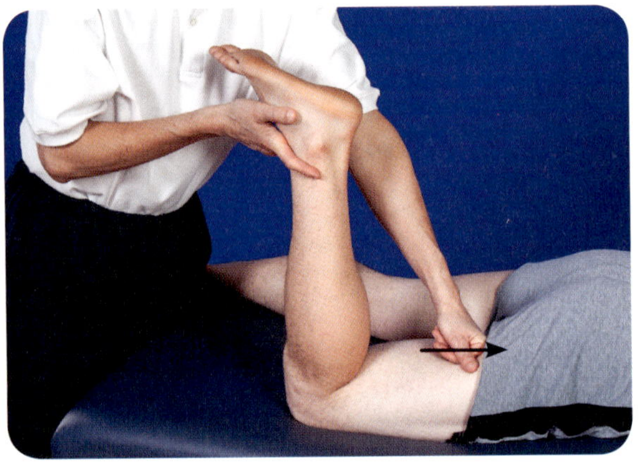

그림 7.2 슬괵근을 압박할 때 좌골뼈 방향으로 고정한다.

TIP 이러한 방식을 취할 때 볼기 아래에서 고정하는 것은 일부 고객들에게 상당히 불편할 수 있기 때문에 치료에 앞서 치료사는 고객에게 어디에 고정이 만들어질지 설명해야 한다. 그림 7.2에서 치료사는 허벅지 윗부분 좌골뼈의 원위부를 고정점으로 선택했다.

단계 2: 치료사가 고정을 유지하는 동안 무릎 관절을 펴서 근육을 부드럽게 신장시킨다(그림 7.3). 많은 고객들은 이러한 지점에서 큰 신장감을 느끼지 않을 것이다.

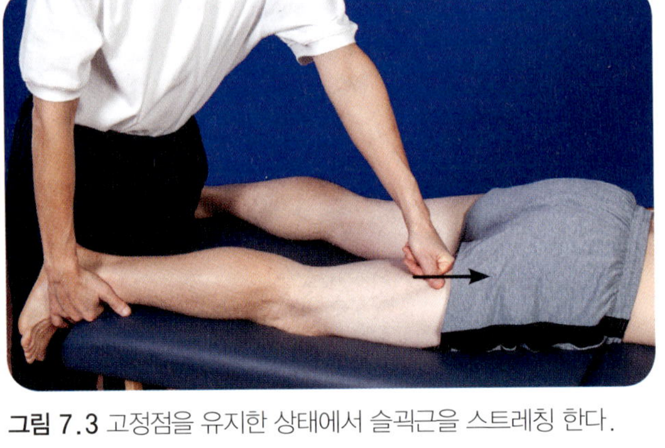

그림 7.3 고정점을 유지한 상태에서 슬괵근을 스트레칭 한다.

단계 3: 무릎을 수동적으로 구부린 상태에서 허벅지 중앙선에서 약간 더 먼 쪽에 고정을 선택한다(그림 7.4).

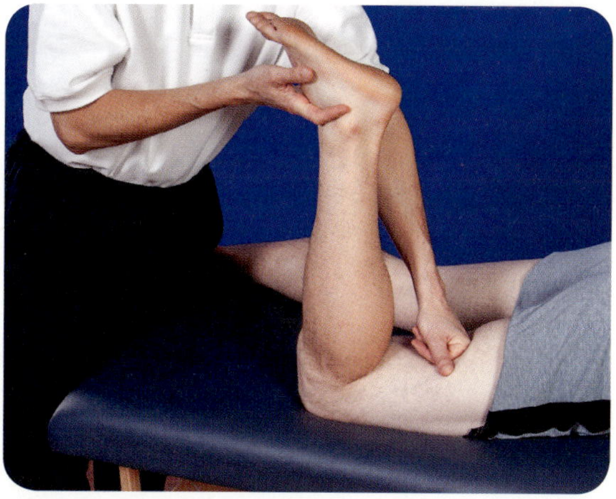

그림 7.4 슬괵근의 약간 먼 쪽에 고정점을 만든다.

단계 4: 치료사가 고정을 유지하는 동안 수동적으로 무릎 관절을 펴서 조직을 신장시킨다(그림 7.5).

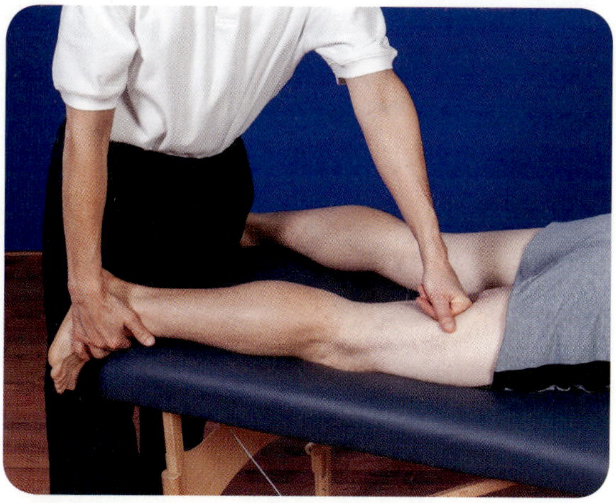

그림 7.5 슬괵근을 스트레칭 한다.

단계 5: 몸 쪽에서부터 먼 쪽인 기시점 쪽으로 슬괵근의 길이를 따라서 내려가며 치료하고 이 과정을 반복한다. 무릎 관절 바로 뒤 공간인 오금으로 압박하지 않는다. 만약 치료사가 이러한 방법을 올바르게 시행했다면 슬괵근 힘줄을 향해서 치료해 가므로 고객은 증가하는 신장감을 경험할 것이다. 만약 고객이 그러한 느낌을 갖지 못한다면 능동-보조적 STR을 시행할 필요가 있다.

TIP STR은 슬괵근의 유연성 평가를 돕기 위해 사용될 수 있다. 치료사는 이러한 근육에서 몸 쪽부터 먼 쪽으로 치료하면서 느끼게 되는 저항에 주목한다. 치료사는 어느 근육이 가장 경직되었는지 느낄 수 있는가? 대퇴이두근(가쪽) 또는 반막양근과 반건양근(안쪽) 중 어느 쪽인가?

STR을 적용하여 통증유발점을 치료하려면 엄지손가락을 사용하여 압통점에 약한 압력을 반복해서 가해야 한다. 통증유발점이 사라지면 다른 부위로 이동해서 적용하며 통증유발점을 치료하기 위해 슬괵근에 스트레칭을 함께 수행할 수 있도록 지시한다.

장점

- 많은 고객들은 슬괵근의 경직을 호소한다. 이러한 방법은 슬괵근의 유연성을 평가하고 어느 근육이 가장 경직되었는지 확인하는 데 도움이 될 것이다.
- 슬괵근에 대한 수동적 STR은 엎드린 자세의 고객에게서 다리에 대한 전반적인 마사지 치료로 포함될 수 있을 것이다.
- 엄지손가락을 사용하여 근육의 중간 및 아래쪽에 위치한 통증유발점을 부드럽게 압박하면 수동적 STR을 적용하여 치료할 수 있다.

단점

- 슬괵근은 강력하고 힘이 넘치는 근육으로, 강한 조직 고정이 요구된다. 조직 고정에 주먹을 사용하는 것은 한 방법이지만 이것은 전완을 사용하는 것(능동-보조적 STR에서)은 강력하지는 못하다.
- 팔꿈치도 이러한 조직 고정에 사용될 수 있다. 그렇지만 지렛대의 길이로 인해서 팔꿈치를 사용하는 것은 무릎 관절에 대한 수동의 굽힘과 폄을 불가능하게 만들며, 치료사가 조직을 고정하기 위해 몸을 기울이게 되므로 자신의 자세가 무너질 것이다.

능동-보조적 STR: 슬괵근, 엎드린 자세, 전완

단계 1: 고객이 엎드린 자세를 유지하는 동안 무릎 관절을 구부리도록 요청한다. 치료사의 팔꿈치를 사용해서 좌골뼈 가까이로 슬괵근을 고정시킨다. 신장법에 앞서 연부조직 내부에서 생긴 일부 느슨함을 제거하도록 치료사의 압력이 좌골뼈 쪽으로 향하게 만든다.

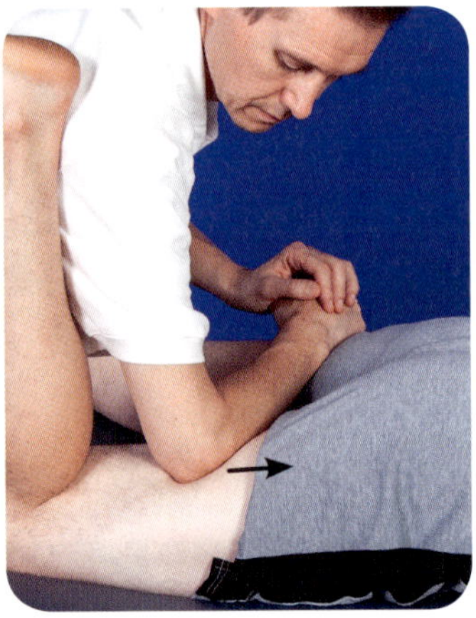

그림 7.6 팔꿈치를 사용하여 슬괵근을 좌골뼈 방향으로 압박한다.

단계 2: 치료사가 고정을 유지하는 동안 고객에게 종아리를 베드 아래로 내리도록 요청한다(그림 7.7). 이어서 치료사는 고정을 풀어 준다.

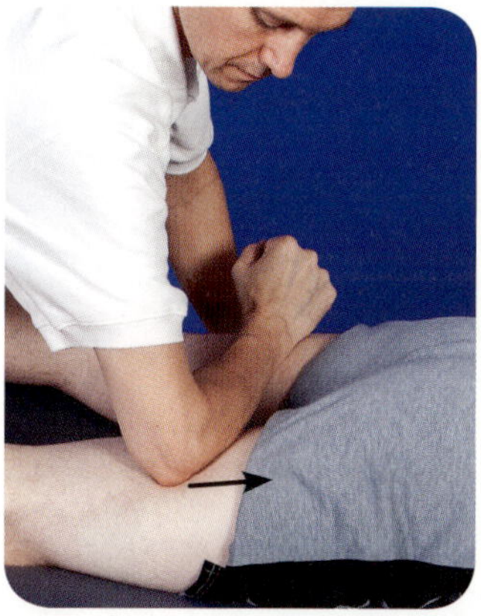

그림 7.7 고객의 종아리 스트레칭을 위해 베드 아래로 내리도록 한다.

단계 3: 처음보다 약간 먼 쪽에서 새로운 고정을 선택한다. 그 과정을 반복한다. 슬괵근의 건까지 좌골뼈에서부터 슬괵근을 내려가며 일직선을 따라 치료해 간다. 무릎 관절 바로 뒤 오금 공간은 압박하지 않는다.

TIP 무릎은 기법을 적용할 때 구부리거나 그 후에 완전히 펼 필요가 없다. 실제로 무릎 뒤쪽이 심하게 단축된 고객에게 적용할 때는 처음에는 완전한 신전은 바람직하지 않으며, 가능하지도 않을 수 있다.

장점

- 이러한 방법은 아래팔을 사용해서 고정하도록 허용하므로 연부조직으로 보다 강한 고정을 제공하게 된다.
- 슬괵근에 대한 능동-보조적 STR은 무릎 관절에 대한 수술이나 무릎 관절의 고정 이후에 재활 치료 과정의 한 부분으로서 각별히 유용하다. 이러한 방법은 무릎 관절에서 가동범위를 증가시키고 슬괵근 근력의 증대에 도움이 된다. 슬괵근은 고객 자신의 무릎 관절을 능동적으로 굴곡시킬 때마다 단축성으로 수축한다. 근육은 고객이 자신의 무릎 관절을 펴 주므로 신장성으로 수축한다.
- 무릎 관절이 완전하게 굽혀질 필요가 없음에 유념한다. 예를 들어 이 방법이 인공관절 수술 후 사용될 때에는 고객이 통증 없는 범위 내에서 근육을 사용하므로 무릎굽힘 증가에 도움이 될 것이다.

단점

- 조직을 고정할 때에 치료사는 보폭을 넓게 유지하며 상체 체중이 고객이나 베드로 받쳐지도록 만들어 줌으로써 자세를 보호하도록 주의한다. 연습을 하면 이것이 쉬워질 것이다.
- 팔꿈치 또는 전완의 측면을 사용하여 허벅지의 통증유발점에 접근할 수 있다.

TIP 치료사와 가장 가까운 다리(그림7.8)에서 적용하는 것이 몸을 가로질러 반대쪽 다리에 적용하는 것보다 더 쉽다. 왼쪽 다리를 치료할 때 오른팔을 사용하는 것(또는 오른쪽 다리를 치료할 때 왼쪽 팔을 사용하는 것)이 더 쉽다.

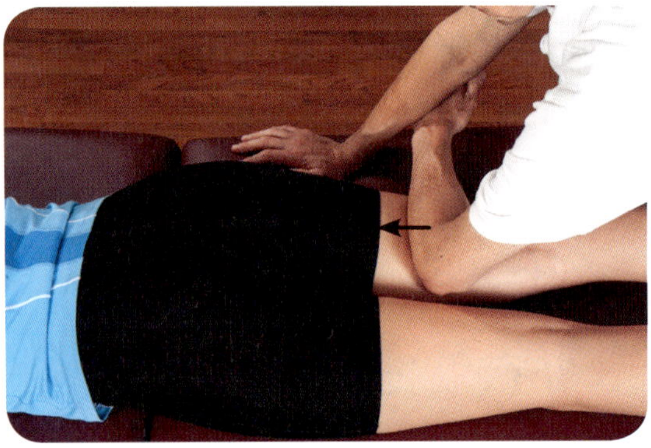

그림 7.8 치료사와 가장 가까운 다리에 STR을 적용한다.

치료 사례

능동-보조적 STR은 무용수는 상당한 유연성이 있지만 그럼에도 자신의 근육에서 경직을 느끼는 경우를 치료할 때 상당히 좋은 효과를 나타낸다. 이러한 고객들은 치료 전후 모두 자신의 가슴이 쉽게 허벅지에 닿도록 만들 수 있기 때문에 STR로 슬괵근의 길이를 검사하는 것은 적절한 방법이 아니다. 따라서 경직의 특정한 부위를 확인하고, 고객의 반응을 이용해서 때로는 오일을 더해서 또는 오일 없이, 해당 부위와 주위를 치료한다.

TIP 팔꿈치를 사용하면 보다 구체적인 고정점을 만들 수 있다. STR을 사용하여 손가락의 촉각으로 처음 식별한 통증유발점을 치료할 때 엄지손가락을 대신할 수 있다(그림 7.9). 그러나 팔꿈치는 근육의 원위부 끝에는 적용이 어렵기 때문에 이때는 엄지손가락을 사용하는 것이 더 좋다.

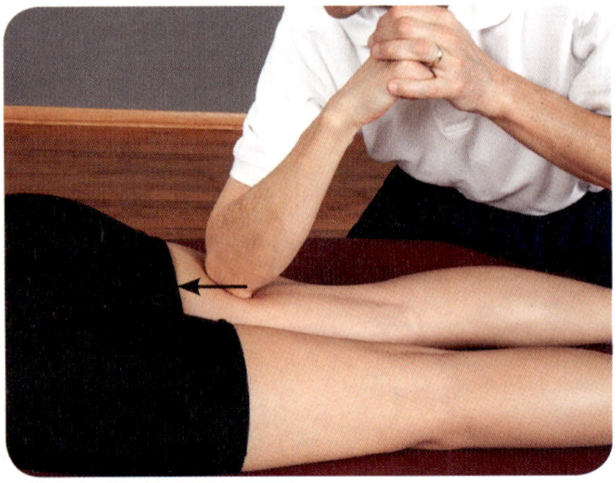

그림 7.9 팔꿈치를 사용하여 고정점을 만든다.

TIP 슬괵근에 통증유발점을 치료할 수 있는 자세는 고객이 누운 자세로, 고관절이 90도로 구부러져 있는 상태이다. 이 위치에서 엄지손가락을 사용하여 고객의 무릎 아래 허벅지의 원위부에서 이 부위의 통증유발점을 눌러 찾을 수 있다. 통증유발점에 압력을 가하면 무릎을 똑바로 뻗을 때까지 천천히 뻗도록 고객에게 요청한다. 통증유발점 치료 후 고객은 이미 수동적 슬괵근 스트레칭에 적합한 자세로 있다.

능동적 STR: 슬괵근, 누운 자세, 공

단계 1: 누운 자세를 취하고 자신의 무릎 관절을 굴곡하므로 근육을 단축시키고 테니스공을 자신의 슬괵근 위의 한 부분에 위치시킨다(그림 7.10).

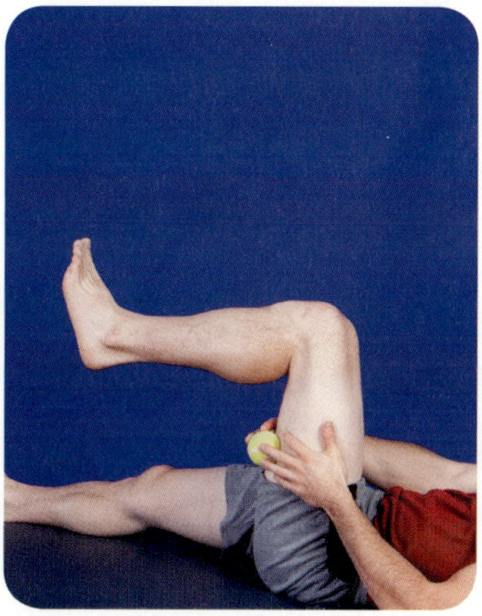

그림 7.10 슬괵근에 볼 적용하기

단계 2: 그림처럼 테니스공을 유지하는 동안 자신의 무릎 관절을 천천히 펴 준다(그림 7.11).

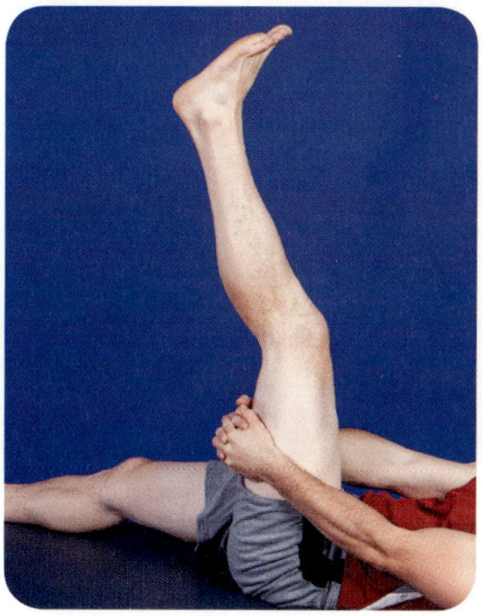

그림 7.11 공을 이용한 슬괵근 스트레칭

좌골뼈 주위에서 자신의 첫 번째 고정(테니스공을 사용해서)을 만들며, 점차 무릎 쪽으로 이어지는 고정점으로 치료해 간다. 슬괵근은 커다란 근육군이므로 신장으로부터 충분하게 이로움을 주도록 근육 위에 전반적인 치료가 필요하다. 때때로 슬괵근의 가쪽에서 대퇴이두근과 함께 몸 쪽에서 먼 쪽으로(좌골뼈에서 무릎 관절 쪽으로) 보다 체계적으로 치료하는 것이 최선이 될 것이다. 이것을 충분하게 치료했다고 생각되면 고정을 보다 안쪽 방향으로 반막양근과 반건양근의 위에 위치하도록 이동시키고 동일한 방식으로 이러한 부위를 치료하도록 이어간다. 이 기법을 적용하여 통증유발점을 치료하려면 슬괵근에서 통증유발점을 찾을 때까지 근육을 촉진하고 공을 그 위에 놓고 통증유발점이 사라질 때까지 같은 지점에서 STR을 여러 번 반복한다.

장점

- 이 방법은 앉은 자세에서 시행될 수 있으며, 능동적 STR을 적용하여 슬괵근의 통증유발점을 치료함에 유용하다.
- 다리를 올리면 혈액과 림프의 흐름이 좋아지고 운동 후 회복에 도움이 된다.

단점

- 만약 자신이 보다 발달되고 강한 슬괵근을 갖고 있다면, 이러한 조직 고정에 필요한 충분한 압력을 적용함에 어려움을 겪게 된다.

수동적 STR: 슬괵근, 앉은 자세, 공

단계 1: 평소대로 무릎을 구부린 상태로 앉아서 의자와 허벅지 아래 사이에 공을 놓는다(그림 7.12).

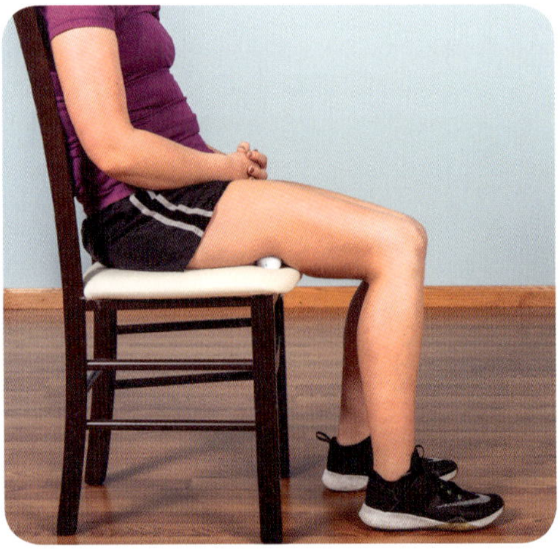

그림 7.12 슬괵근의 능동적 STR의 시작 위치

단계 2: 무릎을 편다(그림 7.13).

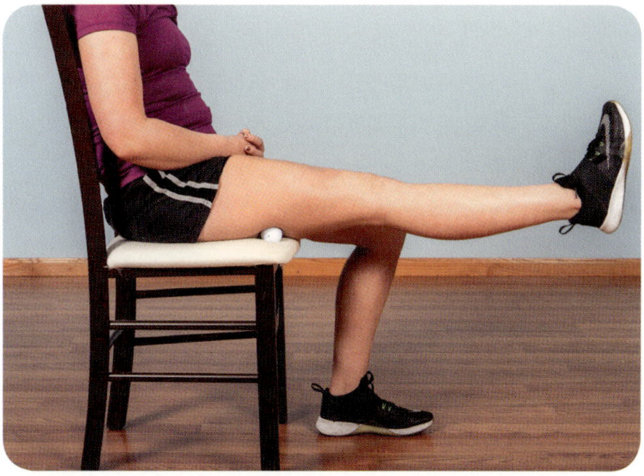

그림 7.13 무릎을 신전시켜 슬괵근에 능동적 STR을 적용한다.

장점

- 앉아서 하는 STR은 장시간 앉아서 근무하는 사무직에게 적용하면 유용하다.
- 앉은 자세에서 하는 STR은 손으로 공을 제자리에 고정할 필요가 없기 때문에 누워서 하는 것보다 덜 힘들다.
- 앉아서 능동적 STR을 적용할 때 통증유발점을 치료하는 것이 비교적 쉽다.

단점

- 앉았을 때 슬괵근에 능동적 STR을 적용할 때보다 슬괵근에 더 많은 압력을 가하며, 고통스러울 수 있다.

종아리근의 통증유발점

그림 7.14는 종아리 근육의 내측과 외측에 있는 통증유발점을 보여 준다. 내측 통증유발점은 주로 종아리 내측 측면에서 방사되어서 발등과 뒤쪽의 무릎 안쪽 및 내측면에 통증을 나타내며, 외측 통증유발점은 국소적으로 외측의 무릎 부위에 통증을 나타낸다. 발레를 하거나 언덕을 오를 때처럼 발뒤꿈치를 들거나 하이힐을 장시간 신거나 발목이 휘어지게 되면 이러한 문제가 악화되고, 종아리를 압박하게 되면서 영구화된다.

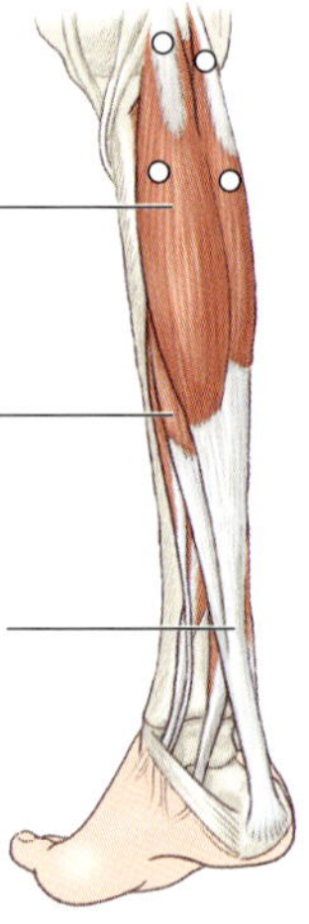

그림 7.14 종아리근의 통증유발점

종아리의 통증유발점은 고객이 엎드린 자세에서 발을 치료용 베드 가장자리(그림 7.15)에서 벗어나거나, 의자에 무릎을 꿇거나 의자 가장자리에서 발을 떼거나 고객이 옆으로 누운 자세에서 치료할 수 있다.

그리브, 바넷 외 연구진(2013)은 종아리 통증이 있는 10명의 참가자를 대상으로 하퇴삼두근에 통증유발점 검사를 했다. 각 시술 전후에 기준을 측정했다. 기준 측정은 압력통증 임계값, 통증유발점의 유무, 발목의 가동범위, 하지근골격계 기능 셀프평가(LEFS)와 구두통증척도(VRS)가 시행되었다. 치료사는 엄지손가락을 사용하여 비복근과 가자미근의 압통점을 촉진하고 수동적으로 종아리 근육을 늘렸다. 참가자들에게는 하루에 최소 1회 이상 테니스공이나 폼롤러를 활용해서 통증유발점을 스스로 치료한 뒤 종아리를 능동적으로 스트레칭 해야 한다고 조언했다. 10명의 참가자들에서 13개의 활성화된 통증유발점이 확인되었는데 처치 후 모두 사라졌다. 그러나 참가자 전체에서 확인되었던 31개의 잠재성 통증유발점은 30개로 줄어들었을 뿐이다. 모든 참가자의 비복근과 가자미근의 압박 통증 점수와 마찬가지로 발목의 가동성이 개선되었다.

그리브, 크랜스턴 외 연구진(2013)은 달리기를 하는 사람들 22명을 대상으로 하퇴삼두근의 잠재성 통증유발점에 대해 연구했다. 참가자들은 일주일에 적어도 두 번 이상은 달리기를 하고 발목의 배측 굴곡에 제한을 호소하고 모두 하나 이상의 잠재성 통증유발점을 가지고 있었다. 통증유발점을 엄지손가락으로 10분 동안 압박하였으며 다른 그룹은 비복근과 가자미근을 각각 10초씩 스트레칭 했다. 발목의 가동성은 양쪽 그룹에서 모두 증가했지만 중재 그룹에서 더 컸다. 중재 그룹에서의 증가는 통계적으로 유의미했으며, 저자는 근막의 통증유발점에 대한 치료가 발목의 가동성에 즉각적인 개선을 제공했다는 결론을 내렸다.

TIP 고객이 종아리 경련이 있어서 밤에 자다가 깨어났다고 호소한다면 종아리근에 통증유발점이 있는지 찾아본다.

수동적 STR: 종아리, 엎드린 자세, 보강된 엄지손가락

단계 1: 베드의 끝으로 고객의 양발이 나오게 엎드리도록 한다(그림 7.15).

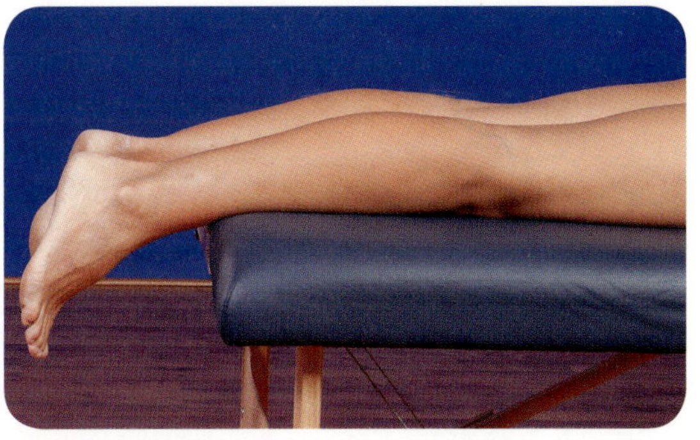

그림 7.15 고객을 베드에 엎드리도록 한다.

단계 2: 고객의 발이 닿게 될 베드의 모서리에서 발이 걸리는지 확인한다. 고객이 발목 관절에서 배측 굴곡할 수 있는지 확인한다. 확인할 수 있는 한 가지 방법은 발목 관절을 발등 굽힘으로 부드럽게 밀어 보는 것이다(그림 7.16).

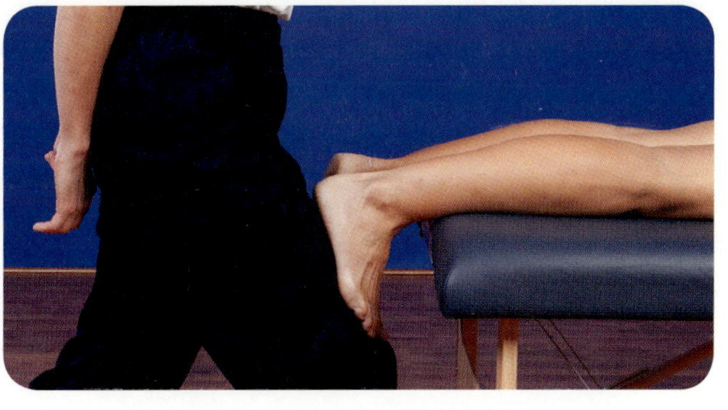

그림 7.16 발목을 수동적으로 배측 굴곡시킨다.

TIP 고객의 발 안쪽이나 가쪽 등 여러 부위에 치료사의 허벅지가 닿게 만들어 본다. 고객에게 최대의 신장감을 제공하는 자세를 찾는다. 치료사가 이러한 방법을 적용할 때에는 수동적 배측 굴곡을 제공할 필요가 있다. 그러기 위하여 단지 발에 압박을 주는 것, 그래서 단지 베드 위에서 고객을 미는 것이 아닌 비복근으로 신장을 만들 수 있도록 고객의 발 각도를 변화시킬 필요가 있다.

일반적으로 STR을 시행함에 앞서 근육을 약간 단축시키는 것이 가장 좋다. 비복근은 이미 중립 자세에서 발과 발목 관절이 배측 굴곡으로 놓이기 때문에 이러한 규칙에 대한 한 가지 예외이며, 여기에서 근육은 신장되지도 수축되지도 않은, 이미 중립을 유지한 상태가 된다.

단계 3: 치료사는 베드의 끝부분에 서서 고객의 비복근 중심부 내부에서 무릎 관절에 대하여 바로 아래로 보강된 엄지손가락을 사용하여 비복근을 고정한다. 이러한 신장법에서 섬유들을 고정할 때마다 치료사의 압력은 직각이 아닌 무릎 관절을 향하게 만든다(그림 7.17).

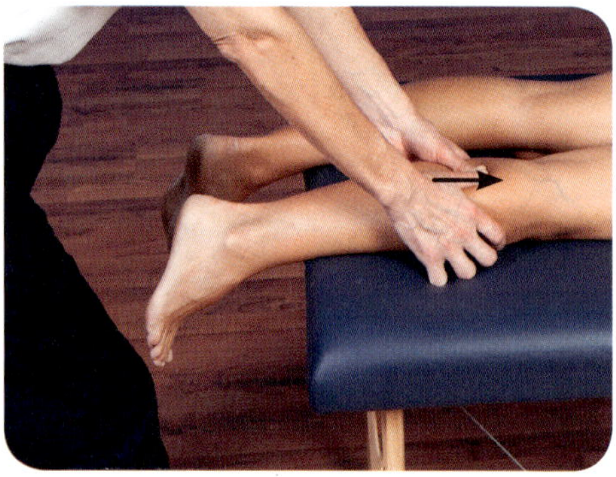

그림 7.17 종아리 근육을 엄지손가락으로 압박한다.

종아리근에 시행하는 수동적 STR을 설명하기 위하여 그림의 치료사는 보강된 엄지손가락을 사용했다. 이러한 접근법은 치료사가 수동적 STR을 시행하는 동안 단계별 적용을 통해서 치료하는 것이 유용하다. 또한 종아리 상부의 통증유발점을 치료하는 데 좋은 방법이다(그림 7.14). 그러나 치료사는 자신의 엄지손가락을 보호해야 하며, 반드시 엄지손가락의 과도한 사용은 피해야 한다. 이 근육들이 족관절 저측굴근이며, 비복근이 예외적으로 강인하기 때문에 이 근육들을 치료할 때 특히 강한 고정이 필요하다. 비록 치료사가 양쪽 엄지손가락으로 보다 강하게 압박하고 싶을지라도 절대로 해서는 안 된다.

단계 4: 치료사는 고정을 유지하는 동안 자신의 대퇴부를 사용해서 고객의 발목 관절을 발등 굽힘시킨다(그림 7.18).

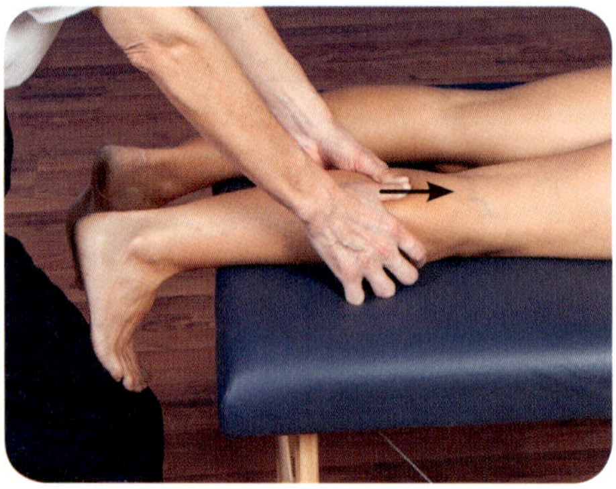

그림 7.18 허벅지를 이용해서 발목을 배측 굴곡시키며 종아리 근육을 수동적으로 스트레칭 시킨다.

단계 5: 일단 치료사는 발목 관절을 배측 굴곡한 후 고정을 풀어 주며 자신의 대퇴부를 떼고 처음의 고정보다 아래쪽 위치에서 새로운 고정으로 이동한다(그림 7.19).

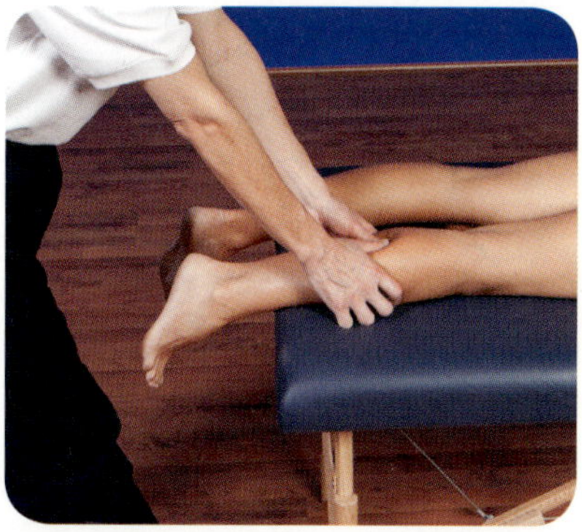

그림 7.19 종아리의 중간 부분을 압박한다.

단계 6: 다시 한 번 배측 굴곡한다(그림 7.20).

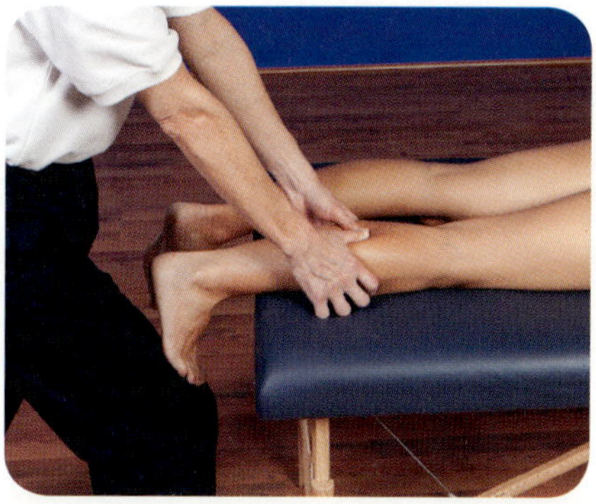

그림 7.20 엄지손가락으로 압박을 유지한 상태에서 수동적으로 발목을 스트레칭 시킨다.

단계 7: 일단 치료사가 발목 관절을 배측 굴곡시켰다면 고정과 대퇴부를 풀어 주고, 보다 먼 쪽으로 새로운 고정을 만든다(그림 7.21).

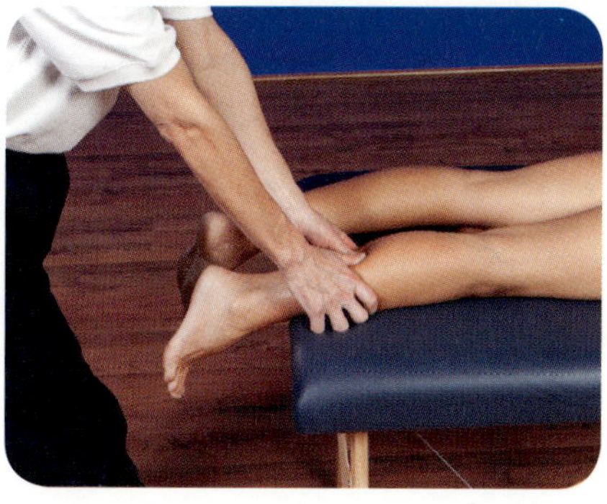

그림 7.21 마지막으로 종아리의 원위부를 압박한다.

단계 8: 다시 한 번 발목 관절을 수동적으로 굽혀 준다(그림 7.22).

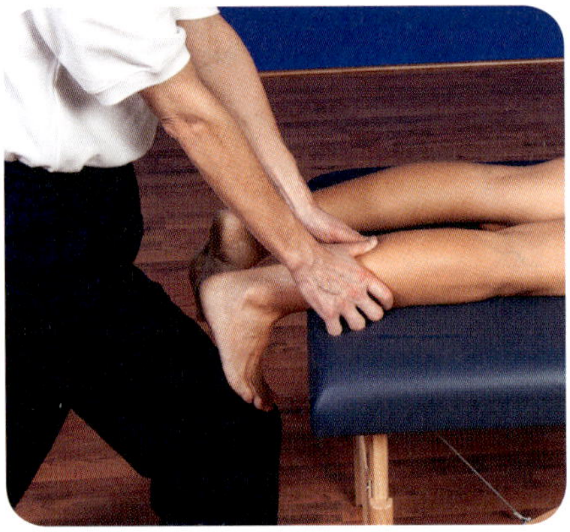

그림 7.22 원위부에 압박을 유지한 상태에서 수동적으로 스트레칭 시킨다.

단계 9: 아킬레스건과 함께 근육의 연결부까지 근육의 길이 전체를 치료해 내려온다. 세 차례까지 비복근의 동일한 연결선을 따라서 이것을 반복한다.

TIP 가장 표면에 위치한 비복근은 날개모양의 두 개의 근육의 인대를 가진 근육이다. 일단 치료사가 근육의 중심부에서 아래로 STR을 시행했다면 외측 근육의 건으로 이동하며 이것을 동일한 방식으로 반복한다. 많은 고객들은 가쪽 비복근 아래로 이어지는 긴장된 촉진 가능한 단단한 띠가 있는 것에 주목한다. 이것이 종아리의 가쪽과 뒤쪽 구획 사이에서 두꺼워진 근막인 것이다.

치료사가 비복근의 중심이나 가쪽 등 어느 면에서 STR을 시작했는가는 중요하지 않다. 일반적으로 근육섬유는 하나의 그룹이다. 따라서 대략 세 차례 적용된 STR은 이러한 섬유들을 신장하도록 돕고 관절에서 가동범위를 증가시키기에 충분할 것이다.

장점

- 고객의 발목 관절을 배측 굴곡시키도록 치료사의 사두근을 이용하는 것은 STR에 의하여 제공되는 신장에 부가적인 기분 좋은 신장을 더해 준다.
- 이러한 신장은 엎드린 자세의 고객에게 다리에 대한 전신 마사지 치료로 추가될 것이다.
- 종아리의 통증유발점을 쉽게 파악하고 STR을 적용해 치료할 수 있다.

단점

- 치료사는 엄지손가락을 지나치게 사용하지 않도록 주의한다.
- 두꺼운, 커다란 근육을 가진 고객에게는 엄지손가락을 사용하여 안전하게 적용될 수 있는 것보다 더 강한 고정이 필요하다. 때문에 단지 엄지손가락만으로는 별다른 신장감을 느끼지 못할 수 있다.

수동적 STR: 종아리, 엎드린 자세, 이중 주먹

엄지손가락 대신 주먹을 사용하여 종아리에 수동적 STR을 적용하는 것의 유일한 차이점은 고정법이다. 고객이 엎드린 자세로 수동적 STR의 단계 1과 단계 2를 수행하여 발목이 안전하고 편안하게 배측 굴곡될 수 있는지 확인한다(그림 7.17).

단계 1: 엄지손가락을 사용하는 대신 주먹으로 부드럽게 압박한다(그림 7.23).

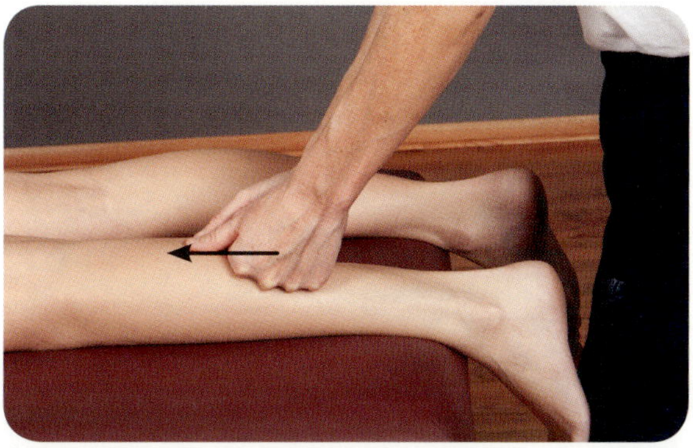

그림 7.23 주먹을 사용해 종아리를 압박한다.

단계 2: 압박을 유지하면서 발목을 부드럽게 배측 굴곡한다(그림 7.24).

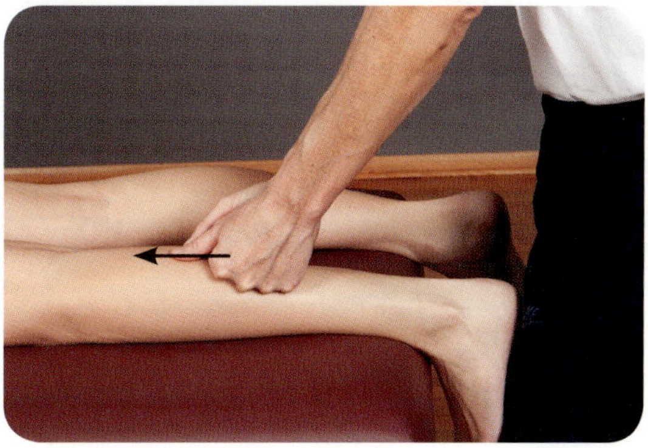

그림 7.24 허벅지를 사용하여 발목을 배측 굴곡시키며 종아리를 스트레칭 시킨다.

장점

- 치료사의 엄지손가락을 과도하게 사용하지 않도록 주먹을 사용하는 것이 좋다.

단점

- 마사지 오일을 바르고 고정점을 만들기 어렵다면 수건 등으로 덮고 적용하면 도움이 된다.
- 이 방법은 통증유발점을 치료하는 데 사용하기는 어렵다.

수동적 STR: 종아리, 엎드린 자세, 이중 주먹, 활공

단계 1: 발목이 배측 굴곡될 수 있는지 확인한다(그림 7.17). 오일이나 왁스와 같은 소량의 마사지 크림을 바른다.
단계 2: 발목을 배측 굴곡할 때 주먹을 사용하여 발목에서 종아리 위로 갈 때 압력을 가하다가 무릎에 도달할 때 압력을 줄인다(그림 7.25).

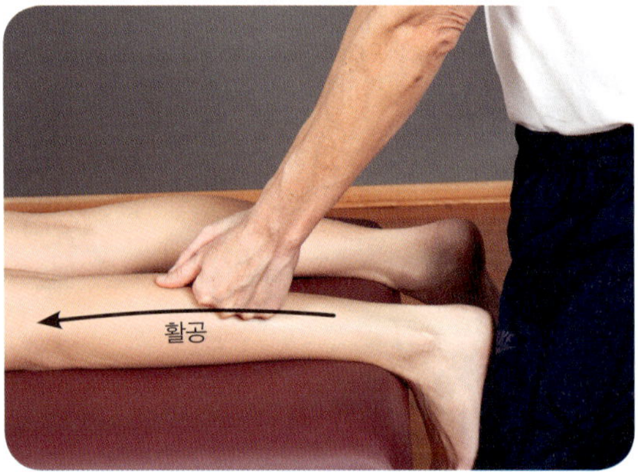

그림 7.25 주먹을 사용하여 종아리에 활공 STR을 적용한다.

장점

- 압박을 유지하기 어려운 크고 부피가 큰 근육을 가진 고객 또는 고정점이 불편한 종아리를 가진 고객에게는 특별한 STR의 형태일 수 있다.

단점

- 이 방법을 사용하면 진정 효과는 있지만 통증유발점을 완전히 치료하기는 어렵다.
- 종아리 근육에 미끄러지듯이 활공하는 동안 배측 굴곡시키는 것은 약간의 연습이 필요하다.

수동적 STR: 종아리, 엎드린 자세, 전완, 활공

단계 1: 엎드린 상태로 있는 고객의 발목을 허벅지 위에 올려놓고 손으로 발가락을 잡는다(그림 7.26).

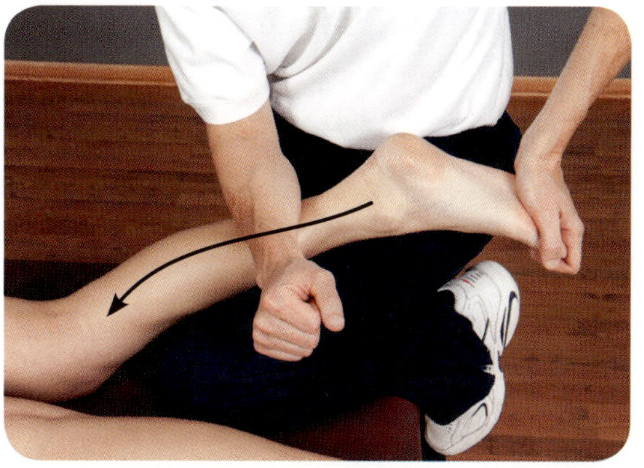

그림 7.26 종아리를 활공시키기 위해 발가락을 잡은 모습.

단계 2: 발목을 수동적으로 굴곡시키고 전완을 사용하여 발목에서 무릎 쪽으로 미끄러진다(그림 7.27).

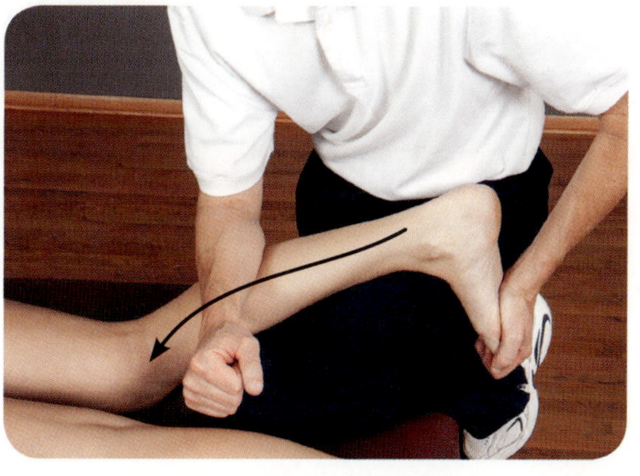

그림 7.27 전완으로 종아리를 활공하면서 발목을 수동적으로 배측 굴곡시킨다.

장점

- 무릎의 수동적 굴곡은 종아리 근육을 이완시키는 데 도움이 된다.
- 이 방법은 혈액과 림프액이 무릎 쪽으로 순환되도록 도와준다.

단점

- 모든 치료사들이 이 치료 방법을 편안하게 생각하지는 않는다.
- 발목의 수동적 배측 굴곡과 미끄러지는 활공 방법이 익숙해지려면 연습이 필요하다.

능동-보조적 STR: 엎드린 자세, 팔꿈치

단계 1: 사진처럼 고객의 자세를 취하며 치료사의 아래팔이나 팔꿈치를 이용해서 비복근을 고정한다. 무릎 관절 바로 아래에서 오금 공간 안으로 압박하지 않도록 주의하면서 첫 번째 고정을 제공한다. 엎드린 자세에서 근육은 자연적으로 중립의 자세를 취하므로 능동적으로 짧게 만들 필요가 없다는 것에 유념한다.

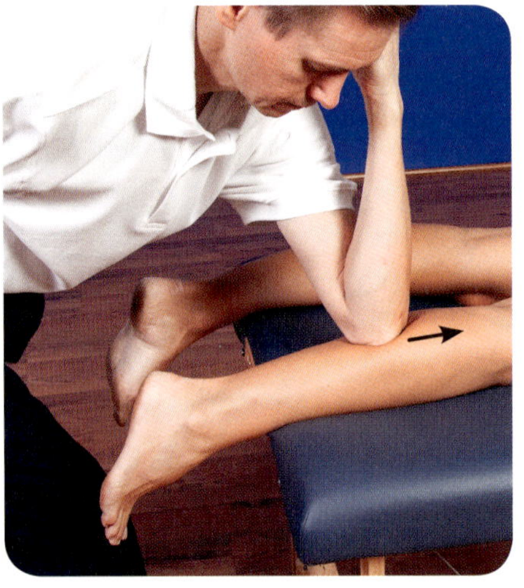

그림 7.28 팔꿈치를 활용해 종아리를 부드럽게 압박한다.

단계 2: 치료사는 고정을 유지하는 동안 고객에게 발가락을 끌어올리도록 요청하여 발목 관절과 발로 배측 굴곡을 만들도록 한다(그림 7.29). 치료사는 고정을 제거하고 새로운 지점으로 이동한다.

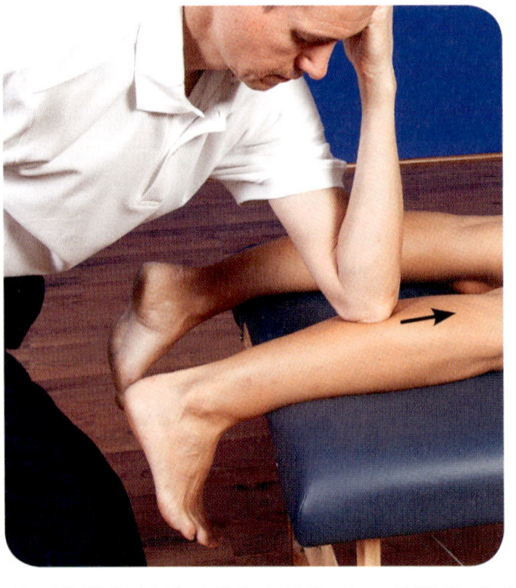

그림 7.29 전경골근의 능동적 수축은 스트레칭 효과가 있다.

단계 3: 이 과정을 반복한다. 발목 관절 쪽으로 내려가며 치료하고 치료사가 아킬레스건에 도달하면 중지한다. 근육의 몸 쪽부터 먼 쪽 끝으로 일직선을 따라서 반복한다.

일정한 배측 굴곡은 전경골근에 피로를 주기 때문에 능동-보조적 STR에서 종아리에 가하는 스트레스를 제한한다.

TIP 팔꿈치를 사용하는 대신 엄지손가락을 사용한다(그림 7.30). 더 넓은 압박과 고정을 위해서는 전완을 사용한다(그림 7.31).

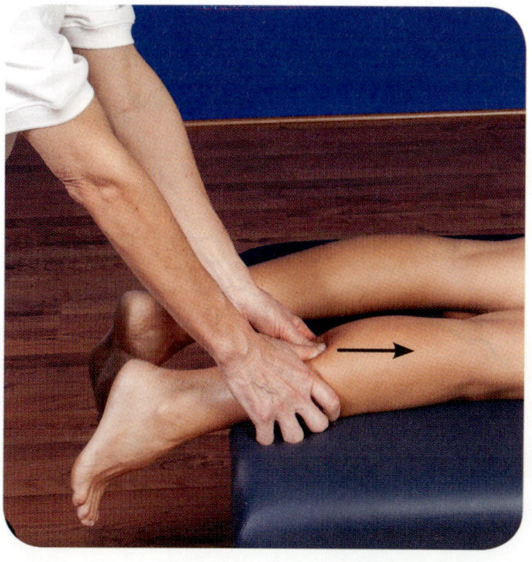

그림 7.30 엄지손가락을 사용하여 종아리에 능동-보조적 STR을 적용하며 압박한다.

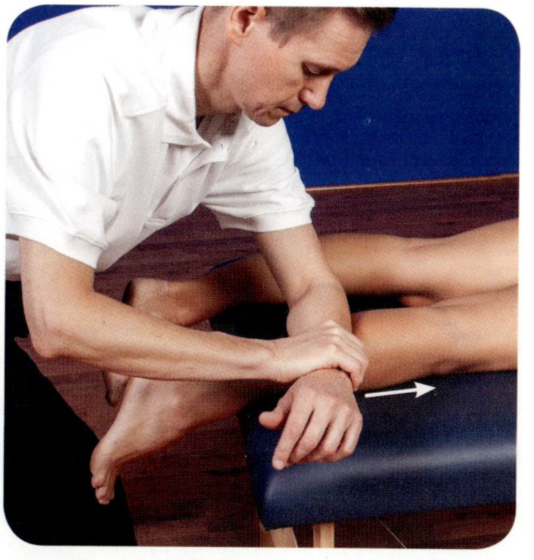

그림 7.31 전완을 사용하여 능동-보조적 STR을 적용하며 종아리를 압박한다.

의사의 처방하에서 사용한다면, 이것은 아킬레스건 수술 후 재활 과정의 한 방법으로 적용하기에 너무나 좋은 방법이다. 어떤 압박 방법을 사용하든지 고객 또는 베드로 체중을 이동시키며 지지되지 않는 몸통의 굴곡은 통증을 유발할 수 있다.

장점

- 이러한 방법은 치료사가 보다 강한 고정을 적용할 수 있게 만든다.
- 베드의 발 쪽 끝부분에 서지 않아도 된다는 것은 다양한 방식에서 고정을 집중할 수 있다는 것을 의미한다.
- 고객은 비복근에 대한 수동적 STR을 통하여 만들어지는 것보다 더 많은 범위로 배측 굴곡하기 쉬울 것이며 상당한 신장감을 느끼게 될 것이다.
- 엄지손가락 또는 팔꿈치를 사용하면 통증유발점을 치료하는 데 효과적이다.
- 의료진의 허가하에 수술 후 재활 과정의 일부로도 적용 가능한 훌륭한 기술이다. 고객의 통증이 없는 범위를 넘어서 배측 굴곡이 되지 않을 가능성이 높으므로 과신장으로 조직의 손상을 일으킬 가능성이 적다.

단점

- 지속적인 배측 굴곡은 결국 전경골근을 피로하게 만든다.
- 전완이나 팔꿈치를 사용해서 고정하도록 앞으로 몸을 숙일 때에는 치료사의 허리에 손상이 가지 않도록 주의한다. 치료사의 체중이 고객 또는 베드로 향하도록 확실히 한다.

능동-보조적 STR: 엎드린 자세, 쥐기

단계 1: 고객의 무릎을 수동적으로 구부리고 종아리를 양손으로 잡는다(그림 7.23).

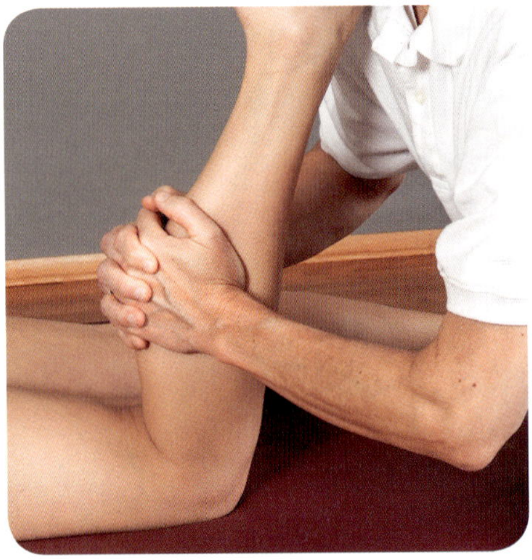

그림 7.32 종아리를 양손의 깍지를 끼고 잡는다.

단계 2: 이 방법을 적용하는 동안 고객에게 발목을 굴곡 및 신전시키도록 요청하며 근육을 너무 세게 잡지 않도록 주의한다.

장점

- 고객이 치료용 베드 가장자리에서 발을 떨어뜨릴 필요가 없다.
- 무릎의 수동적 굴곡은 종아리 근육이 느슨해지게 하고 고객에게 더 깊은 압박과 스트레칭을 허용한다.

단점

- 근육의 길이와 크기에 따라 압박을 적용하기 어려울 수 있다. 하지만 종아리의 모양과 부피에 따라 근위부 또는 원위부로 조금씩 움직이며 적용할 수 있다.
- 압박이 너무 넓어서 이 방법으로 통증유발점을 치료하는 데 제한점이 있다.

능동적 STR: 누운 자세, 공

단계 1: 다리를 뻗은 상태에서 쉬고 종아리를 공 위에 올려놓는다(그림 7.33). 종아리를 줄이려면 보통 발목의 배측 굴곡이 필요하다. 그러나 이 위치에서 발목이 자연적으로 저측 굴곡으로 떨어지는 것을 보게 될 것이다.

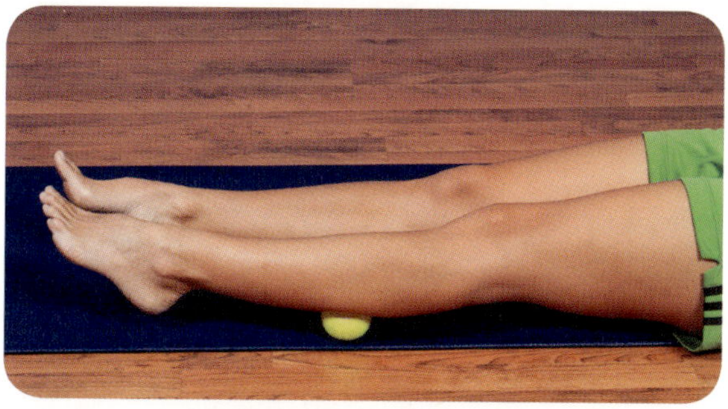

그림 7.33 테니스공을 자신의 비복근 아래에 놓는다.

단계 2: 천천히 발목 관절을 배측 굴곡시킨다(그림 7.34).

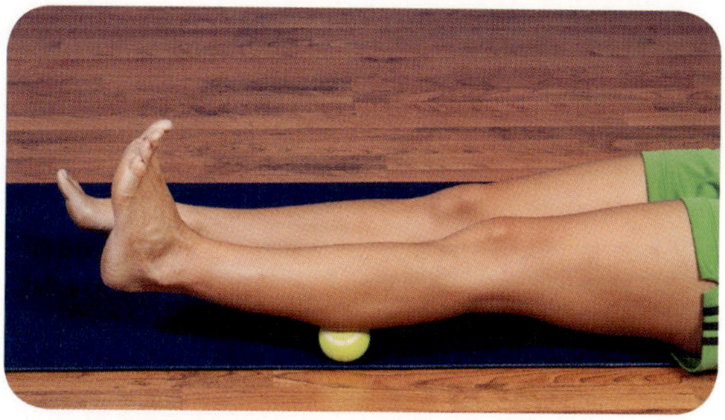

그림 7.34 능동적 STR을 적용해 발목 관절을 배측 굴곡시킨다.

TIP 또 다른 방법은 캔과 같은 원통 위로 자신의 다리를 올려놓고 신장을 적용하는 방법이 될 것이다.

장점

- 이것은 급성기에 경련을 극복하기 위한 유용한 방법이다.
- 종아리 뒤쪽의 통증유발점을 치료하는 데 유용한 기술이다.

단점

- 이러한 방법은 비복근으로 상당한 압력을 주게 되며 아마도 대부분의 고객이 잘 참아내지 못할 것이다.
- 근육이 얼마나 발달되었는가에 따라 이러한 자세에서 공 위로 자신의 종아리를 유지하는 것이 어려울 수 있다.

발의 통증유발점

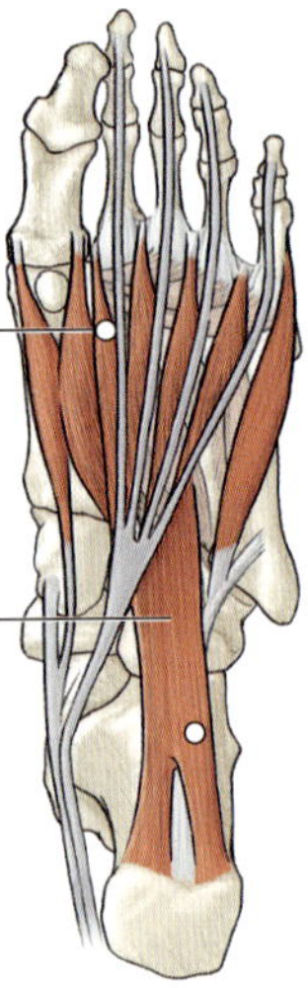

그림 7.35 발의 통증유발점

발바닥 뒤꿈치 쪽과 측면에 걸쳐 모든 근육층에 다수의 통증유발점이 있다. 그림 7.35는 발의 발바닥면의 심부근육들과 측면에 국소적으로 통증을 나타내는 통증유발점을 보여 준다. 그림 7.36과 7.38은 마사지 도구를 사용하여 치료하는 방법을 보여 준다. 이러한 통증유발점은 발에 대한 외상이나 부상 후에 흔히 일어날 수 있는 것처럼 발을 움직이지 않게 유지하는 경우, 또는 꽉 끼는 신발에 의해 영구적으로 유지될 수 있다.

발의 통증유발점을 촉진하려면 발바닥을 천천히 체계적으로 치료한다. 파텔, 바야스, 셰스(2016)는 치료 전 및 치료 후 좌전굴 및 능동적 무릎 신전 검사를 사용하여 30명의 참가자 그룹을 대상으로 발바닥에서만 통증유발점의 자체 치료 효과를 연구했다. 참가자들은 치료군 또는 비치료군 중 무작위로 배정하였으며, 모든 참가자는 처치 전 무릎 신전이 25도 부족했다. 참가자들은 중족골과 발뒤꿈치 사이의 발 아래에 테니스공을 굴려서 한 세션 동안 한쪽 발당 최대 2분 동안 한 개 이상의 통증유발점을 치료할 수 있었다. 결과는 중재군과 대조군 모두 능동적 무릎 신전 검사의 점수가 유의미하게 개선되었지만, 좌전굴 검사에는 변화가 없었다. 저자들은 발바닥 근막의 자가치유가 단일 세션의 슬괵근 길이를 개선하는 데 유리하지만, 요추 골반의 유연성에는 아무런 영향을 미치지 않았다고 결론지었다. 이들은 대조군에서 보인 슬괵근의 유연성 증가는 훈련의 효과에 기인한다고 생각했다. 즉, 무릎 신전 검사를 3회 하면서 움직임이 발생한 결과로 생각한다.

종아리와 같은 다른 곳에서 발뒤꿈치의 통증이 유발될 수 있다는 점에 유의해야 한다. 예를 들어 레난-오딘(2011)은 발목 통증이 있는 60명의 참가자에 대해 무작위 대조 실험을 실시했다. 참가자는 종아리 근육에 스스로 통증유발점을 이완하거나 스스로 스트레칭을 실시했다. 두 그룹 중 스스로 통증유발점을 이완한 그룹이 우수한 결과를 보였다.

능동적 STR: 엎드린 자세, 마사지 도구

단계 1: 고객을 사진처럼 베드 밖으로 발을 내민 상태로 엎드리게 한다. 발목 관절은 중립을 유지하고 마사지 도구를 이용해서 부드러운 고정을 적용한다(그림 7.36).

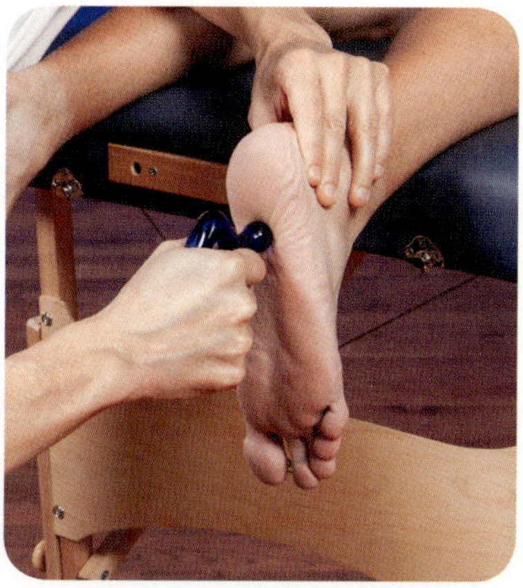

그림 7.36 고객이 엎드린 위치에 있을 때 마사지 도구를 사용하여 발바닥을 부드럽게 압박한다.

단계 2: 고객에게 발가락을 끌어올리도록 하고, 발목 관절을 배측 굴곡하고 발가락을 신전하도록 요청한다(그림 7.37). 단지 몇 분 동안만 양발에 대하여 발바닥에서 치료한다.

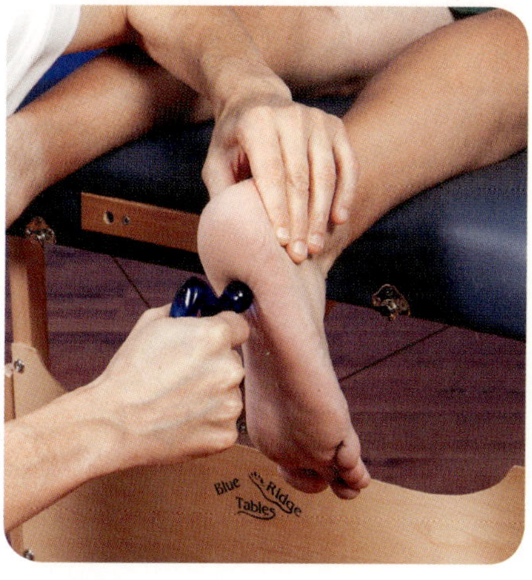

그림 7.37 발목을 배측 굴곡하는 것은 스트레칭을 시킨다.

또한 누운 자세에서도 이 방법을 적용할 수 있다(그림 7.38).

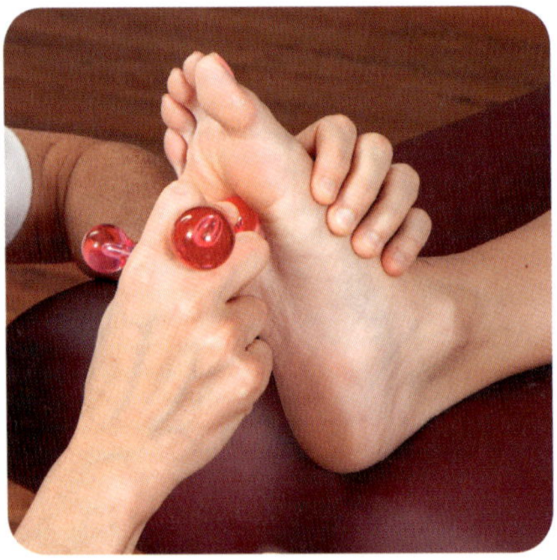

그림 7.38 고객이 누운 자세로 발바닥에 능동-보조적 STR을 적용한다.

TIP 엎드린 자세 또는 누운 자세에서 능동-보조적 STR의 적용 여부와 상관없이 발목을 배측 굴곡하는 동안 고객에게 발가락을 신전하도록 요청하면 스트레칭이 증가한다. 그러나 대부분의 고객은 '신전'의 의미를 알지 못하기 때문에, 이때는 '발가락을 더 꺾어' 달라고 요청할 수도 있다.

장점

- 도구를 사용하는 것이 치료사의 엄지손가락을 보호할 것이다.
- 이러한 방법은 엎드린 자세의 고객에서 전신적인 마사지 치료에 포함될 수 있다.
- 발바닥의 통증유발점을 치료하는 데 유용한 방법이다.

단점

- 모든 고객들이 마사지 도구의 느낌을 좋아하는 것은 아니다.
- 지나치게 강한 고정을 만들지 않도록 상당한 주의를 기울여야 한다.
- 여기에서 지렛대 받침을 확보하는 것은 조금 어렵다.

치료 사례

걷기로 체중을 줄이려고 시도한 한 고객이 운동화를 착용하다가 쿠션이 없는 바닥이 딱딱한 신발로 갈아 신을 때 발의 통증을 느끼기 시작했다. 심각한 병변이 없었으므로 고객에게 발과 비복근 마사지를 제공했다. 고객은 자신의 발바닥에 압력을 적용하는 것을 좋아했으며, 확고한 고정을 확보하기 위하여 티슈 한 장을 깔고 마사지 도구를 사용하였다.

능동적 STR: 가시모양 공

단계 1: 앉은 자세에서 발목 관절을 중립으로 유지한 상태로 자신의 발바닥 아래 테니스공이나 가시모양의 공을 밟는다(그림 7.39). 이러한 예에서 연부조직을 단축시킬 필요가 없다는 것에 유념한다. 이렇게 하기 위하여 자신의 발가락을 굴곡시킬 필요가 있으며, 많은 사람들은 경련을 경험하기도 한다.

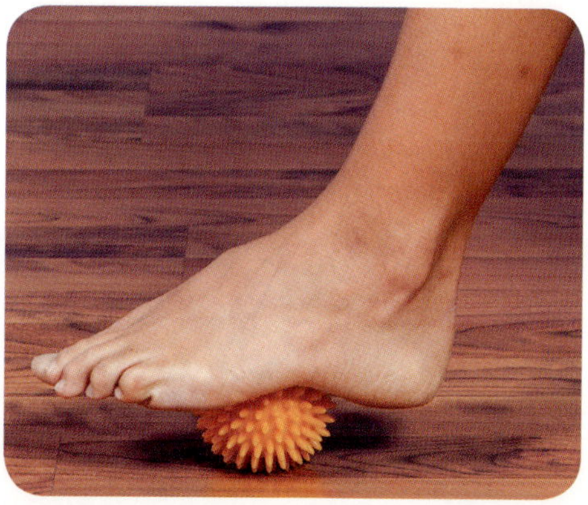

그림 7.39 가시모양 공 위에 발을 올려놓고 능동적 STR을 적용한다.

단계 2: 천천히 발가락을 펴면서 발목 관절을 배측 굴곡한다(그림 7.40).

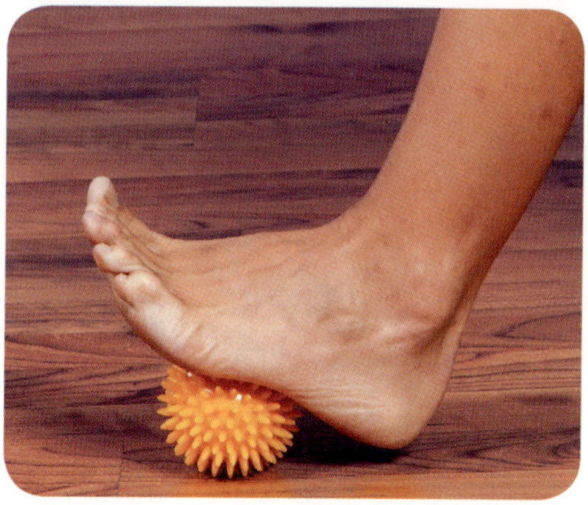

그림 7.40 발바닥의 능동적 STR을 위해 공을 사용할 때 발목을 배측 굴곡하고 발가락을 늘려 스트레칭 한다.

단계 3: 발바닥을 치료할 때는 근막의 어느 부분이 경직되었는지, 신장법으로부터 가장 큰 효과를 보게 될 수 있는 근막의 경직면이 어디인지를 발견하도록 공을 움직인다.

TIP 발의 발바닥 표면을 치료할 때는 비복근의 일부가 발가락까지 이어지므로 종아리를 치료하는 것이 도움이 될 것이다. 종아리를 신장시키는 것은 일부 사례에서 발의 통증을 완화시키도록 도와줄 것이다.

장점

- 발바닥의 통증유발점을 치료하는 데 유용한 방법이다.
- 발바닥을 위한 능동-보조적 STR은 간지러움증이나 통증이 있는 고객들에게 유용하다.
- 발바닥에 STR을 적용하면 순환을 촉진하고 족저근막염으로 고통받는 사람들의 통증을 완화시키는 데 도움이 된다.
- 이 능동적 스트레칭은 오랫동안 서 있는 고객들에게 신속한 치료법이다.
- 발 근육의 경련을 완화시킨다.
- 장시간 걷거나 달리기 후 발의 긴장을 완화하는 데 도움이 된다.
- 마사지 도구를 쉽게 들고 다닐 수 있다.

단점

- 공 위에 서 있지 않도록, 또 이 치료법을 과도하게 사용하지 않도록 주의를 기울여야 한다.

치료 사례

헌병으로 근무하는 환자는 오른발의 발바닥 근막염증으로 고통을 받고 있었다. 그는 자신의 다른 쪽 발에서도 그 상태를 경험했으며 치료가 어려운 것을 알았기 때문에 회복을 도와줄 수 있는 방법을 찾고 싶어했다. 그는 능동-보조적 STR이 고통스러울까 염려했지만 몇 주에 걸쳐 가시모양의 치료용 공 대신에 골프공을 사용해서 스스로 성공적으로 시행했다. 장딴지에 대한 심부 마사지가 연결하는 근막에서 긴장을 완화시키도록 사용되었다. 이것의 목적은 뒤꿈치 뼈의 압력을 덜어 주는 것이었으며, 족저근막에서 압력을 덜어 주는 것이었다.

대퇴사두근의 통증유발점

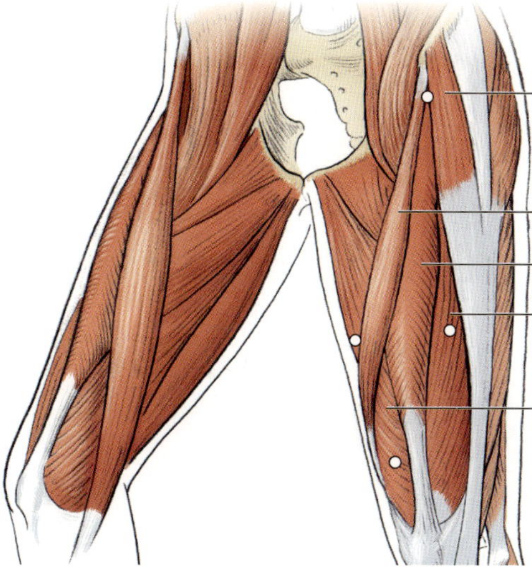

그림 7.41 대퇴사두근의 통증유발점

대퇴사두근의 사분면에서 공통된 통증유발점을 찾을 수 있다. 대퇴직근의 통증유발점은 근위부의 기시점 전상장골극에 가깝고(그림 7.41) 무릎에 통증을 나타낸다. 대퇴직근의 통증유발점은 고객의 무릎을 정적으로 수축하도록 하고 촉진하면 찾을 수 있다.

내측광근(그림 7.41) 두 개의 내측 허벅지와 무릎에 통증을 나타낸다. 이 통증유발점을 촉진하려면 고객이 누운 자세로 베드의 측면을 향한 상태에서 손가락으로 내전근과 내측광근의 내측으로 무릎 쪽에서 골반 쪽으로 촉진한다. 통증유발점은 근위부, 원위부 및 중간 부분에 존재하며, 그중 하나는 그림 7.41에 나타나 있다. 이 부위의 통증유발점에 대한 자세한 내용은 ITB 섹션을 참조한다.

내측광근의 안쪽(그림 7.41에 나와 있지 않음)에도 통증유발점들이 있으며, 허벅지 앞쪽 부분에 통증이 방사된다.

대퇴사두근의 통증유발점은 슬괵근의 통증유발점에 의해 악화되며 슬괵근을 먼저 치료하지 않으면 개선되기 어렵다. 경직된 슬괵근은 무릎이 완전히 펴지는 것을 방해할 수 있다. 이는 체중 감량 시 근육이 불필요하게 긴장됨을 의미한다. 부상 후 흔히 볼 수 있는 것처럼 허벅지를 긴장시켜 문제를 영구화한다.

에스피로페즈 외 연구지(2017)은 슬개대퇴 통증이 있는 60명을 대상으로 수동적 치료 및 통증유발점에 운동과 침술요법을 추가한 처치에 대한 효과를 비교했다. 3주 동안 그룹의 절반은 수동적 치료 및 운동을, 다른 그룹은 동일한 수동적 치료 및 운동과 대퇴사두근의 내측 광근에 대한 통증유발점에 침술요법을 시행하였다. 적용 결과 측정은 국제무릎학회의 주관적 무릎 평가 양식에 무릎 부상 및 골관절염 결과 점수, 숫자평가척도(NRS)를 측정하였다. 치료 후 15일 그리고 3개월 후에 기준점에서 측정을 수행하였다. 두 그룹 모두 모든 점수에서 많은 개선을 보였으며, 두 그룹 사이에 유의미한 차이는 없었다. 저자들은 수동 요법과 운동 중재에 침술 요법을 추가해도 무릎 통증 고객에게 별다른 개선이 없었다고 결론을 내렸다.

능동-보조적 STR: 대퇴사두근, 앉은 자세, 팔꿈치

단계 1: 고객을 앉게 한 후 환자의 무릎 관절을 폄으로 유지한 상태로 사두근을 고정하고, 골반 쪽으로 압박을 한다(그림 7.42).

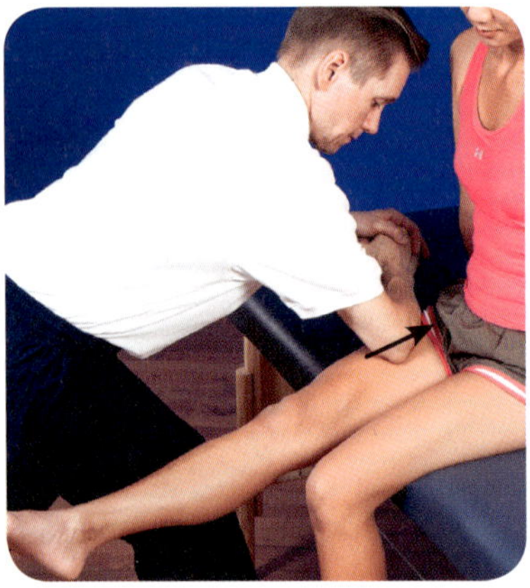

그림 7.42 팔꿈치를 사용하여 대퇴사두근을 부드럽게 압박한다.

단계 2: 고객이 무릎 관절을 굴곡하는 동안 치료사는 고정을 유지한다(그림 7.43).

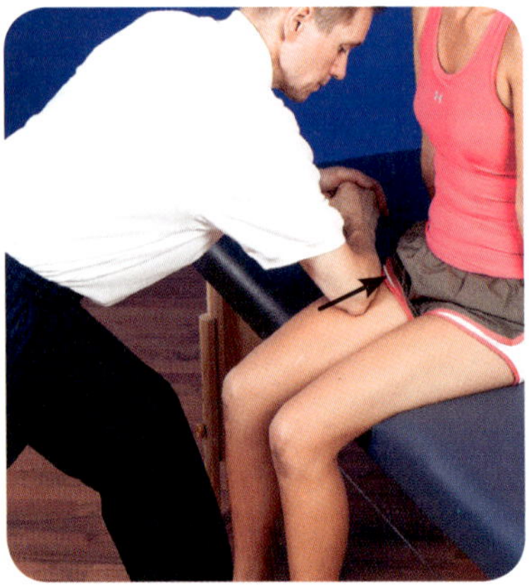

그림 7.43 치료사가 압박을 유지한 상태에서 무릎을 능동적으로 굴곡시켜 사두근을 늘린다.

단계 3: 일단 무릎 관절이 굽혀지면 치료사는 고정을 풀어 주고, 첫 고정보다 약간 아래쪽에서 새로운 고정을 만든다. 그리고 이 과정을 반복한다. 고관절부터 무릎 관절까지 사두근을 따라 내려가며 치료한다.

조직 내부에서 긴장을 느끼는 고객은 무릎 관절이 완전하게 굽혀질 필요가 없음에 유념한다. 긴장 부위의 위치를 확인하기 위하여 외측광근과 대퇴직근을 고정해 보도록 연습한다.

이것은 경직된 사두근으로 악화되는 앞쪽 무릎 관절 통증이 있는 고객에게 각별하게 좋은 신장법이다. 사두근의 먼 쪽 끝에 도달하면서 천천히 그리고 주의 깊게 치료한다. 이것은 신장감을 증가시켜서 무릎 뼈로 상당한 압력을 전해 줄 수 있다.

TIP 이러한 신장법은 고객의 오른쪽 사두근을 고정하기 위해 치료사의 왼팔을 사용해서 시행할 수 있다. 그렇지만 치료사와 고객 모두 이러한 방법에 약간 더 불편함을 느낄 것이다.

장점

- 치료사는 강력한 근육에서 강하고 넓은 고정을 확보할 수 있을 것이다.
- 이 방법을 사용하면 촉진을 통해 허벅지의 통증유발점을 찾고 팔꿈치를 사용하여 고정점을 생성해서 통증유발점을 치료할 수 있다. 이러한 경우 고객의 사두근의 길이를 유지해 주기 위해 치료 후 사두근의 스트레칭을 수행해야 한다.

단점

- 치료사와 고객 모두 이러한 자세가 약간 불편하다는 것을 알게 될 것이다.
- 치료사의 자세가 망가지지 않도록 주의한다. 요추의 받쳐지지 않은 전방 굴곡을 막아 주기 위하여 넓은 보폭의 자세가 필요하다.

능동적 STR: 엎드린 자세, 공

단계 1: 매트 위에서 엎드린 자세를 취한다. 테니스공을 자신의 사두근 아래로 놓는다.

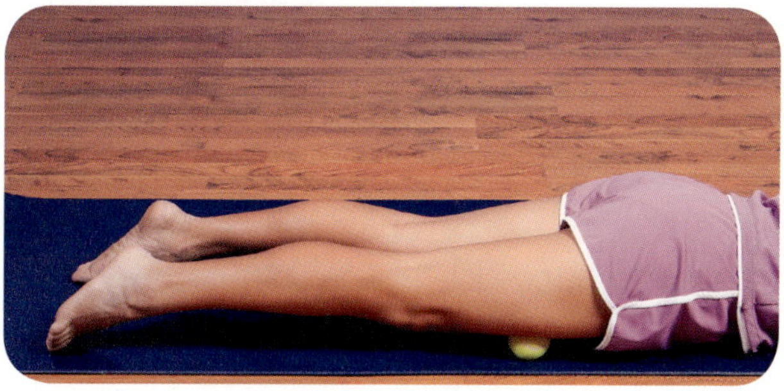

그림 7.44 사두근 아래에 공을 놓고 능동적 STR을 적용한다.

단계 2: 무릎 관절을 굽힌다(그림 7.45).

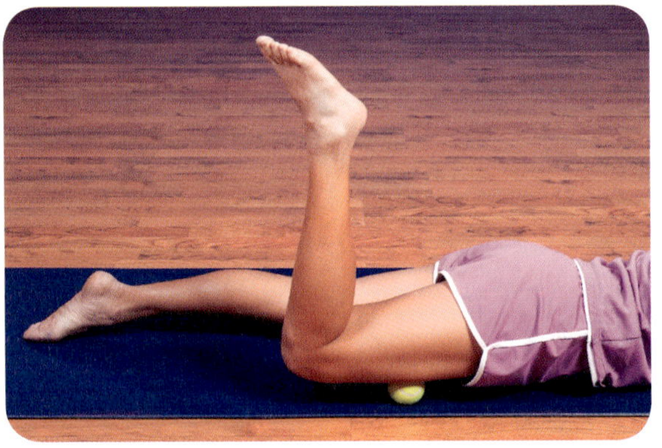

그림 7.45 능동적 무릎 굴곡은 스트레칭을 시킨다.

사두근의 다양한 부위에 대하여 공을 놓는 연습을 하며, 어디에서 가장 신장감을 느끼는지 살펴본다. 먼저 공을 고관절 근처에 놓아 보며 연속된 고정에서 무릎 관절 쪽으로 치료해 간다. 사두근으로 신장법을 적용하기 위하여 근육군 위에서, 외측광근에서부터 내측광근까지 체계적으로 치료해 본다.

장점

- 이러한 방법은 사두근을 특별히 풀어 주려는 것이 아니다. 전신적인 신장 프로그램을 원한다면 유용한 방법이 된다. 예를 들어 공을 허벅지 측면에 놓는다면 아마도 외측광근 쪽으로 접근하기 쉬울 것이다.
- 대퇴직근과 허벅지 근육의 중간 부분에서 통증유발점을 치료하는 좋은 방법이다.

단점

- 모두가 이러한 자세에서 편안함을 느끼는 것은 아니다.
- 이것은 STR의 강력한 형태이며, 일부 사람들은 불편해할 것이다. 다른 방법은 다리를 신전한 상태에서 마사지 도구를 사용해서 허벅지를 압박하는 것이다.
- 이 방법을 사용하면 많은 숫자의 통증유발점을 치료하기는 어려울 수 있다.

의자 또는 베드의 모서리에 앉은 상태로 사두근에 능동적으로 STR을 적용하기 위하여 간단하게 무릎 관절을 펴며 네발고리(Quad Nobber) 도구를 사용해서 사두근을 고정시킨다. 천천히 자신의 무릎 관절을 굴곡하는 동안 고정을 그대로 유지한다. 이러한 방법을 근육군의 여러 부위에서 여러 차례 반복한다. 이러한 방법은 내측광근의 통증유발점에 적용하는 것이 더 쉬울 수 있다.

전경골근 통증유발점

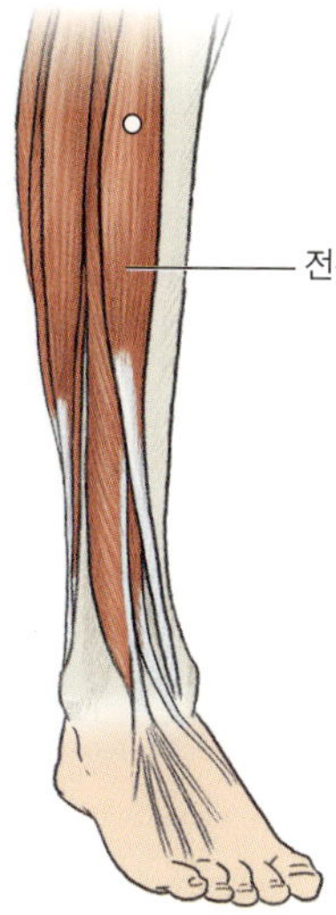

그림 7.46 전경골근 통증유발점

전경골근의 통증유발점은 근육의 위쪽 3분의 1 부위에서 발견되며(그림 7.46), 엄지발가락과 발목 앞쪽의 측면에 통증을 나타낸다. 경골의 능선 바로 옆으로 통증유발점은 쉽게 찾을 수 있다. 전경골근의 통증유발점은 발목이나 발에 대한 외상에 의해 활성화된다.

능동-보조적 STR: 옆으로 누운 자세, 팔꿈치

이러한 신장법을 위하여 고객의 앞정강근을 고정한다. 때때로 이것은 누운 자세에서도 시행될 수 있다. 그러나 이 사진에서처럼 치료사는 근육으로 더 좋은 접근을 얻기 위해 받침대로 고객의 종아리를 받친 상태에서 고객을 옆으로 눕게 하였다. 치료사가 허리에 대한 좌상을 피하기 위해 베드 위에서 자신의 왼손으로 스스로를 받치고 있는 것에 유의한다.

단계 1: 고객에게 자신의 발가락을 올려 보도록 요청하며 앞정강근의 위치를 확인한다. 고객의 발목 관절이 배측 굴곡되어 있는 동안 근육을 고정한다. 앞정강근은 띠 모양의 근육이며, 이 사진에서 치료사는 팔꿈치를 사용해서 부드럽게 근육을 고정하는 것을 선택했다. 무릎 방향으로 압박한다.

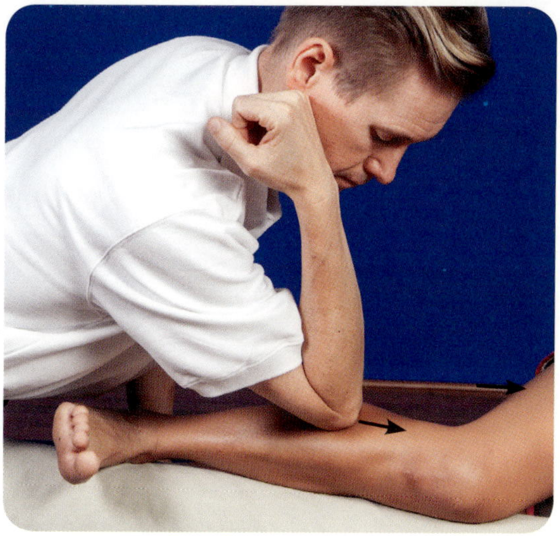

그림 7.47 옆으로 누운 자세에서 팔꿈치를 사용해서 전경골근을 부드럽게 압박한다.

단계 2: 치료사가 고정을 유지하는 동안 고객에게는 발가락을 내리도록 요청한다(그림 7.48).

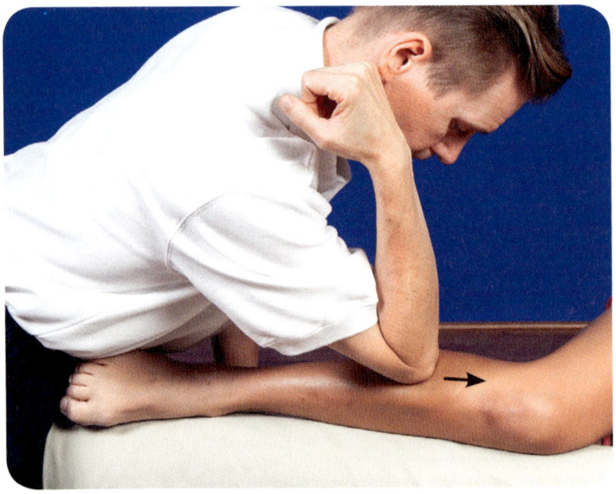

그림 7.48 전경골근을 능동적으로 저측 굴곡시키며 스트레칭 시킨다.

단계 3: 일단 고객이 발가락을 내린 후에 치료사는 고정을 풀어 주며, 두 번째 고정을 위하여 약간 먼 쪽에서 새로운 부위를 선택한다. 발목 관절이 배측 굴곡을 유지하므로 다시 고정하여 이 과정을 반복한다. 고객이 신장을 느끼며 느낌이 불편하지 않는 한 몸 쪽에서 먼 쪽으로 치료해 간다.

TIP 전경골근은 매우 빠르게 힘줄로 바뀌므로 발관절까지 근육의 전체 길이를 따라서 내려가며 치료할 필요는 없다. 전체적인 치료는 근육이 정강뼈 위로 지나가므로 고객에게 불편함을 느끼게 할 것이다.

장점

- 이러한 근육군에서 능동적 또는 수동적 STR을 적용하는 것은 매우 어려울 것이기 때문에 능동-보조적 STR이 유용한 대안이다.
- 능동-보조적 STR은 일단 이러한 자세에서 고객이 근육의 확실한 위치를 확인했다고 느낀 후에 바로 누운 자세의 고객에게서 마사지 치료법의 일부로 수용될 수 있다.
- 전경골근의 통증유발점을 치료하는 데 효과적인 기술이다.

단점

- 이러한 방법은 엄지손가락 손상의 위험이 있을 수 있다.
- 팔꿈치를 사용해서 조직을 압박할 때 지나친 압력을 피한다.

능동-보조적 STR: 엎드린 자세, 주먹, 활공

단계 1: 고객이 엎드린 자세로 다리 앞쪽에 소량의 오일 또는 크림을 바른다.

단계 2: 발목에서 시작하여 적극적으로 배측 굴곡과 발목을 굴곡하는 동안 전경골근의 길이를 따라 주먹을 부드럽게 압박한다(그림 7.49).

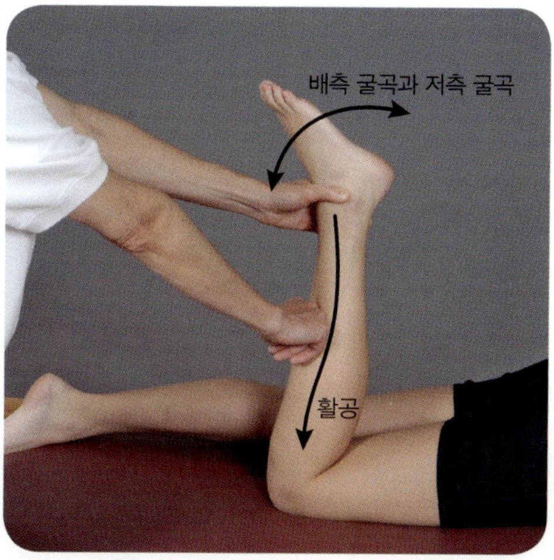

그림 7.49 전경골근에 주먹을 이용한 활공 STR을 적용한다.

장점

- 엎드린 자세에서 전경골근 앞쪽으로 치료하면 정기적인 마사지 방법에 이 기술을 쉽게 통합할 수 있다.

단점

- 이 자세는 근육에 대한 고정점이 없어 스트레칭이 쉽지 않기 때문에 어떤 고객에게는 맞지 않을 수 있다.
- 활공 STR을 적용하기 위해서는 특정 고정점을 유지해야 하기 때문에 통증유발점을 치료하는 데 적합하지 않을 수 있다.

치료 사례

앞정강근에 대한 능동-보조적 STR은 정강뼈 앞 통증이 있는 환자에 대한 오일 마사지와 함께 시행되었다. 금연을 목적으로 달리기를 시작한 고객이 강하고 빠르게 운동해야겠다는 생각에서 정강이 통증으로 동작이 제한될 때까지 3주 동안 매일 달렸다. 그 결과 스트레스 골절이라는 진단을 받았다. 이후 치료법으로 3주 동안 일주일에 두 번씩 부드러운 마사지를 하되 여기에 STR을 포함시켰다. 치료 후에는 조금 덜 심한 달리기 프로그램으로 복귀할 수 있었다.

비골근의 통증유발점

비골근의 골간막의 통증유발점은 발목의 외측면을 따라 발뒤꿈치까지 나타난다(그림 7.50). 그리고 고객이 옆으로 누운 자세에서 다리의 측면 쪽에서 쉽게 찾을 수 있다. 비골근의 비골두 주위에 비골신경이 지나가기 때문에 압력을 가하면 예민한 느낌이 들 수 있어 근위부 끝부분 촉진 시 주의해야 한다.

어떤 이유로든 발목을 고정하면 통증유발점이 영구적으로 발생할 수 있으며, 통증유발점이 있는 고객들은 잦은 발목 염좌나 만성 발목 불안정성을 호소하고, 다른 영구적인 요인으로는 다리 길이의 불일치, 장시간 하이힐 착용과 같은 발목의 저측 굴곡 등의 요인이 있다.

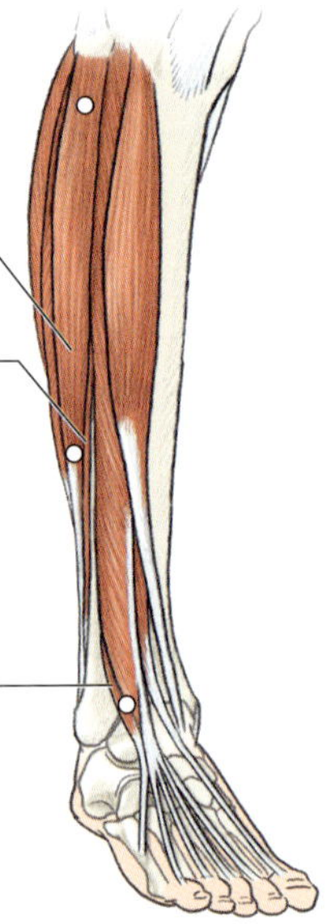

그림 7.50 비골근의 통증유발점

로시 외 연구진(2017)은 측면 발목 염좌 이력이 있는 사람들을 대상으로 척추 및 주변 부위에 침술요법을 시행한 그룹과 주변 부위에 침술요법만 받는 그룹으로 나누고 무작위 통제 실험을 시행하였다. 발목 염좌 이력이 있는 참가자 20명은 2개 중 1개 그룹으로 무작위 배정을 받았다. 한 그룹은 척추 다열근의 통증유발점에 침술요법을 받았고, 다른 그룹은 비골 주변의 통증유발점 주변에만 침술요법을 받았다. 치료 직후 그리고 6, 7일 후에 발과 발목에 장애 지수, 만성 발목 불안정성 자가진단(CAIT), 편측성 근력, 균형 및 홉 테스트 능력, VAS 척도로 측정한 통증 등을 포함해서 기준점 측정을 수행했다. 연구 결과 그룹 간에 큰 차이는 없었으며, 연구자들은 비골근 근육의 통증유발점의 치료를 위한 침술요법 외에 다열근의 침술요법을 통한 단기적인 개선이 비골근의 통증유발점의 개선을 초래하지는 않는다고 결론지었다.

능동-보조적 STR: 비골근, 옆으로 누운 자세, 보강된 엄지손가락

단계 1: 고객을 옆으로 눕게 하고 발을 외번하도록 요청한다(이 동작은 먼저 보여 주어야 한다). 짧아진 상태에 놓인 근육을 고정한다. 이는 짧아진 자세로 압력을 무릎 쪽으로 향하게 한다(그림 7.51). 설명을 용이하게 하기 위하여 사진에서 치료사는 근육을 고정하기 위하여 보강된 엄지손가락을 선택했다. 그리고 종아리뼈에 대해서는 조직을 문지르지 않도록 주의를 기울이며 팔꿈치를 사용할 수 있다.

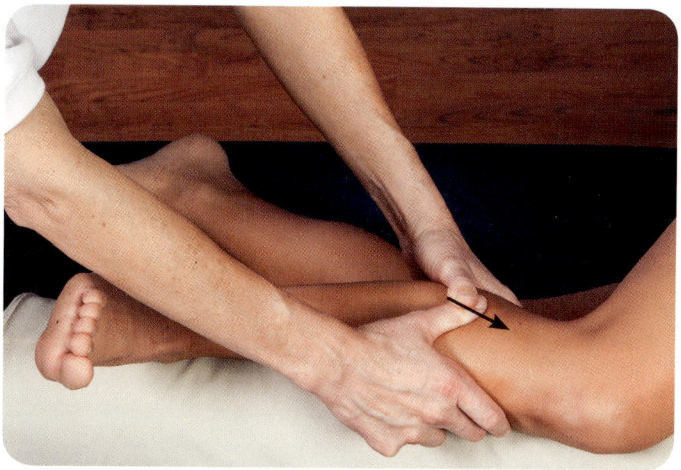

그림 7.51 보강된 엄지손가락을 사용하여 비골근을 압박한다.

단계 2: 치료사가 고정을 유지하는 동안 고객에게는 발을 내번하도록 요청한다. 처음에 이러한 동작을 어떻게 하는가 보여 주며, 내번이라는 단어를 사용하기보다 고객에게 자신의 발바닥을 안으로 돌리도록 요청한다(그림 7.52).

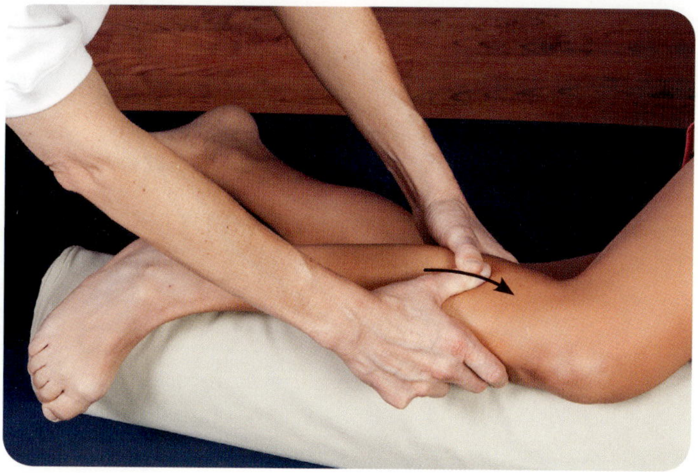

그림 7.52 발목 비골근의 골간막을 압박한 상태에서 발목을 내번시켜 스트레칭 시킨다.

단계 3: 고객이 신장감을 느끼며 편안하게 느끼는 몸 쪽부터 먼 쪽까지 근육을 따라 내려가면서 하나의 직선 안에서 치료한다.

TIP 평발을 가진 고객은 특히 경직된 종아리근을 보여 줄 것이며, 이러한 근육에 대한 신장법이 도움이 될 것이다.

장점

- 이러한 근육군에 대하여 수동적 또는 능동적 STR을 적용하는 것은 매우 어렵기 때문에, 여기에는 능동-보조적 STR이 가장 효과적이다.

단점

- 이러한 방법은 과도하게 사용하면 치료사의 엄지손가락을 망가뜨린다.
- 치료사는 조직을 고정하기 위해 전완을 사용할 때 과도한 압력은 피한다.

둔근의 통증유발점

통증유발점은 그림 7.53에 나와 있듯이 둔부의 세 가지 근육 모두에서 발견된다. 이러한 통증유발점들은 대둔근 천골의 측면 경계에 나타나고 중둔근은 장골능 아래에서, 소둔근은 하부에 매달려서 나타난다. 대둔근의 방사통은 천장관절을 따라 엉덩이 아래 부분에 통증을 호소한다. 그리고 고객이 옆으로 누운 자세일 때 쉽게 촉진할 수 있다. 대둔근은 슬괵근의 통증유발점과 관련이 있는데, 이것은 장시간 앉아 있거나 무거운 물건을 반복적으로 들어 올리는 것과 같은 척추의 신전이 필요한 동작을 하는 경우 영구화된다.

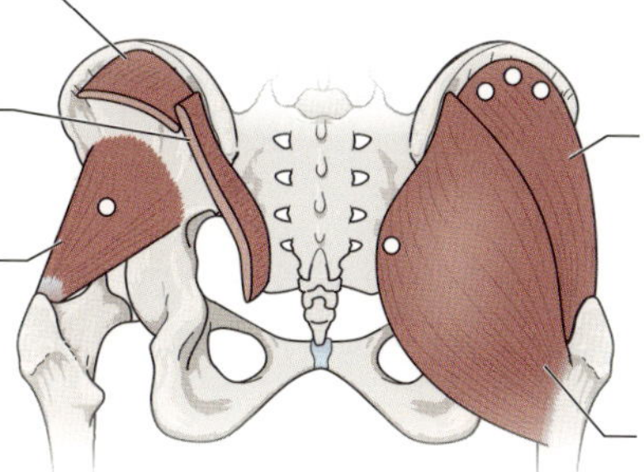

그림 7.53 둔근의 통증유발점

중둔근의 통증유발점은 천골과 천장관절 및 같은 쪽 엉덩이에 통증을 호소하고, 옆으로 누운 자세에서 고객의 장골능을 따라 손가락으로 촉진할 수 있다. 다른 두 근육보다 통증유발점이 많으며, 이러한 문제는 다리 길이의 불균형과 엄지발가락이 두 번째 발가락보다 긴 경우 보행장애가 생겨서 발생할 수 있다. 또 장시간 앉아 있거나, 고관절 굴곡근이 신전되는 경우 악화된다.

대둔근의 통증유발점은 상부에서 발견되며 엉덩이와 허벅지 측면 및 다리의 통증을 호소한다. 이 통증유발점을 촉진하려면 고객이 누운 자세에서 대퇴근막장근을 찾고 손가락을 대둔근의 후부로 움직인다. 심부 근육의 통증유발점을 쉽게 촉진할 수는 없지만, 여기서 압력을 부드럽게 가할 때 찾을 수 있다. 둔근의 통증유발점은 장시간 앉아 있거나 서 있는 경우 심화되며 요통과 연관된 요방형근의 통증유발점과 연관된다.

모든 치료 후에는 효과를 측정하는 것이 중요하다. 2장에서는 예를 들어 고관절의 가동범위와 움직임을 평가하는 하지직거상 검사와 같은 다양한 검사들의 예를 제공한다. 후구에닌 외 연구진(2005)은 둔근의 침술요법이 통증유발점과 하지직거상 검사와 고관절 내회전에 미치는 영향을 연구했다. 연구진은 59명의 남성 러너들의 둔근의 통증유발점을 치료하기 위해 침술요법을 적용하는 그룹과 가짜로 침술요법을 적용하는 그룹으로 나눠 무작위 배정했다. 통증유발점은 대다수의 참가자에서 상부 엉덩이 측면에 있는 것으로 보고되었으며 치료군에서는 침으로 찔렀지만 대조군인 가짜 그룹에서는 피부를 찌르지 않고 피부에 닿게만 했다. 실험 결과 하지직거상 검사와 고관절 내회전 검사는 실험 위치에서 디지털 사진을 찍어 처치 직후 및 24시간, 72시간 후 기준점에서 측정하였고, VAS 점수도 기록했다. 달리기 후 VAS 점수나 둔근의 통증에는 유의한 변화가 없었지만, 두 그룹 모두 달리기 후 슬괵근의 경직 및 통증과 둔근의 경직도는 현저한 개선을 나타냈다. 연구자들은 다음과 같은 세 가지 결론을 얻을 수 있었다. (1) 하지직거상 검사 및 고관절 내회전 검사에 의해 측정된 가동범위의 제한은 증상과 관련이 없을 수 있으며, (2) 침술요법은 이러한 근육의 길이에 영향을 미치지 않거나, (3) 사용된 결과 측정 방법은 통증유발점에 침술요법으로 인한 변화를 측정하는 데 적절하지 않았다.

수동적 STR: 둔근, 엎드린 자세, 팔꿈치

단계 1: 고객이 엎드린 상태에서 한쪽 발목을 잡아 구부리고, 팔꿈치 또는 엄지손가락을 사용해서 둔근을 부드럽게 압박한다. 그림 7.54에서 치료사는 중둔근을 치료하기 위해 팔꿈치를 적용하고 있다.

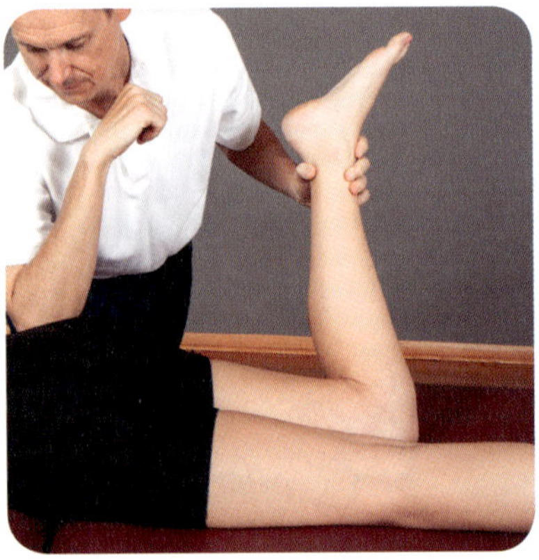

그림 7.54 팔꿈치를 사용해서 둔근을 부드럽게 압박한다.

단계 2: 압박을 유지하면서 발목을 수동으로 또는 대퇴골을 움직여 회전시키며 고객이 스트레칭을 가장 잘 느낄 수 있도록 한다(그림 7.55).

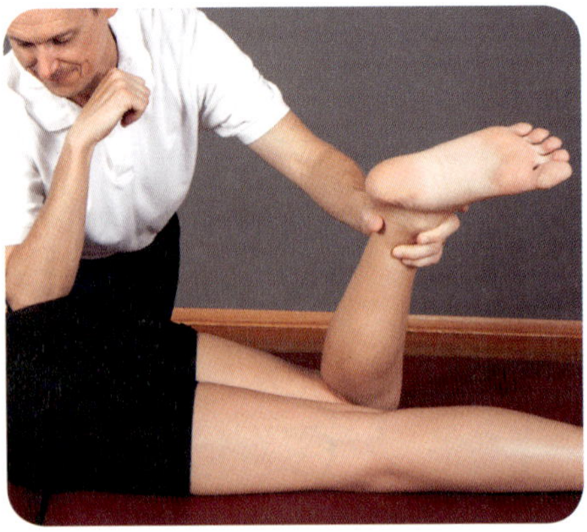

그림 7.55 둔근을 압박하면서 대퇴골을 수동적으로 회전시키며 스트레칭 시킨다.

장점

- 이 방법은 수동적 STR을 마사지와 쉽게 통합해서 적용할 수 있는 방법이다.
- 둔부에 있는 통증유발점을 치료하는 데 효과적인 방법이다.

단점

- 팔꿈치를 사용해서 둔근을 압박할 때 지나친 압력을 피한다.
- 이 방법으로 소둔근에 STR을 적용하기는 어렵다.

능동-보조적 STR: 둔근, 옆으로 누운 자세, 팔꿈치

단계 1: 고객을 옆으로 눕게 한 후, 고관절은 중립 자세를 유지하고 둔근을 고정하도록 치료사의 팔꿈치를 사용하며 압력 방향은 좌골을 향한다(그림 7.56).

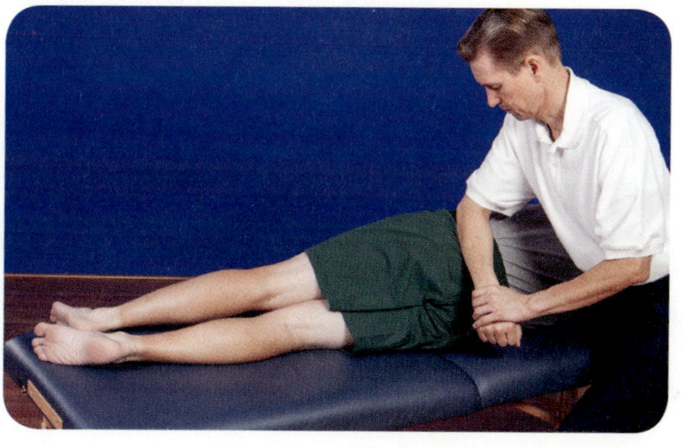

그림 7.56 엉덩이가 중립 위치에 있는 상태에서 둔근을 천골에 가깝게 압박한다.

단계 2: 치료사가 고정을 유지하는 동안 고객에게는 고관절을 굽히게 한다(그림 7.57).

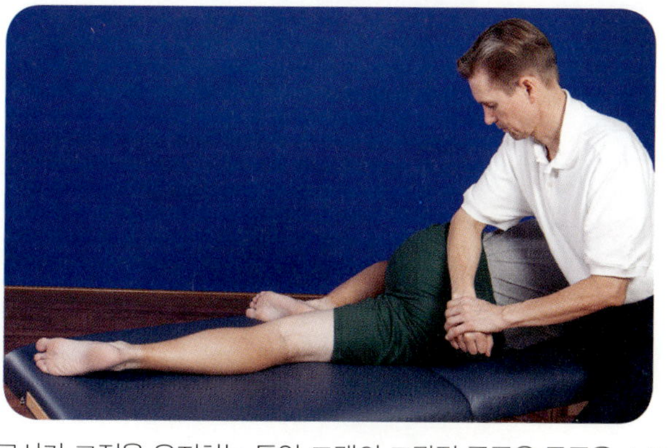

그림 7.57 치료사가 고정을 유지하는 동안 고객의 고관절 굴곡은 둔근을 스트레칭 시킨다.

단계 3: 이러한 과정을 반복하며 치료사의 고정 위치를 바꿔 주고, 고객이 가장 편안하게 느끼는 부위에서 몇 분 동안 치료한다.

TIP 둔근에 능동-보조적 STR을 적용하는 것은 매우 까다로우며, 올바른 부위로의 고정을 집중하도록 하는 연습이 필요하다. 그렇지만 연습을 통해서 치료사는 고정을 적용할 때 상당한 신장감을 제공하는 어떤 작은 부위가 존재한다는 것을 발견하게 될 것이다.

장점

- 둔근에 수동적 또는 능동적 STR을 적용하는 것은 어렵기 때문에 능동-보조적 STR이 가장 효과적이다.
- 옆으로 누운 자세에서 둔근에 대한 능동-보조적 STR은 엎드린 자세로 휴식을 취할 수 없는 고객에게 적용할 때 도움이 된다.
- 엎드린 자세에서 촉진하기 어려운 소둔근은 옆으로 누운 자세에서 더 쉽게 찾을 수 있으며, 적용을 편하게 하기 위해 베드의 높이를 내리는 것이 좋다.

단점

- 근육에서 올바른 부위로의 고정을 집중하는 것은 까다로울 것이다.

능동적 STR: 둔근, 선 자세, 공

단계 1: 등을 벽에 기대고 한쪽 엉덩이와 벽 사이에 공을 놓는다(그림 7.58).

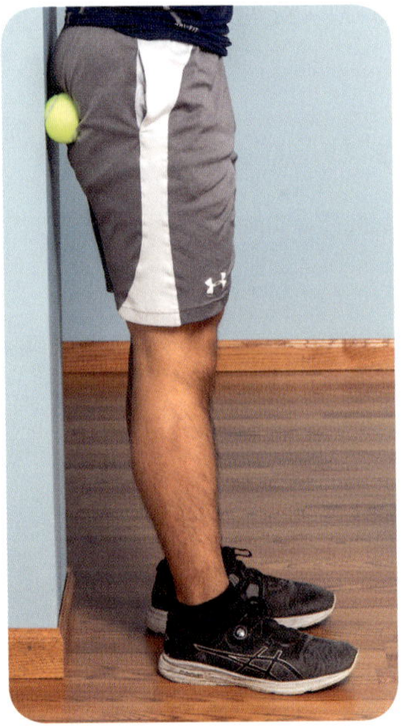

그림 7.58 둔근에 능동적 STR 적용 시 공의 위치

단계 2: 고관절을 구부려 무릎을 가슴 쪽으로 들어 올린다(그림 7.59).

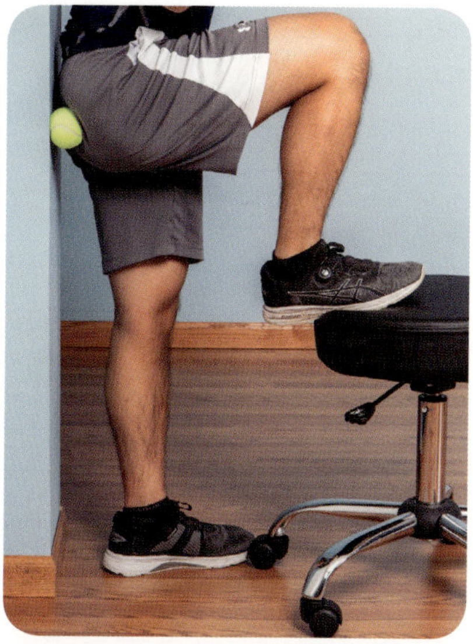

그림 7.59 능동적 고관절 굴곡으로 둔근이 늘어난다.

TIP 중둔근과 소둔근을 늘리기 위해서 고관절을 굴곡시키면 허리가 구부러지거나, 벽에서 멀어질 수 있기 때문에 주의하며, 둔근을 늘리기 위해서 공을 이용해 어떻게 적용해야 하는지 확인한다.

장점

- 둔근에 대한 능동적 STR은 이러한 근육의 문제를 해결하는 데 좋은 방법이다.

단점

- 이 방법은 고관절이 구부러질 때 한쪽 다리는 지지하고 있어야 하며, 균형이 좋지 않은 고객에게는 적용이 어려울 수 있다.

외측광근의 통증유발점

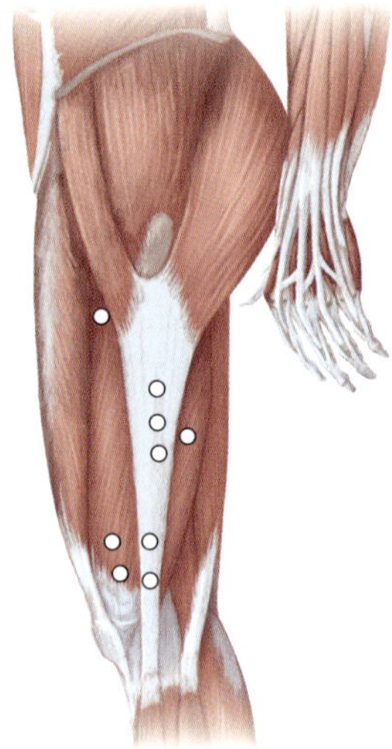

그림 7.60 외측광근의 통증유발점

장경인대는 허벅지의 측면을 덮고 있는 크고 두꺼운 근막이다(그림 7.60). 이 부분의 통증유발점을 누르면 엉덩이에서 허벅지 측면은 물론이고 무릎까지 통증을 호소한다. 고객이 누운 자세에서 이 통증유발점을 촉진하고 몸에서 가까운 허벅지의 측면 부분이 베드에서 약간 올라오도록 하며 시술자에게서 약간 멀어지게 해야 한다. 이러한 통증유발점은 두꺼운 근막이 덮고 있기 때문에 찾기가 어렵다.

파크오비치(2015)는 대퇴부 측면에 있는 4개의 통증유발점에 대한 치료 결과 VAS와 하지의 기능적 척도가 개선되었다고 했다. 왜냐하면 보행할 때 대둔근과 중둔근의 만성적인 고관절 및 허벅지 측면의 통증이 있는 대상자들의 이상근과 대전자 주변에 통증유발점을 8주 동안 일주일에 2번 침술요법을 통해 치료한 결과 고객은 이제 아픈 쪽으로도 잠을 잘 수 있고, 통증 없이 더 멀리 걸을 수 있게 되었으며, 장기간 서 있을 수 있게 된 점에서 삶의 질이 크게 향상되었다고 보고했다. 연구자는 하퇴부의 힘이 좋아진 점에 주목했으며, 참가자들의 통증이 적어지고 걸음걸이 자세가 좋아진 결과라고 가정했다.

능동-보조적 STR: 외측광근, 옆으로 누운 자세, 이중 주먹

단계 1: 고객이 옆으로 누운 자세로 편안하게 무릎을 구부릴 수 있는지 확인하고, 그렇지 못한 경우 고객의 무릎과 베드 사이에 작은 수건이나 쿠션으로 받쳐 준다. 위쪽 무릎을 뻗은 상태에서 엉덩이 쪽으로 주먹을 이용해 조직을 부드럽게 압박한다(그림 7.61).

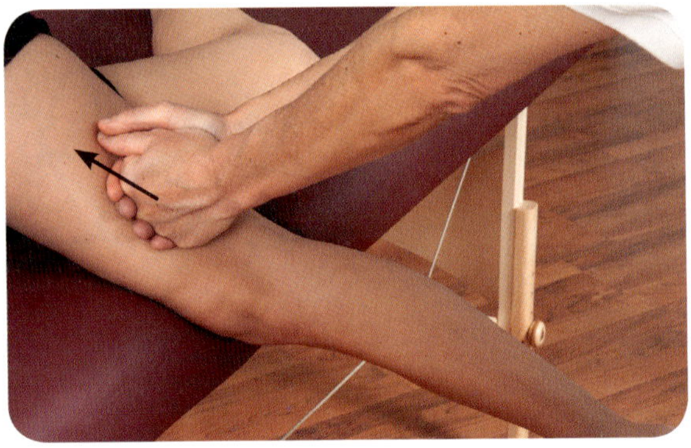

그림 7.61 주먹으로 능동-보조적 STR을 적용하여 ITB를 부드럽게 압박한다.

단계 2: 주먹으로 압박을 유지한 상태에서 고객이 천천히 무릎을 구부리게 한다(그림 7.62).

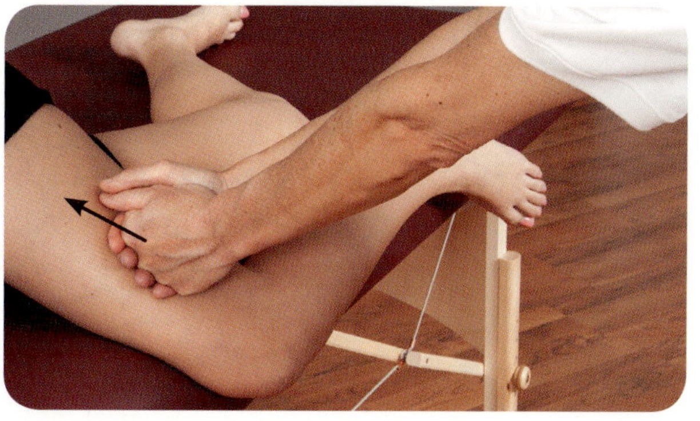

그림 7.62 능동적 무릎 굴곡은 ITB 조직을 스트레칭 시킨다.

단계 3: 처음보다 가까운 다른 고정점을 선택하고 단계를 반복해서 적용한다.

TIP 능동-보조적 STR을 활용해서 전경골근과 종아리에도 이 방법을 적용할 수 있다. 약간의 마사지 오일을 바르고, 고객이 무릎을 구부렸다 펴는 동안 치료사는 무릎에서 엉덩이 쪽으로 미끄러지며 압박한다.

장점

- 손가락이나 엄지손가락을 사용해서 능동적 STR을 외측광근에 적용해서 압박할 때 효과적인 방법이다.
- 이 방법을 활공 STR로 쉽게 수정 적용할 수 있다.

단점

- 옆으로 누운 자세가 모든 고객에게 편안한 것은 아니다. 따라서 무릎 안쪽을 베드에 대고 받쳐 주어야 한다.

장골근의 통증유발점

장골근의 통증유발점은 장골능 앞쪽에 위치하고, 허벅지 앞쪽의 윗부분에 통증을 호소한다. 고객이 옆으로 누운 자세에서 손가락을 구부려 부드럽게 장골능 안쪽을 쥐면서 누른다(그림 7.64). 고관절 굴곡은 이 통증유발점을 악화시키며 이는 척추와 요방형근의 통증유발점과 연관이 있다. 퍼거슨(2014)은 특발성 척추측만증 고객의 세 가지 사례 연구의 예를 제시하며, 장골근을 포함한 근육의 통증유발점이 척추의 모양에 어떠한 영향을 미치는지 설명했다.

오 외 연구진(2016)은 만성 요통을 앓고 있는 노인 고객들에게 장골근을 포함한 다양한 근육의 통증유발점을 치료하는 데 어떻게 적용해야 되는지 설명했다. 모든 참가자들은 2개월 이상 지속된 통증을 호소하였고, 적어도 한쪽 대둔근, 중둔근, 장요근 요방형근, 대퇴사두근 중에 통증유발점을 가지고 있었다. 장골근은 고객이 엎드린 자세로 고관절을 45도 정도로 굴곡하고, 무릎을 90도로 구부린 상태에서 치료했다. 그 결과 VAS 점수 및 압력에 대한 통증의 민감도 및 요추 굴곡에의 개선을 발견했다.

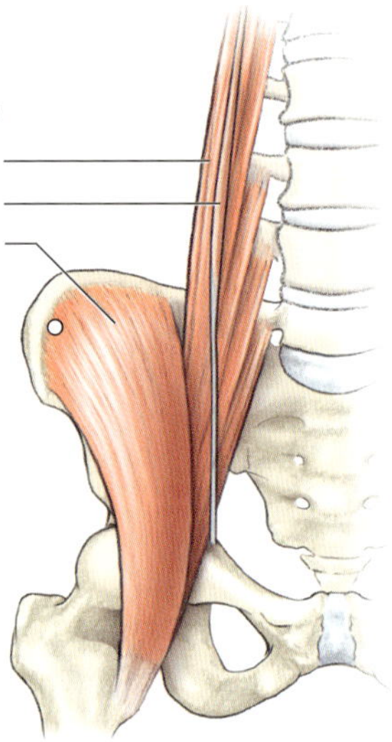

그림 7.63 장골근의 통증유발점

능동-보조적 STR: 장골근, 옆으로 누운 자세, 양손

이것은 경직된 고관절 굴곡근이 있는 고객에게 훌륭한 신장법이다. 이러한 신장법을 시행하기에 앞서 고객의 동의를 구하는 것이 중요하다. 고객에게 치료사의 손으로 고정하려는 곳을 보여 준다.

단계 1: 고객을 옆으로 눕히고 고관절 굴곡근이 굴곡되게 만들며 좌골뼈의 앞면에서 장골근을 고정한다(그림 7.64).

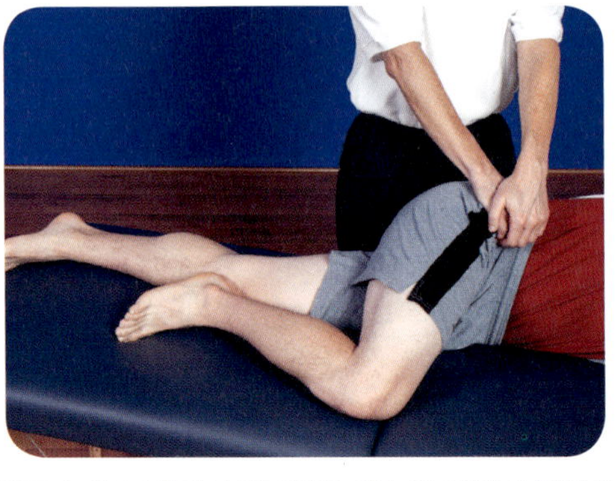

그림 7.64 옆으로 누운 자세에서 장골근을 양손을 이용해 감싸 잡고 조정한다.

단계 2: 치료사가 고정을 유지하는 동안 고객에게는 고관절을 펴 주기 위해 다리를 쭉 펴도록 요청한다(그림 7.65).

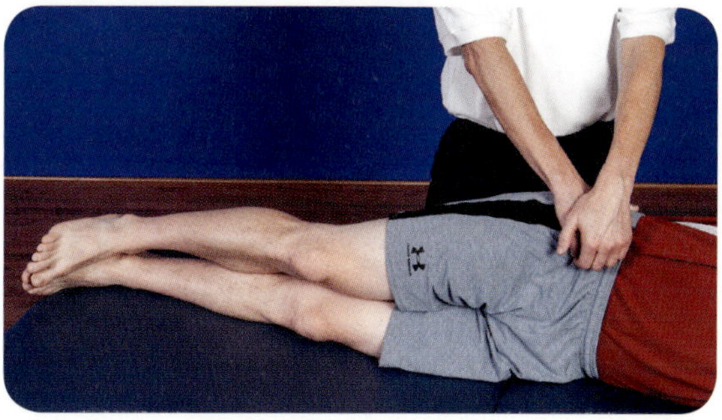

그림 7.65 능동적인 고관절 신전은 치료사에 의해 장골근을 늘려 준다.

치료해야 하는 부위가 작으므로 고정은 동일한 장소에서 반복되거나 한쪽으로 약 1cm 정도 이동한다. 일반적으로 이러한 방식으로 세 번 정도 신장법을 시행하면 고관절 부위에서 긴장이 어느 정도 이완된다.

만약 고객이 더 강한 신장감을 요구한다면 손가락으로 보다 강하게 압박하지 말고 고객에게 움직임의 최종 부위에서 자신의 고관절을 더욱 펴도록 한다. 이것을 설명하는 한 방법은 고객이 움직임의 최종 부위로 도달했을 때 고객에게 '내 손가락 쪽으로 미세요'라고 요청하는 것이다.

TIP 이러한 부위는 조금 간지러울 수도 있다. 다른 방법은 고객에게 그 부위에 자신의 손을 놓도록 하여 치료사가 그 손 위를 압박하는 것이다. 또 다른 방법은 네 겹으로 접은 수건을 통해서 치료하는 것으로 압력을 분산시킨다.

장점

- 능동적 또는 수동적으로 이러한 부위에 STR을 적용하는 것이 매우 어렵기 때문에 능동-보조적 STR은 지극히 효과적이다.
- 배 쪽 장기들은 옆으로 누운 자세에서 옆으로 쏠릴 것이므로 고객에게 이러한 자세를 취하게 하는 것은 바로 누운 자세에서 치료하는 것보다 훨씬 더 안전한 자세가 된다.

단점

- 이러한 방법은 매우 강한 쥐기를 필요로 한다.
- 이 부위는 아마도 조금 간지러울 것이다.
- 일부 고객들은 이 방법에 거부감을 갖는다.

치료 사례

사무실 청소원이 요통을 치료하기 위하여 찾아왔다. 검사에서 매우 긴장된 고관절 굴곡근을 보였다. 고객은 빈번하게 거의 완전한 고관절 굴곡으로 쪼그린 채 일하며, 그것이 고객의 요추 위에서 고관절 굴곡근의 단축과 좌상을 유발하고 있었다. 골격표를 통해서 그 과정을 설명한 후에 장골근을 치료하기 위하여 4주의 기간 동안 고객의 옷 위에서 STR을 적용했다. 또한 고객에게 능동적 고관절 신전을 수행하는 방법을 알려주었다.

간단한 질문

1. 슬괵근에 대하여 STR을 시행할 때에 당신이 그 안으로 고정하지 않도록 피해야 하는 구조는 무엇인가?
2. 종아리로 수동적 STR을 적용할 때에 고객의 발목 관절을 배측 굴곡시키기 위하여 치료사가 자신의 사두근을 사용하는 이유는 무엇인가?
3. 발바닥으로 능동적 STR을 적용할 때에 공 위에 서야 하는가?
4. 어떤 유형의 고객들이 종아리근에 대한 STR의 신장감을 각별하게 더 느끼는가?
5. 어떤 자세에서 장골근을 치료하는가? 엎드린 자세? 누운 자세? 또는 옆으로 누운 자세?

8

팔에 대한 연부조직 이완법

이 장은 팔에서 연부조직 이완법을 적용하는 방법을 설명한다. 여기서 치료사는 상체의 주요 근육군의 각각에 대한 수동적 능동-보조적 그리고 능동적 STR을 적용하는 사이에서 비교를 찾아볼 것이다. 아무튼 STR의 세 가지 방법 모두가 모든 근육군에 대하여 적용될 수 있는 것은 아님을 유념해야 한다(표 8.1을 참조).

표 8.1 팔 근육에서 사용되는 STR의 유형

근육	수동	능동-보조	능동
삼두근	V	–	V
이두근	V	–	V
어깨 내전근	V	–	–
극하근	–	V	–
손목과 손가락 굴곡근	V	V	V
손목과 손가락 신전근	V	V	V

- 수동적 STR: STR은 팔의 모든 근육에서 수동적으로 사용될 수 있는데, 고정을 유지하는 것은 거의 불가능한 반면에 상지 전체를 수동적으로 회전시키는 것이다.
- 능동-보조적 STR: 능동-보조적 STR은 어깨 내전근을 제외하고 상지의 모든 근육에 적용 가능하지만, 치료사가 고객에게 고정점을 유지하기 어려운 위치에 있다.
- 능동적 STR: 이 장에서 어깨의 내전 또는 극하근의 능동적 STR은 제한되지만, 팔의 모든 근육들은 능동적 STR을 통해서 신장될 수 있다.

다음 섹션에서는 기술을 적용하는 데 도움이 되는 팁을 포함하여 상지의 많은 근육에 수동적, 능동-보조적 또는 능동적 STR을 적용하기 위한 자세한 지침을 제공한다.

삼두근의 통증유발점

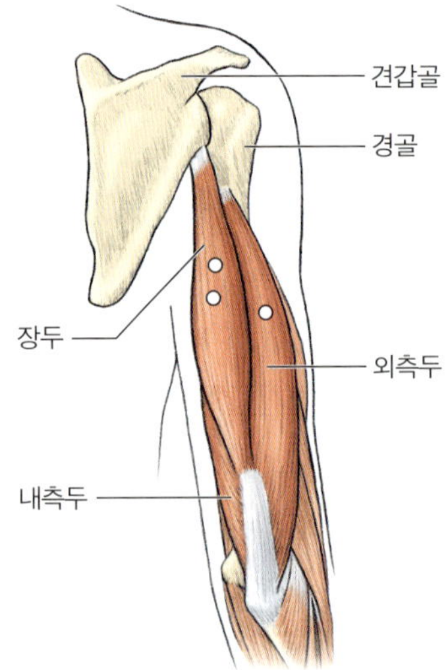

그림 8.1 삼두근의 통증유발점

삼두근의 통증유발점은 측면의 외측두 및 장두를 포함하여 삼두근(그림 8.1) 전체에서 찾을 수 있다. 외측두의 통증유발점은 팔의 뒤쪽에서 통증을 나타내며 때로는 팔꿈치 쪽과 네 번째 및 다섯 번째 손가락으로 통증이 방사하고, 또한 삼두근의 장두는 주로 어깨와 팔꿈치에 통증을 나타내며 팔과 팔꿈치를 따라서 방사된다. 이 근육의 통증유발점은 반복된 동작이나 팔꿈치의 과신전으로 인해 영구화된다. 이러한 통증유발점을 촉진하는 한 가지 방법은 고객이 엎드린 자세로 어깨를 신전하고, 팔꿈치를 구부린 상태로 베드의 가장자리에 놓고, 원위부에서 근위부까지 손끝으로 촉진하며 찾는다.

닐슨(1981)은 삼두근의 통증유발점에 방사통으로 어깨 통증을 앓고 있는 59세 치과의사의 치료 과정을 설명해 주었다. 고객은 라켓볼 선수였으며, 팔에서 손까지 통증이 방사되었다. 닐슨은 대원근과 광배근을 포함한 어깨의 각 근육을 검사했다. 통증유발점을 찾은 모든 근육에 먼저 아이스 스프레이를 적용하고 스트레칭 기법으로 치료하였다.

TIP 만약 삼두근의 통증유발점을 촉진할 때 고객이 이상 감각을 호소하는 경우 이는 신경 압박에 의한 방사통의 결과이다. 이상 감각은 압력을 줄이거나 근육의 다른 부분을 압박하면 해결된다.

수동적 STR: 삼두근, 엎드린 자세, 쥐기

단계 1: 고객을 엎드린 자세로 하여 고객이 팔꿈치 관절에서 굴곡하는 것이 가능함을 확인한다. 근육을 단축시키도록 수동적으로 고객의 팔꿈치 관절을 펴 준다. 치료사는 고정을 기시점에 인접해서 어깨 관절 쪽으로 압력이 향하도록 위치시킨다(그림 8.2).

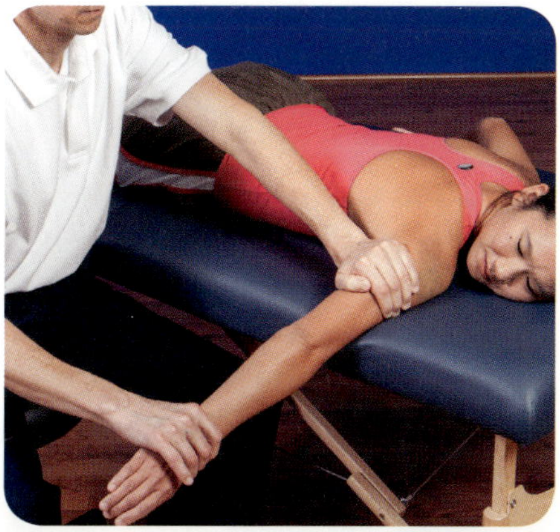

그림 8.2 삼두근을 고정시키기 위해 넓은 그립을 사용한다.

단계 2: 치료사는 고정을 유지하는 동안 팔꿈치 관절을 천천히 굽혀 준다(그림 8.3).

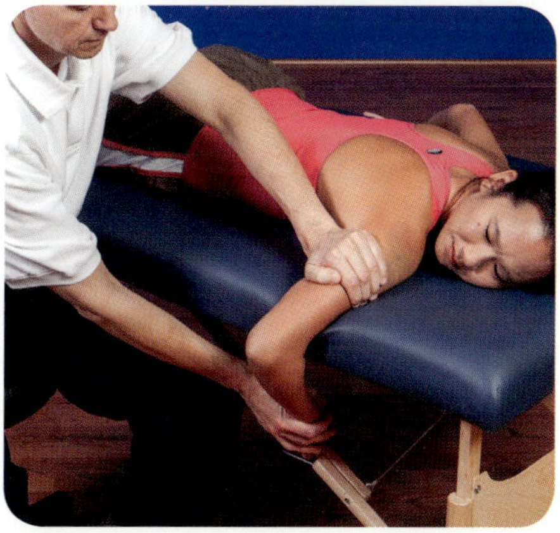

그림 8.3 삼두근을 수동적으로 스트레칭 시킨다.

단계 3: 치료사의 고정을 풀어 주며 팔꿈치 관절을 펴 주고, 처음보다 약간 아래에서 새로운 고정점을 설정한다. 이 과정을 반복하며 어깨 관절로부터 상완골의 아래쪽까지 치료해 간다. 치료사가 팔꿈치 관절 쪽으로 치료하므로 고객은 상당한 신장감을 경험한다.

장점

- 이러한 신장법은 삼두근에서 조직을 신장시킬 때 매우 강한 고정이 필요한 것은 아니므로 적용하는 것이 쉽다.
- 보다 한정적인 고정을 사용하므로 특정 조직으로 신장법을 국소화할 수 있다.
- 이러한 방법은 엎드린 자세의 고객에게서 사용할 수 있기 때문에 전신 마사지와 병행할 수 있는 비교적 손쉬운 신장법이 된다.

단점

- 고객이 베드 위로 자신의 팔이 완전하게 받쳐지는 공간을 확보하도록 움직일 필요가 있다.

능동-보조적 STR: 삼두근, 엎드린 자세, 보강된 엄지손가락

단계 1: 고객이 엎드린 자세로 삼두근에 고정점을 만든다(그림 8.4).

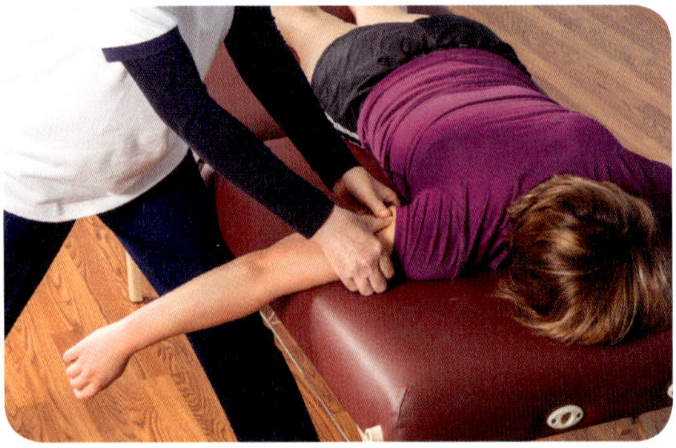

그림 8.4 삼두근을 보강된 엄지로 고정한다.

단계 2: 고객에게 팔꿈치를 구부리도록 요청한다(그림 8.5).

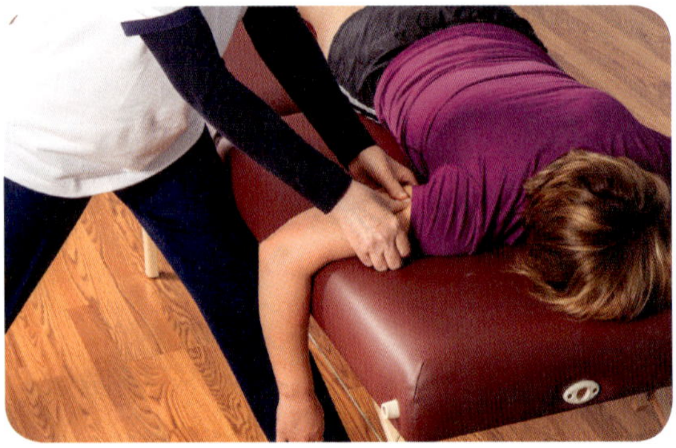

그림 8.5 팔꿈치의 능동적 굴곡은 삼두근을 스트레칭 시킨다.

장점

- 능동-보조적 STR을 통해 치료사는 필요한 경우 보강된 엄지손가락을 사용하면 통증유발점을 포함하여 근육의 특정 지점을 고정할 수 있다.

단점

- 이 치료 위치에서 팔이 중력에 의해 무거워지기 때문에 팔을 시작 위치로 되돌리기 위해 반복적으로 팔꿈치를 신전하게 하면 근육을 피로하게 할 수 있다.

TIP STR을 사용하여 삼두근의 통증유발점을 치료하는 경우, 팔을 베드에 대고 있을 때 팔꿈치가 완전히 구부러지지 않도록 해야 하며, 치료 후 고객에게 삼두근을 스트레칭 할 수 있도록 한다.

능동적 STR: 삼두근, 앉은 자세 또는 선 자세, 쥐기

단계 1: 자신의 팔을 펴 주며 삼두근을 잡는다(그림 8.6).

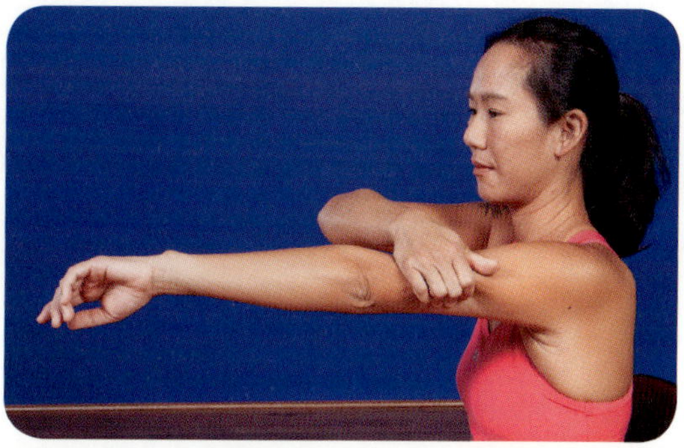

그림 8.6 삼두근을 잡는다.

단계 2: 자신이 고정을 유지하는 동안 팔꿈치 관절을 굽혀 준다(그림 8.7).

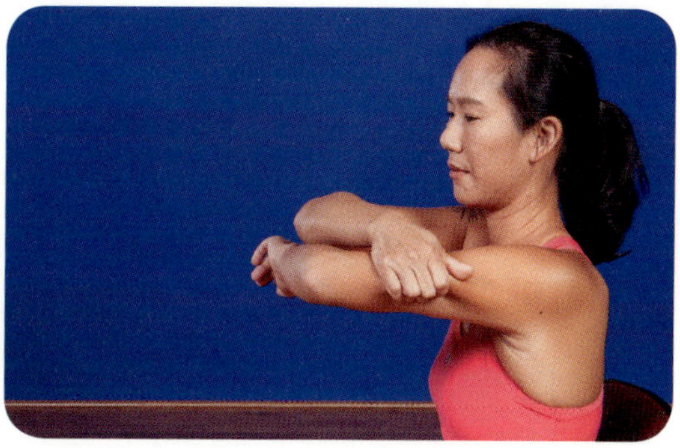

그림 8.7 팔꿈치의 능동적 굴곡은 잡는 상태가 유지됨에 따라 삼두근이 늘어나게 한다.

어떤 사람들은 삼두근의 신장을 느끼지 못할 것이다. 그렇지만 대부분의 사람들은 테니스와 같은 지속적인 또는 반복된 팔꿈치 관절 신전을 포함하는 활동 후에 신장감을 확실하게 느낄 것이다. 에플라지(경찰법, effleurage. 마사지의 한 방법으로 손바닥으로 전체 피부를 문지르는 방법)를 적용할 때 반복적인 팔꿈치 폄을 시행하는 마사지 치료사들은 고객을 치료하는 사이에 삼두근으로 능동적 STR을 시행해야 한다.

장점

- 적용하기 쉬운 신장법이다.
- 작은 부위를 고정하기는 다소 까다로울 수 있지만, 삼두근과 베드 사이에 놓인 테이스 공을 사용하면 특정 부위나 통증유발점을 치료할 수 있다.

단점

- 자신의 압력을 어깨 관절로 향하게 할 때는 조직에서 느슨함을 제거해야 하며, 그러면 더 좋은 신장을 얻게 될 것이다. 그렇지만 삼두근을 치료할 때 자신의 압력이 어깨 관절로 향하게 하는 것이 어려우며 결과적으로 능동적 신장법을 적용하는 것이 수동적으로 적용하는 방법보다는 효과가 떨어진다.

상완 이두근의 통증유발점

통증유발점은 상완 이두근의 장두와 단두 모두에서 발생한다(그림 8.8). 통증유발점은 주로 팔 앞쪽의 어깨와 팔꿈치 통증을 말한다. 팔꿈치를 구부려 무거운 쇼핑백을 반복해서 들었다 내릴 때 또는 수동 드라이버를 사용해서 장시간 활동하면 통증이 지속된다. 팔꿈치를 수동적으로 약간 구부리고 근육의 원위부에서 시작해서 근위부 쪽으로 손가락 끝을 사용해서 촉진하면 더 쉽다.

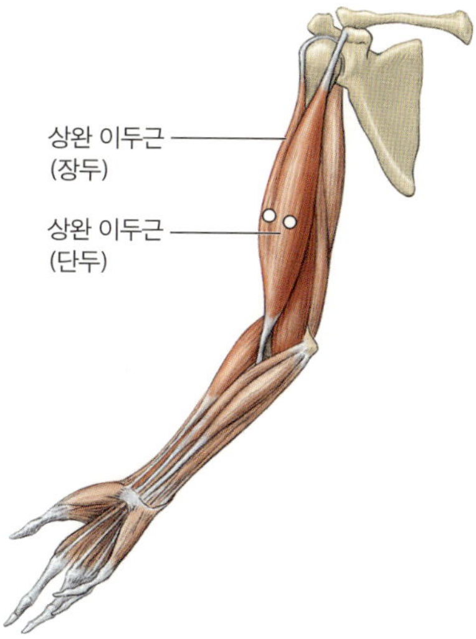

그림 8.8 상완 이두근의 통증유발점

수동적 STR: 상완 이두근, 누운 자세, 엄지손가락

단계 1: 고객을 누운 자세로 하여 팔꿈치 관절을 수동적으로 굽혀 주고, 상완 이두근에 부드럽게 고정을 적용하며 치료사의 압력을 겨드랑이로 향하게 함으로써 피부의 느슨함을 제거한다(그림 8.9).

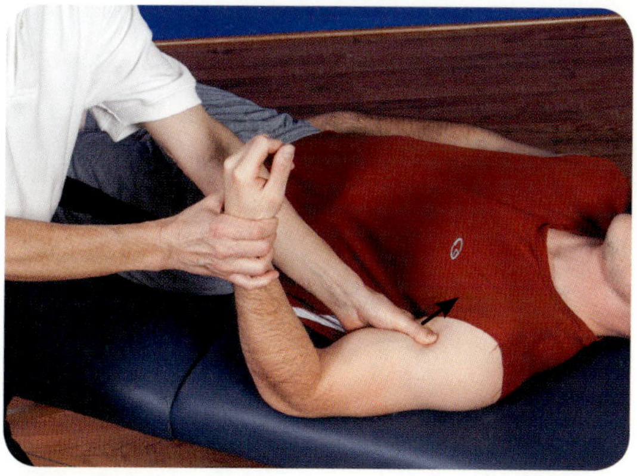

그림 8.9 상완 이두근을 엄지손가락을 사용해서 압박한다.

단계 2: 치료사는 고정을 유지하는 동안 천천히 팔꿈치 관절을 펴 준다(그림 8.10).

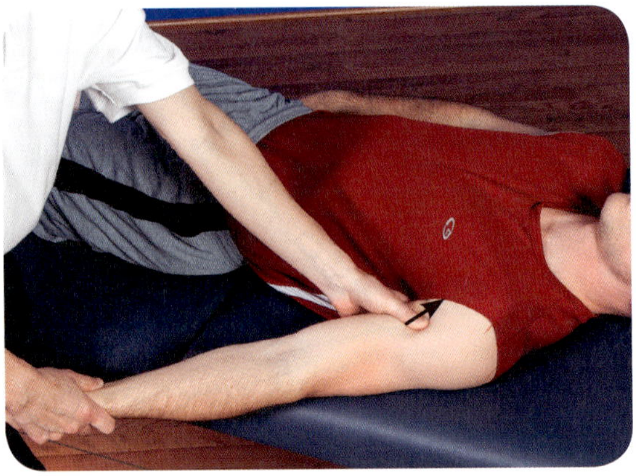

그림 8.10 고정점을 유지한 상태에서 팔꿈치를 수동적으로 신전시키면 상완 이두근이 신장된다.

단계 3: 어깨 관절 주위 근육의 몸 쪽에서부터 팔꿈치 관절 쪽으로 치료해 간다. 팔꿈치 관절의 앞면에서 관절와 안으로 압력을 피한다.

TIP STR을 사용해서 통증유발점을 치료한 후 팔꿈치를 신전할 때 팔꿈치를 펴는 것 외에도 전완을 회내시켜야 한다. 왜냐하면 이두근이 전완을 회외시키기 때문이다.

장점

- 이두근은 일반적으로 강한 고정을 필요로 하지 않기 때문에 적용하기 쉬운 형태의 STR이다.
- 누운 자세의 고객에게서 사용할 수 있기 때문에 이 방법은 전신 마사지와 결합되기 좋은 비교적 쉬운 신장법이다.

단점

- 근육의 원통형 모습으로 인해서 커다랗고 두꺼운 이두근을 고정하는 것은 아마도 어려울 것이다.

수동적 STR: 상완 이두근, 누운 자세, 주먹, 활공

단계 1: 수동적 STR을 수정해서 능동적 STR로 적용하려면 소량의 마사지 오일을 이두근에 바른다.

단계 2: 팔꿈치를 약간 수동적으로 구부리고 팔의 원위부 끝에 주먹을 놓고 부드럽게 활공한다. 팔꿈치에서 어깨까지 주먹을 미끄러지면서 동시에 팔꿈치를 신전한다(그림 8.11).

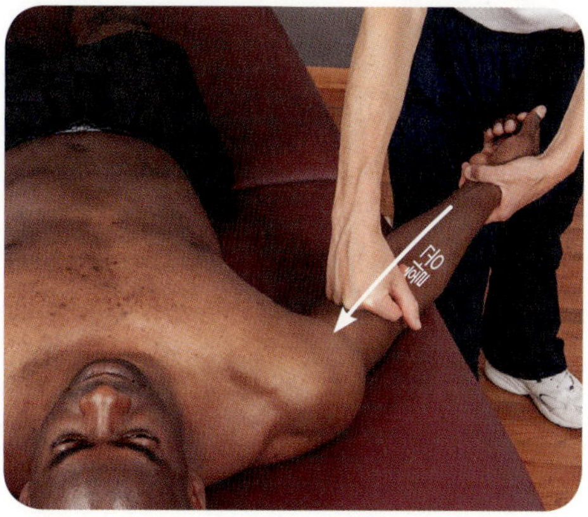

그림 8.11 이두근에 수동적 활공-STR

장점

- 이 마사지는 진정 효과가 있으며 근육의 특정 부위에 고정하고 조직을 신장하는 데 도움이 된다.

단점

- 활공 STR을 적용해서 통증유발점을 치료하기에 제한이 있다.

능동-보조적 STR: 상완 이두근, 누운 자세, 엄지손가락

단계 1: 고객이 누운 자세로 팔꿈치를 구부리고 이두근의 근위부에서 근육을 고정한다(그림 8.12).

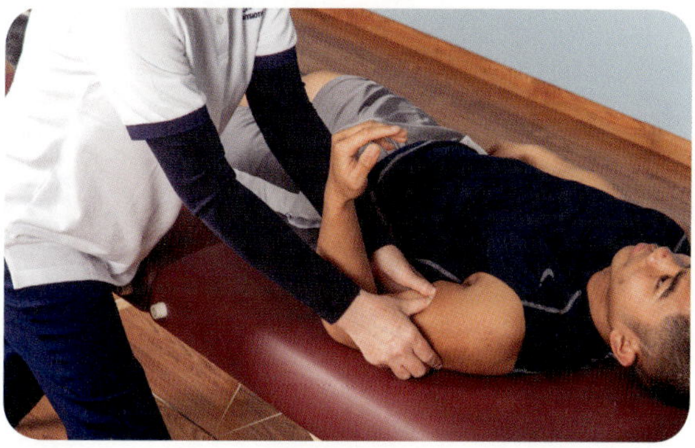

그림 8.12 이두근의 근위부를 고정한다.

단계 2: 고정점을 유지한 상태에서 고객의 팔꿈치를 능동적으로 신전한다.

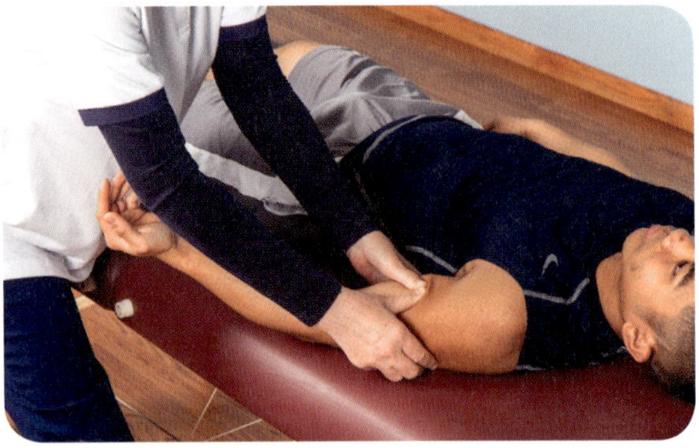

그림 8.13 치료사가 근육의 고정을 유지한 상태에서 팔꿈치의 능동적 신전은 이두근을 신장한다.

단계 3: 처음 위치에서 약간 더 먼 고정점을 적용해서 반복해서 실시한다.

장점

- 능동-보조적 STR은 통증유발점에 더 큰 고정점과 압력을 적용하는 데 유용하다.

단점

- STR이 마사지에 포함될 때 모든 고객이 이러한 방식의 치료를 원하지 않을 수 있으며, 이러한 경우 수동적 STR이 더 적합하다.

능동적 STR: 상완 이두근, 앉은 자세 또는 선 자세, 쥐기

단계 1: 자신의 팔을 굽힌 상태에서 이두근을 부드럽게 잡는다(그림 8.14).

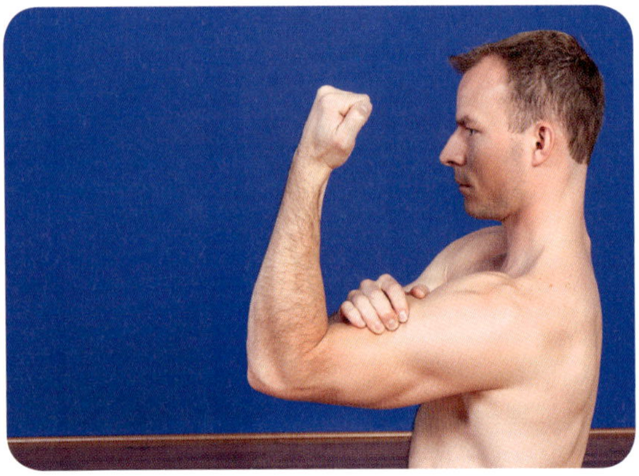

그림 8.14 상완 이두근을 부드럽게 잡는다.

단계 2: 고정을 유지하는 동안 자신의 팔꿈치 관절을 천천히 펴 준다(그림 8.15).

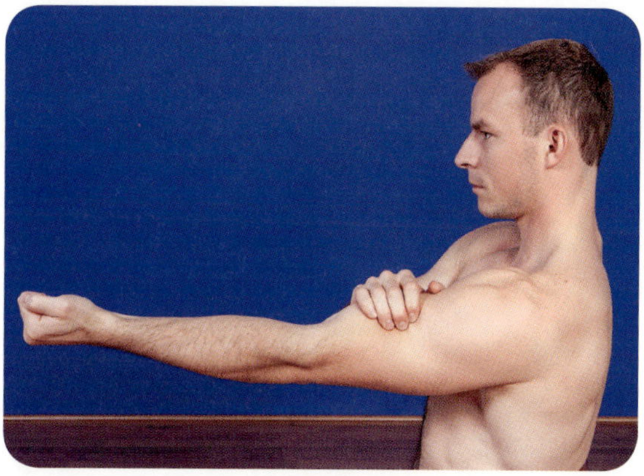

그림 8.15 근육을 잡고 있는 동안 팔꿈치를 신전하면 이두근이 신장된다.

상완 이두근에서 STR을 적용하는 것은 노 젓기, 땅파기 또는 물건 들기와 같이 장시간의 반복된 팔꿈치 굽힘을 포함하는 모든 활동 후에 좋은 느낌을 줄 것이다.

장점

- 이것은 적용하기 아주 쉬운 방법이다.

단점

- 능동적으로 작은 부위를 고정하는 것은 어렵다. 그러므로 특정한 조직을 신장하도록 국소화하는 것은 어려울 것이다.
- 자신의 압력을 어깨 관절 쪽으로 향하게 만드는 것과 더 좋은 신장을 얻도록 조직에서 느슨함을 제거하는 것은 조금 어려울 것이다.

어깨 내전근의 통증유발점

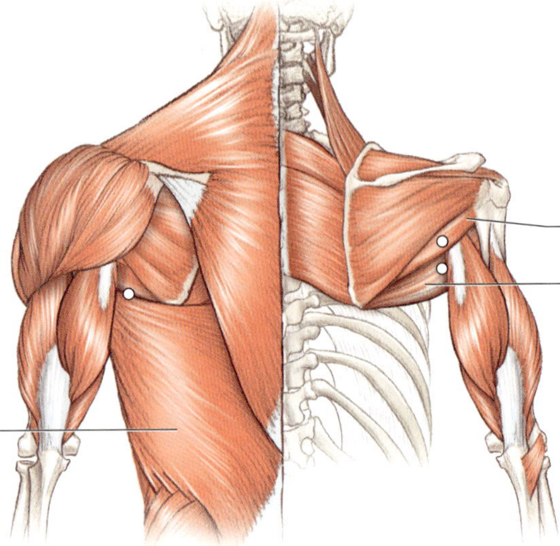

그림 8.16 대원근, 광배근, 소원근의 통증유발점

어깨 내전근에는 대원근과 소원근 및 광배근이 포함되며(그림 8.16), 일부 근육에서 통증유발점이 더 많이 발견되지만 어깨 내전근의 모든 근육에서 더 많이 찾을 수 있다. 대원근과 소원근의 통증유발점은 후면 삼각근 부위에 통증을 방사하고, 광배근의 겨드랑이 부분의 통증유발점은 견갑골 하각과 상지의 전방과 후방에 통증이 방사된다. 이러한 고객이 엎드린 자세나 누운 자세에서 팔을 수동적으로 90도 정도로 신전하는 동작을 반복적으로 하면 이러한 근육에 통증이 지속된다. 고객의 누운 자세에서 뒤쪽의 겨드랑이 부분을 촉진해서 엄지손가락과 손끝 사이로 근육을 부드럽게 꼬집으며 압박한다. 또는 고객이 엎드린 자세로 치료하는 경우 엄지손가락으로 견갑골의 측면을 따라서 촉진하면서 통증유발점을 찾아서 치료한다.

수동적 STR: 어깨 내전, 엎드린 자세, 손바닥

단계 1: 고객이 엎드린 자세로 긴장을 풀고 팔을 90도 정도로 들어 올린 상태에서 조직을 압박한다. 겨드랑이 부위는 국소적 압력에 민감하기 때문에 그림 8.17에 나온 것처럼 치료사는 손바닥을 이용해 조직을 부드럽게 압박을 가하면서 반대쪽 손으로 팔을 견인하면 조직의 긴장을 덜어 주는 데 도움이 된다.

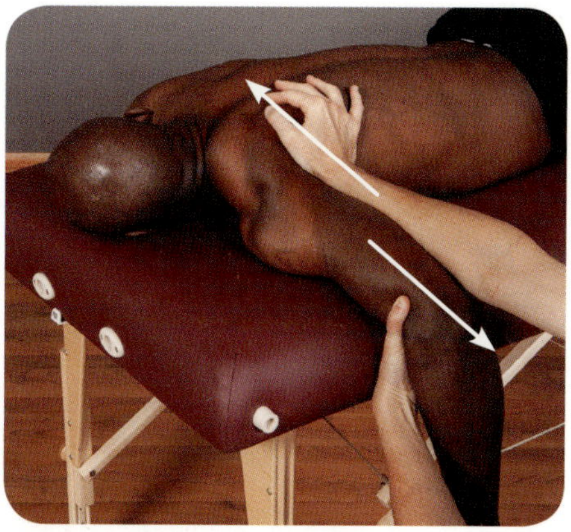

그림 8.17 팔을 견인하면서 반대쪽 손바닥을 사용하여 어깨 뒤쪽의 내전근을 압박한다.

단계 2: 압박을 유지한 상태에서 팔을 견인한다(그림 8.18). 어깨 관절에 부드러운 견인을 했을 때, 고객이 느끼는 감각에 주의하며 어깨의 탈구나 아탈구 이력이 있는 고객의 경우 견인을 해서는 안 된다.

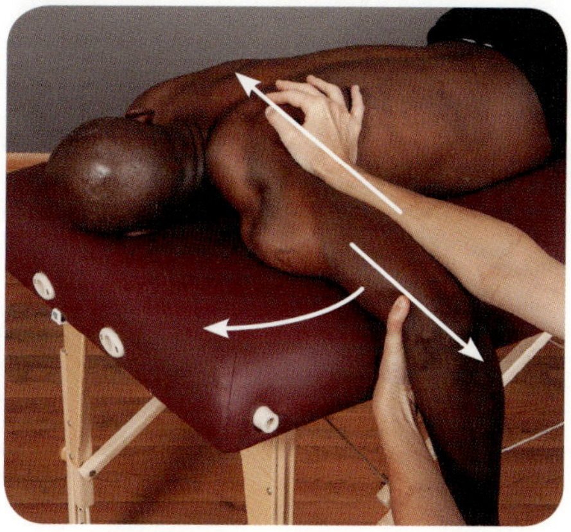

그림 8.18 압박을 유지한 상태에서 팔을 수동적으로 견인하면서 어깨 내전근을 신장한다.

장점

- 이러한 신장법은 적용하기가 쉽고 고객이 편안하게 받을 수 있다.
- 엄지손가락을 사용하여 특정 통증유발점을 압박할 수 있으며 치료할 수 있다.

단점

- 이 부위는 특히 예민하기 때문에 엄지손가락을 사용하여 압박을 가하면 일부 고객은 불편함을 느낄 수 있다.

수동적 STR: 어깨 내전, 옆으로 누운 자세, 팔꿈치

단계 1: 고객이 옆으로 누운 상태에서 한 손으로 팔을 잡고 수동적으로 팔을 약 110도 정도 들어 올리고, 전완이나 팔꿈치를 사용해서 어깨 내전근을 부드럽게 압박한다.

단계 2: 전완이나 팔꿈치로 압박을 유지한 상태에서 고객의 팔을 견인한다(그림 8.19 및 8.20).

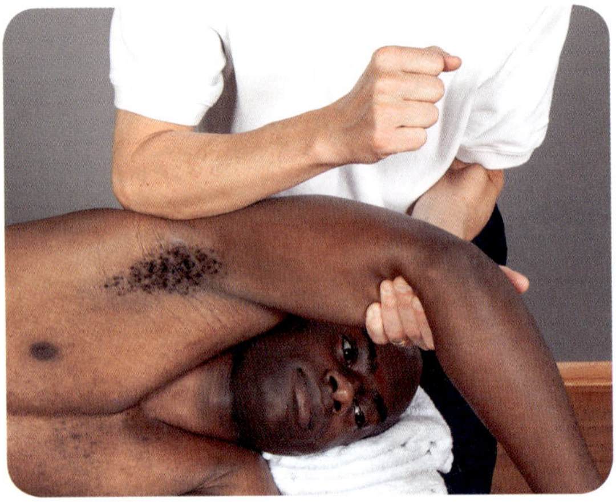

그림 8.19 전완을 사용하여 부드러운 압박을 유지한 상태에서 수동적으로 신장한다.

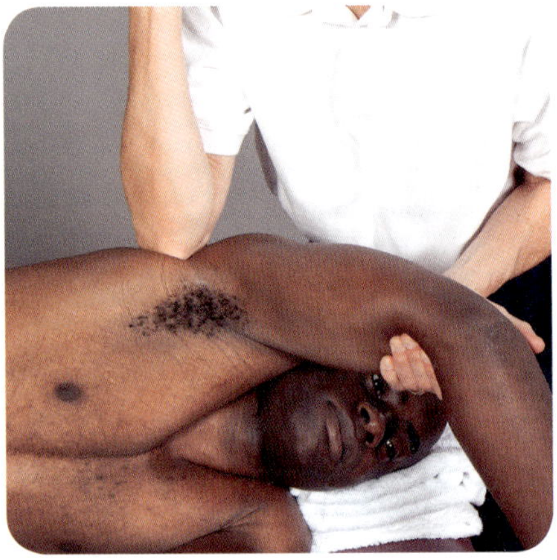

그림 8.20 팔꿈치를 사용하여 부드러운 압박을 유지한 상태에서 수동적으로 신장한다.

극하근의 통증유발점

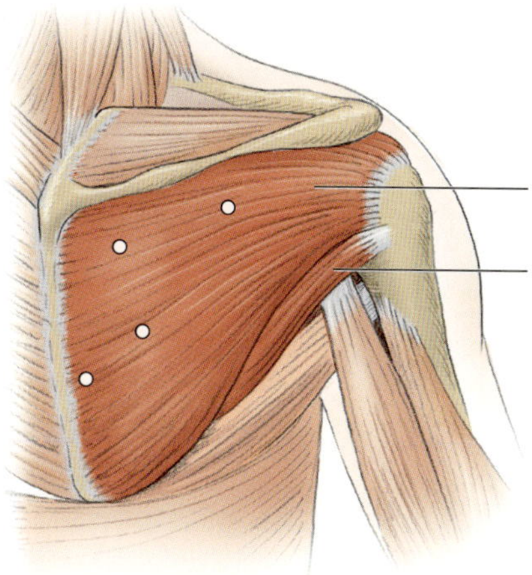

그림 8.21 극하근의 통증유발점

극하근 전체에 걸쳐 통증유발점이 있다(그림 8.21). 통증유발점은 어깨 앞쪽과 견갑골의 중간 경계에 통증을 나타내며, 또한 팔의 앞쪽과 측면에 방사통을 호소한다. 고객이 엎드린 자세로 팔을 몸 옆에 눕히고 통증유발점을 촉진한다. 여기서 통증유발점은 과사용보다는 갑작스러운 부하로부터 발생한다.

히달고-로자노 외 연구진(2010)은 어깨충돌증후군을 호소하는 12명의 고객에게서 통증유발점과 압박에 의한 통각과민의 관계를 연구했으며, 그 결과 고객 중 42%는 극하근에 통증유발점을 가지고 있었다. 고객들은 자신의 통증을 통증평가척도(NPRS)로 평가하고, 통증의 위치를 신체지도로 그려 달라고 요청받았다. 서로 다른 통증유발점에 대한 압력에 의한 통증 임계값을 측정하여 어깨 충돌이 없는 대조군과 치료군을 비교하였고, 두 그룹 간에는 상당한 차이가 발견되었다.

능동-보조적 STR: 극하근, 엎드린 자세, 보강된 엄지손가락

단계 1: 고객은 베드에 엎드린 상태에서 몸 옆에 팔을 외회전시킨 자세를 취한다. 엄지손가락을 사용하여 극하근을 압박한다(그림 8.22).

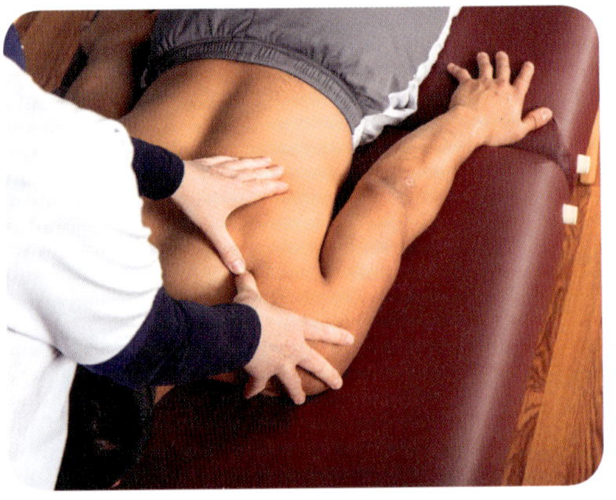

그림 8.22 고객의 팔을 외회전시킨 상태에서 극하근을 압박한다.

단계 2: 압박을 유지하면서 고객의 손등이 베드에 닿을 수 있도록 회전시킨다(그림 8.23).

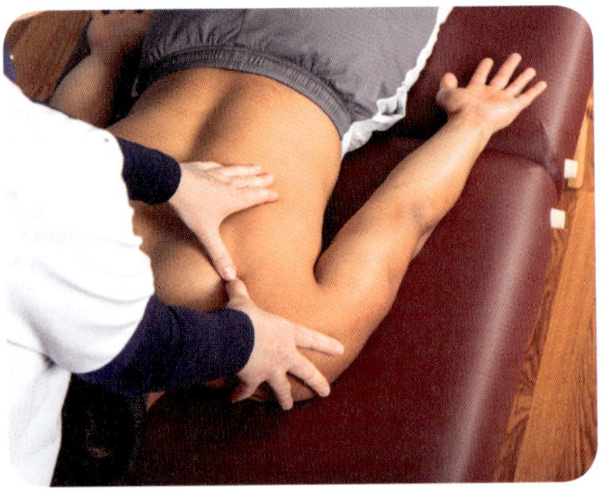

그림 8.23 치료사가 압박을 유지한 상태에서 고객의 팔을 내회전시키면 극하근이 신장된다.

장점

- 이 방법은 극하근의 통증유발점을 치료하는 데 효과적이다.

단점

- 고객의 팔을 내회전시키면 극하근의 통증유발점을 압박하기 어려울 수 있다.

손목과 손가락 신전근의 통증유발점

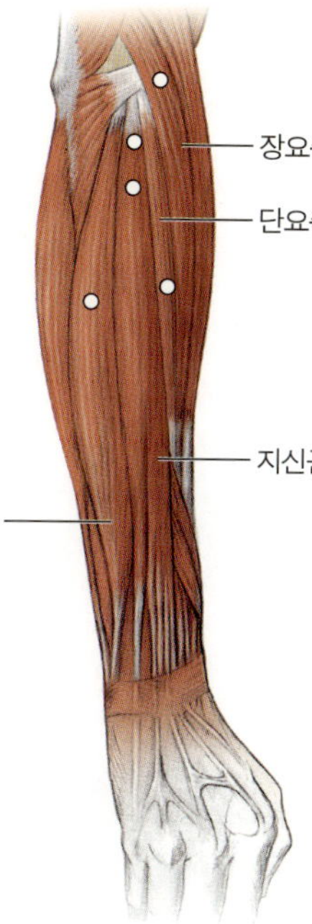

그림 8.24 손목과 손가락 신전근의 통증유발점

그림 8.24는 척측수근신근, 장요측수근신근, 단요측수근신근 및 지신근에서 찾은 통증유발점을 나타낸다. 이러한 척측수근신근의 통증유발점은 손목의 척골 쪽에 통증을 호소하고, 장요측수근신근은 외측상과 쪽에서 통증을 나타내며, 단요측수근신근은 손목과 손등의 요골 쪽에서 통증을 호소한다. 그리고 지신근은 가운뎃손가락과 약지의 외측에 통증을 나타낸다. 이러한 근육들의 긴장된 띠에서 여러 개의 통증유발점을 찾아서 손가락으로 부드럽게 압박을 가하며 문지른다. 이러한 통증유발점은 컴퓨터의 마우스를 사용하거나, 쇼핑백을 팔꿈치에 걸고 있거나 손목을 꺽은 상태로 장시간 있거나 하는 등의 긴장으로 인해 악화된다. 시몬스와 트래블(1999)은 사각근의 통증유발점으로 인해 요측수근신근 및 척측수근신근에서 통증유발점이 발생할 수 있다고 했으며, 또한 지신근의 통증유발점은 타자를 치거나 피아노를 치는 것과 같은 반복적인 동작에 의해 영구화된다.

곤잘레스-이글레시아스 등(2011)은 외측상과염으로 진단된 9명의 암벽 등반가들에 대한 복합 치료의 효과를 연구했다. 모든 고객의 테니스 엘보에 대한 평가를 완료했으며, 3차 방문과 2개월 후 통증 압력 임계값을 기준선에서 검사했다. 단요측수근신근에 대한 압력은 증상을 호소하기 때문에 근육에 통증유발점에 침술요법과 경추와 손목, 팔꿈치의 가동술과 테이핑 치료를 실시했다. 고객들은 최종 방문과 2개월간의 후속 조치 후 모든 검사에서 개선되었다.

수동적 STR: 손목과 손가락 신전근, 누운 자세, 엄지손가락

단계 1: 고객의 손목을 천천히 신전시켜 준다. 아래팔 외측에서 손목과 손가락 신전근의 근육의 건을 고정하고 압력을 팔꿈치로 향하게 한다(그림 8.25).

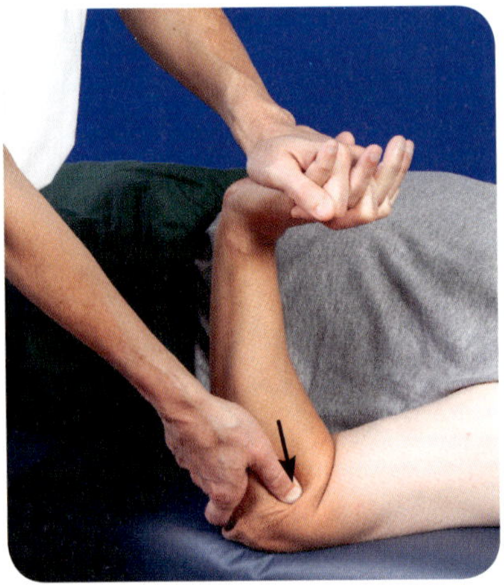

그림 8.25 엄지손가락을 사용하여 손목신전근을 고정한다.

단계 2: 치료사가 고정을 유지하는 동안 고객은 천천히 손목을 굴곡한다(그림 8.26). 팔꿈치를 수동적으로 신전하고 손가락을 구부려서 더 큰 신장성을 얻을 수 있다. 고정을 유지하는 동안 수행하기는 어렵지만 팔꿈치를 신전할 때 고객의 팔을 약간 견인하면 손이 치료용 베드에서 떨어져 손목과 손가락의 굴곡이 용이하도록 할 수 있으며, 그러기 위해서는 손을 잡고 있는 방법을 바꿔야 한다.

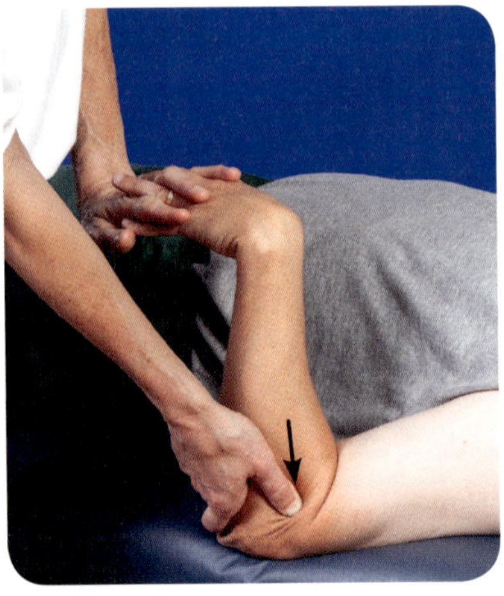

그림 8.26 압박을 유지하면서 손목을 수동적으로 구부리면 손목신전근이 신장된다.

단계 3: 팔꿈치 관절부터 손목까지 전완근을 따라서 아래로 내려가면서 더 먼 고정점을 선택해서 이 방법으로 반복해서 치료한다.

TIP 전완근은 근막에 단단히 묶여 있으므로 통증유발점의 위치를 찾기 위해서는 치료사가 해당 부위를 촉진하는 동안 고객에게는 손목을 신전시켜 줄 것을 요청한다. 예를 들어 손목의 척측수근신근은 손목을 신전시키고, 척골 편차를 가져오는데, 전완의 측면에서 통증유발점을 찾은 후 고객에게 척골 편차를 수행하도록 요구하는 것이 통증유발점을 찾는 비교적 쉬운 방법이다.

치료 사례

손목과 손가락 신전근에 대한 수동적 STR은 테니스경기에서 외측상과염으로부터 회복 중인 고객에 대한 전체 팔 마사지와 연계해서 사용되었다. 고객에게는 자가 마사지와 함께 치료 사이에 스스로 능동적 STR을 시행하는 방법을 설명했다. 이 방법은 고객의 쥐기 근력을 감소시킬 수 있기 때문에 테니스 시합 전에는 능동적 STR을 시행하지 말라고 설명하였다.

장점

- 고객이 바로 누운 자세에서 치료사가 이러한 방법을 사용할 수 있기 때문에 이것은 전신 마사지로 포함되는 비교적 손 쉬운 신장법이 된다.
- 이러한 조직을 고정하기 위해서는 가벼운 압력만이 필요하다.
- 이러한 방법은 통증유발점을 치료하는 데 도움이 된다.

단점

- 치료사가 이 방법을 처음 배울 때는 고객의 손목을 굽혀 주고 펴 줄 수 있도록 손 위치를 바르게 정렬하는 것이 조금 어려울 수 있다.
- 고객이 바로 누운 자세를 했을 때는 근육의 근육 힘살에서 지렛대 받침을 확보하는 것이 어려울 수 있다.

수동적 STR: 손목과 손가락 신전근, 엎드린 자세, 전완

단계 1: 고객의 어깨를 90도 정도로 신전하고 팔꿈치를 구부려서 손은 치료용 베드에서 떨어지도록 자세를 취하게 하고, 고객의 손목을 수동적으로 구부릴 수 있는지 확인한 후 소량의 마사지 오일을 전완에 바른다.

단계 2: 손목을 수동적으로 신전시키며 손목 쪽에서 시작해서 동시에 손목을 구부릴 때 전완 또는 주먹을 사용해서 손목에서 팔꿈치 쪽으로 천천히 미끄러지듯 움직인다(그림 8.27).

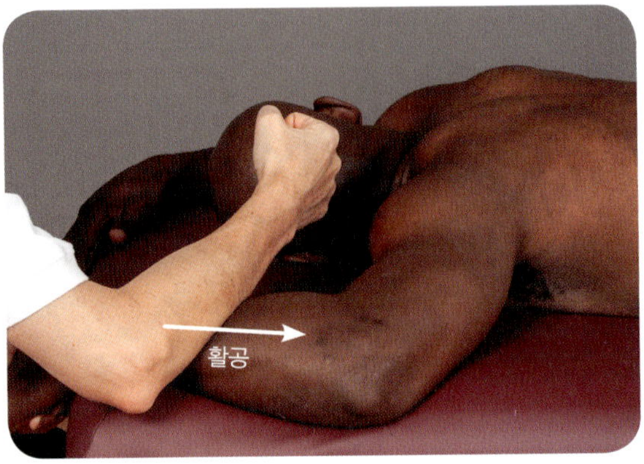

그림 8.27 손목과 손가락 신전근에 활공 STR을 적용한다.

장점

- 엎드린 자세로 고객의 손목 및 손가락 신전근을 치료하는 데 유용한 방법이다.
- 통증유발점에 활공 STR을 적용하면 예민한 감각이 진정된다.

단점

- 어깨의 문제가 있는 고객은 엎드린 자세에서 치료를 받을 때 어깨가 불편할 수 있다.
- 활공 STR은 통증유발점을 치료하는 데 제한이 있다.

능동-보조적 STR: 손목과 손가락 신전근, 누운 자세, 보강된 엄지손가락

단계 1: 고객 스스로 손목을 굴곡시키고, 신전하도록 요청하여 손목과 손가락의 신전근의 건의 위치를 확인한다. 보강된 엄지손가락으로 조직을 고정하고 팔꿈치 쪽으로 압박을 가한다(그림 8.28).

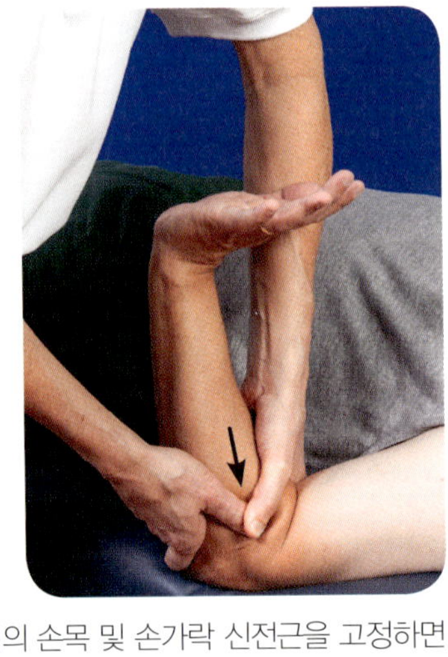

그림 8.28 고객의 손목 및 손가락 신전근을 고정하면 손목이 신장된다.

단계 2: 치료사가 고정을 유지하는 동안 고객에게는 손목을 굴곡하게 한다(그림 8.29). 팔꿈치를 신전하고 손가락을 구부리면 신장성이 더 커진다.

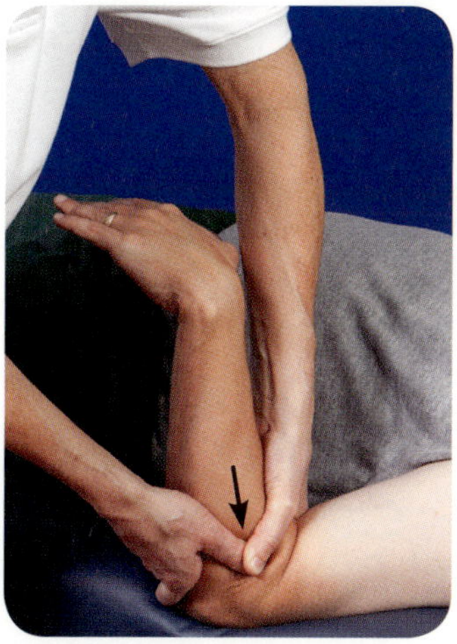

그림 8.29 치료사가 고정점을 유지하는 동안 손목을 굴곡시키면 손목과 손가락 신전근이 균일하게 늘어난다.

단계 3: 근육의 건이 위치한 부위인 팔꿈치 관절 외측에서 고정하고 반복한다.

TIP 이 방법은 외측상과염과 같은 병변의 치료에서 그리고 테니스 선수와 같은 반복된 손목의 신전을 시행하는 고객들에게 도움이 된다. 그러나 이 방법은 능동적 손목 신전이 필요하므로 너무 여러 번 반복하면 근육들이 피로해질 수 있다.

장점

- 치료사는 보강된 엄지손가락을 사용해서 더 많은 압력을 적용할 수 있을 것이다.
- 이 방법이 수동적으로 시행될 때 신장을 느끼지 못하는 고객들에게는 능동-보조적 STR을 적용하는 것이 유용할 것이다.
- 이 방법을 적용하면 통증유발점을 치료하는 데 도움이 된다.

단점

- 고객이 바로 누운 자세이므로 근육의 건에서 지렛대 받침을 확보하는 것이 어렵다.

능동-보조적 STR: 손목과 손가락 신전근, 앉은 자세

단계 1: 고객이 의자에 앉은 상태에서 손을 치료용 베드에 놓고 손목을 신전시킬 수 있는지 확인한다. 주먹이나 전완 또는 엄지손가락을 사용하여 전완근의 근위부를 고정하고 팔꿈치 쪽으로 압박한다(그림 8.30).

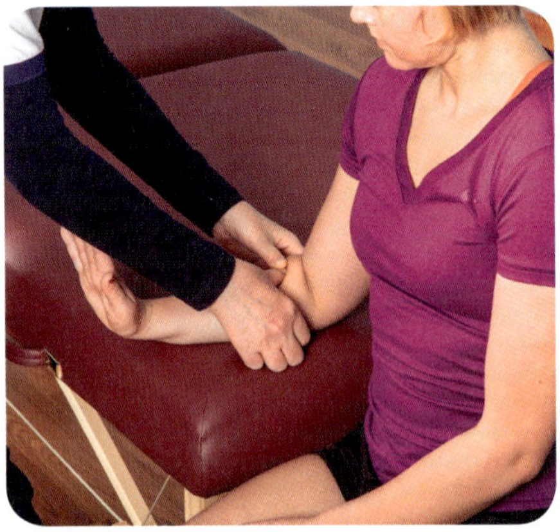

그림 8.30 고객이 앉은 상태에서 손목 및 손가락 신전근을 압박한다.

단계 2: 압박을 유지한 상태에서 고객의 손목을 신전한다(그림 8.31).

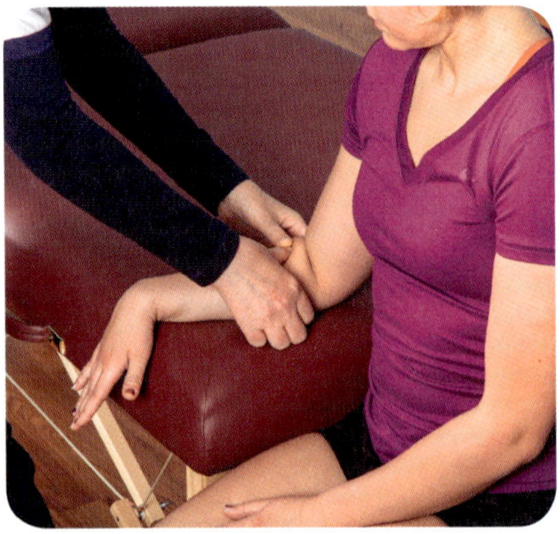

그림 8.31 치료사가 압박을 유지하는 동안 능동적인 손목의 굴곡은 손목과 손가락 신전근을 신장시킨다.

TIP 이 장에서 설명한 수동적 및 능동적 활공 기술을 참고하면, 앉은 상태에서 STR을 수정하여 적용할 수 있다.

장점

- 고객이 앉은 상태에서 손목과 손가락 신전근을 치료할 때 쉽게 적용할 수 있다.

단점

- 이러한 방법의 STR은 마사지에 포함되지 않는다.

능동-보조적 STR: 손목과 손가락 신전근, 전완근

단계 1: 엎드린 자세에서 팔꿈치를 구부리고 90도 정도 들어 올린다. 고객이 스스로 손목을 구부릴 수 있는지 확인 후 전완에 소량의 마사지 오일을 바른다.
단계 2: 고객에게 손목을 신전시켜 달라고 한 후 손목에서 시작하여, 고객이 손목을 구부릴 때 전완이나 주먹을 사용해서 손목에서 팔꿈치 방향으로 미끄러지며 문지른다(그림 8.32).

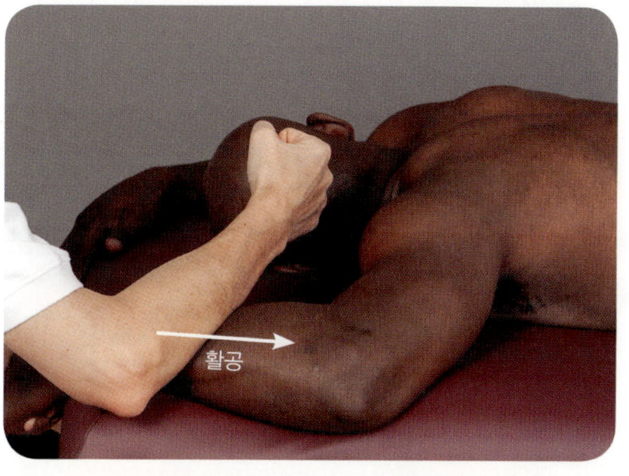

그림 8.32 고객이 스스로 손목을 굴곡시킬 때 손목과 손가락 신전근을 따라 활공한다.

장점

- STR을 마사지와 통합해서 적용하는 데 유용한 방법이다.
- 치료사 적용하기 편안한 자세이기 때문에 손목과 손가락 신전근을 치료하는 데 유용한 위치이다.

단점

- 손목의 반복적인 굴곡 신전으로 인해 근육 그룹에 피로를 줄 수 있다.
- 활공 STR은 통증유발점을 치료하는 데 제한이 있다.

능동적 STR: 손목과 손가락 신전근, 앉은 자세 또는 선 자세, 쥐기

단계 1: 자신의 손목과 손가락 신전 근육의 건의 위치를 확인한다. 이러한 근육들은 아래팔의 가쪽 뒷면에 위치한다. 자신의 손목을 폄으로 유지한 상태에서 조직 안으로 천천히 고정하고, 팔꿈치 쪽으로 압력을 가한다(그림 8.33).

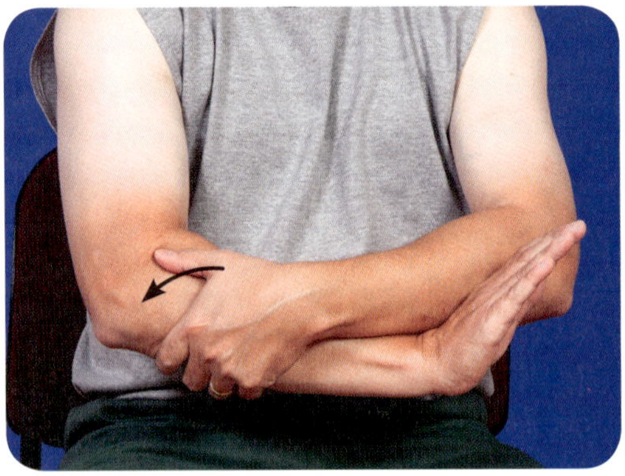

그림 8.33 손목과 손가락 신전근을 고정한다.

단계 2: 고정을 유지한 상태에서 천천히 자신의 손목을 스스로 굴곡한다.

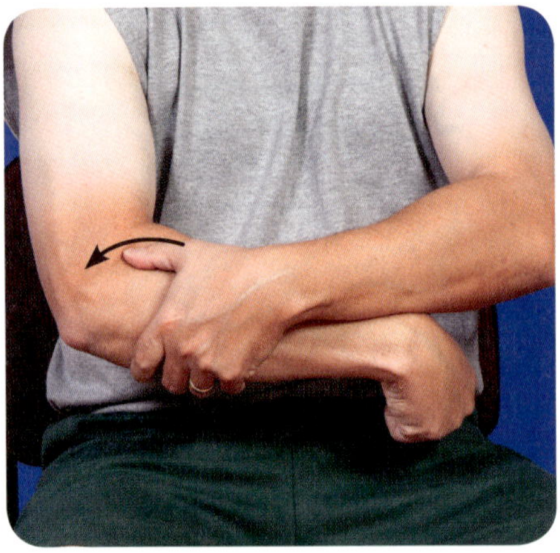

그림 8.34 손목을 구부리는 동안 고정점의 압박을 유지하면서 손목과 손가락 신전근을 신장시킨다.

단계 3: 팔꿈치 관절 근처에서부터 손목 근처까지 자신의 손목 신전근 전체를 치료한다.

TIP 능동적 STR은 사무직, 테니스 엘보로 고통받는 고객들, 그리고 무거운 가방을 드는 것과 같은 쥐기를 포함하는 활동 후에 특히 효과적이며, 언제 어디서나 쉽게 수행할 수 있어 유용하다. 마사지 치료사들이 고객을 치료하는 사이에 자신의 전완에 사용하는 것은 매우 좋은 방법이다.

장점

- 이것은 비교적 적용하기 쉬운 신장법이다.
- 통증유발점을 치료하는 데 사용할 수 있다.

단점

- 이 방법은 팔꿈치 쪽 근육에 압력을 가하는 것이 어려울 수 있다.
- 엄지손가락으로 지나친 압력을 가하는 것은 피하도록 주의해야 한다.

능동적 STR: 손목과 손가락 신전근, 롤러, 활공

단계 1: 전완근을 치료용 베드 위에 놓고 앉거나 서서 손바닥을 위로 향하게 한다. 손목으로부터 시작하여 전완근 아래에 작은 롤러를 놓고 다른 손으로 부드럽게 누른다(그림 8.35).

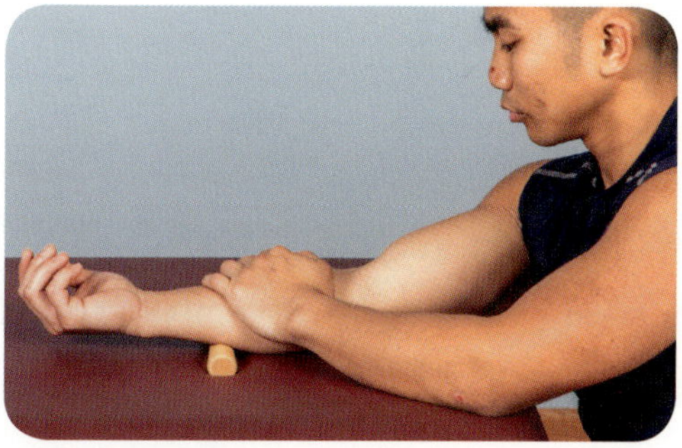

그림 8.35 롤러를 사용하여 손목 및 손가락 신전근에 대한 능동적 STR의 적용 위치

단계 2: 손목에서 팔꿈치까지 롤러 위로 팔뚝을 굴릴 때 손목을 천천히 구부린다(그림 8.36).

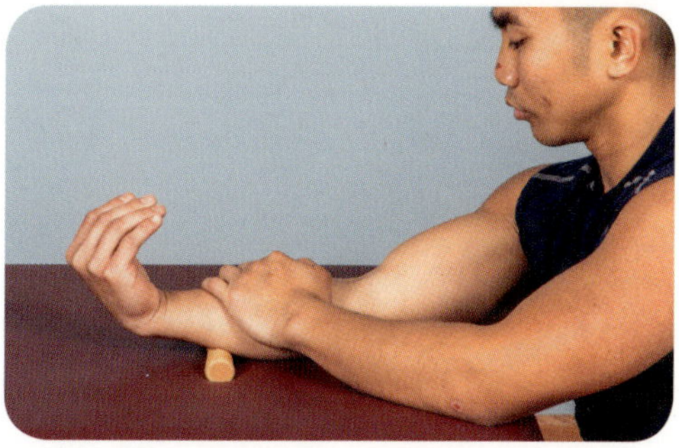

그림 8.36 손목에서 팔꿈치 방향으로 롤러를 굴리는 동안 손목을 굴곡시킬 때 손목 및 손가락 신전근이 신장된다.

TIP 롤러를 활용해 통증유발점을 치료하려면 통증유발점 부분을 찾아서 롤러 위에 놓고 손목을 굴곡, 신전시키며 굴린다.

- 이 방법에는 특별히 비싼 장비가 필요하지 않으며, 롤러는 병이나 캔과 같은 대용품을 활용할 수 있다.
- 롤러를 활용해서 통증유발점을 치료할 수 있다.
- 손목 및 손가락 신전근의 통증과 긴장을 해결하는 데 특히 좋은 방법이다.

단점

- 치료용 베드의 적절한 높이를 파악하는 과정이 필요할 수 있다.
- 앉기보다는 서 있는 것이 필요한 경우가 있다.

손목과 손목 굴곡근의 통증유발점

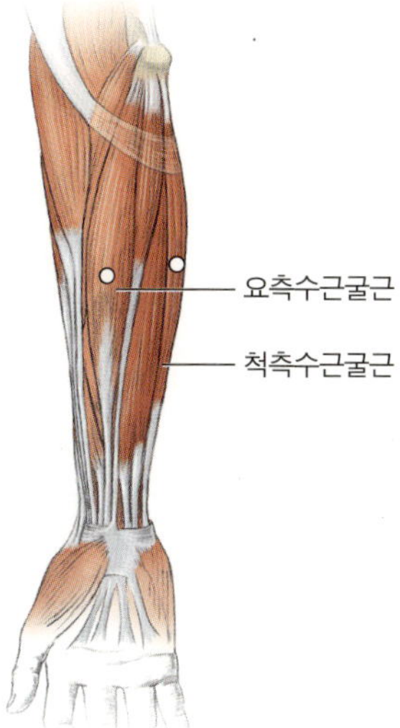

그림 8.37 손목과 손목 굴곡근의 통증유발점

그림 8.37은 손목과 손가락 굴곡근에서 발견되는 두 가지 통증유발점인 요측수근굴근과 척측수근굴근을 보여 준다. 이는 손목의 중간과 척골 쪽을 각각 나타낸다. 통증유발점은 장지굴근(그림에 표시되지 않음)에서 찾을 수 있으며 통증은 세 번째, 네 번째 손가락에서 나타난다. 손목 및 손가락 신전근과 마찬가지로 굴곡근 그룹의 통증유발점은 과사용이나 장기간 잡는 동작에 의해 영구화된다.

TIP 통증유발점이 있는 근육을 식별하려면 손목과 손가락의 움직임을 활용해야 한다. 척측수근굴근의 통증유발점을 찾으려면 척골 편차를 시켜야 하고, 요측수근굴근은 요골 편차를 시키도록 해야 한다. 손가락 굴곡을 확인하려면 전완의 중앙을 촉진할 때 손목이나 손가락 굴곡을 시켜야 한다.

수동적 STR: 손목과 손가락 신전근, 누운 자세, 엄지손가락

단계 1: 고객의 손목을 수동적으로 구부리고, 굴곡근의 건 부위를 고정한다(그림 8.38). 손가락이 곧게 펴지도록 잡아야 신장이 더 용이하다.

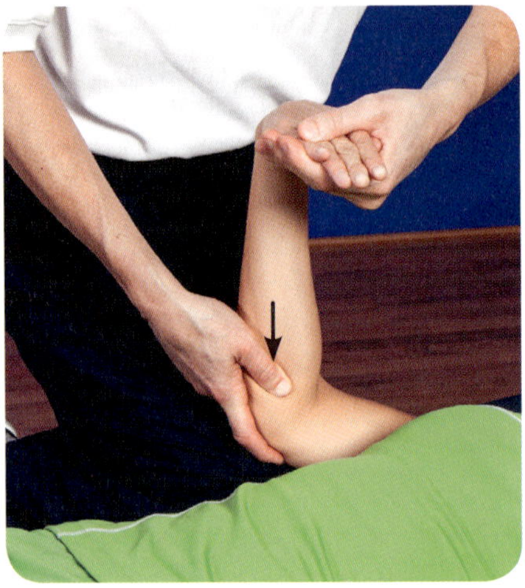

그림 8.38 손목 및 손가락 굴곡근 고정

단계 2: 압박을 유지하면서 고객의 손목을 부드럽게 펴서 손가락이 구부러지지 않도록 한다(그림 8.39). 팔꿈치를 펴면 신장이 더 많이 일어난다.

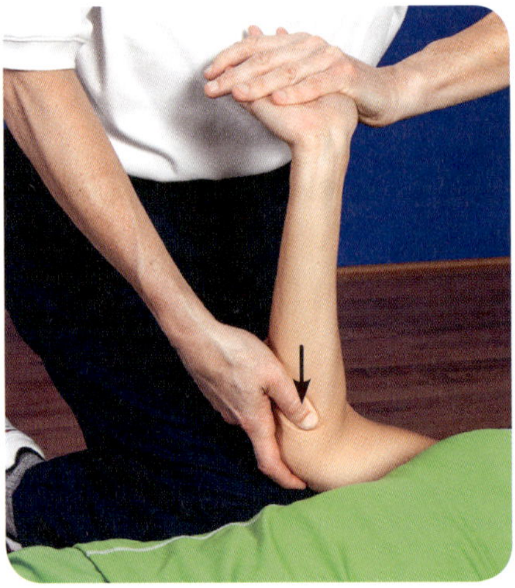

그림 8.39 조직을 고정하고 있는 동안 손목을 수동적으로 신전시켜서 신장한다.

단계 3: 전완을 팔꿈치에서 손목까지 아래로 내린다.

TIP 이 근육 그룹은 팔꿈치 쪽에 가깝게 적용하는 것이 좋으며, 일부 고객에게는 전완에 압력을 가하는 것에 불편을 호소한다.

장점

- 고객이 누워 있는 상태에서 이 방법을 적용할 수 있기 때문에 전체적인 마사지 방법과 쉽게 통합해서 적용이 가능하다.
- 이 방법은 통증유발점을 치료하는 데 유용할 수 있다.

단점

- 이 방법을 처음 적용할 때 손목을 굴곡시키거나 신전시킬 때 손을 잡는 방법이 까다로울 수 있다.
- 손목과 손가락 굴곡근을 충분히 신장시키려면 손목과 손가락을 펴는 것이 가장 좋지만(그림 8.39) 한 손을 사용할 때는 적용하기가 어려울 수 있다.

능동-보조적 STR: 손목과 손가락 신전근, 누운 자세, 엄지손가락

단계 1: 고객 스스로 손목을 굽히도록 요청하고 근육을 확인한다. 조직을 근육의 건 위에서 고정하고, 팔꿈치 쪽으로 압력을 가한다(그림 8.40).

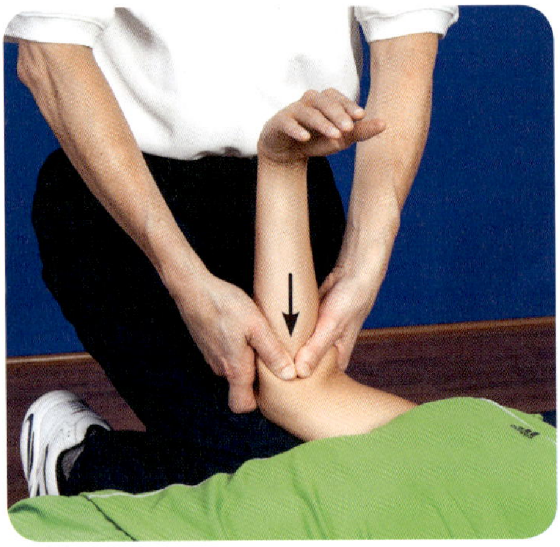

그림 8.40 손목 및 손가락 굴곡근 고정

단계 2: 치료사는 고정을 유지하면서 고객에게는 손목을 신전하도록 요청한다(그림 8.41). 팔꿈치의 능동적 신전은 신장성을 증가시키지만 압박을 유지하기 어려울 수 있다.

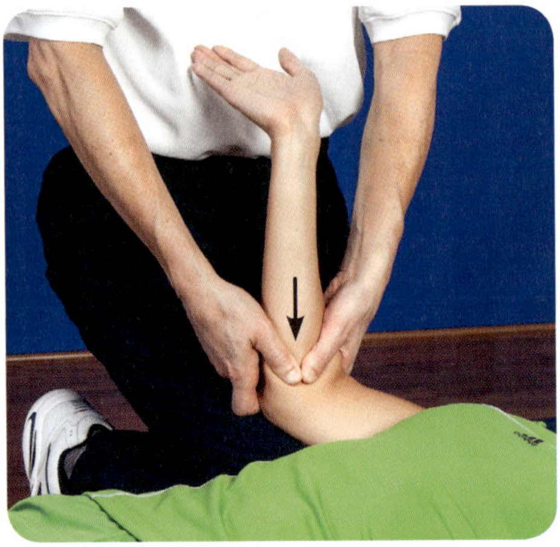

그림 8.41 손목의 신전은 손목 및 손가락 굴곡근을 신장시킨다.

단계 3: 근육의 근육 건 위에서 이러한 고정 신장의 과정을 반복한다.

장점

- 치료사는 보강된 엄지손가락을 사용하므로 약간 더 많은 압력을 적용할 수 있다.
- 이러한 방법은 수동적으로 시행되었을 때 신장감을 느끼지 못했던 고객들을 치료할 때 매우 유용하다.
- 이 방법을 사용하면 통증유발점을 치료할 수 있다.

단점

- 고객이 바로 누운 자세에서 근육의 건에서 지렛대 받침을 확보하는 것은 어려울 수 있다.

능동적 STR: 손목과 손가락 신전근, 앉은 자세 또는 선 자세, 쥐기

단계 1: 자신의 손목과 손가락 굴곡근 근육의 건을 확인한다. 자신의 손목과 손가락을 굽히는 동안 앞면에서 자신의 전완을 촉진해서 이것을 찾을 수 있다. 아래팔 안쪽 면에서 근육을 보게 될 것이다. 자신의 손목을 굴곡으로 유지한 상태에서 이러한 부위를 고정하며, 조직들을 팔꿈치 쪽으로 부드럽게 당긴다(그림 8.42).

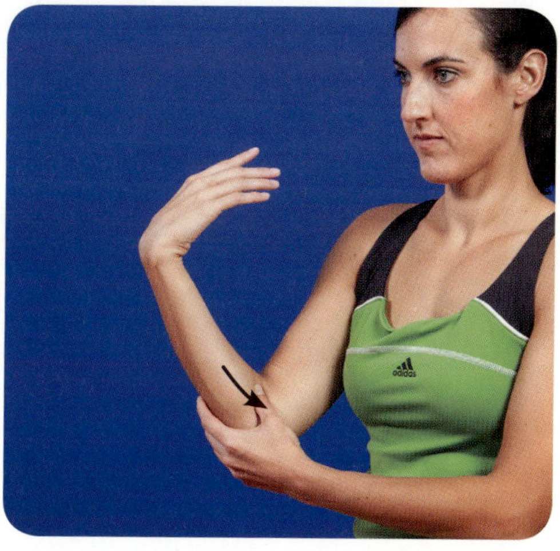

그림 8.42 팔꿈치에 가까운 쪽의 손목과 손가락 굴곡근을 고정한다.

단계 2: 고정을 유지하는 동안 자신의 손목을 천천히 펴 준다(그림 8.43).

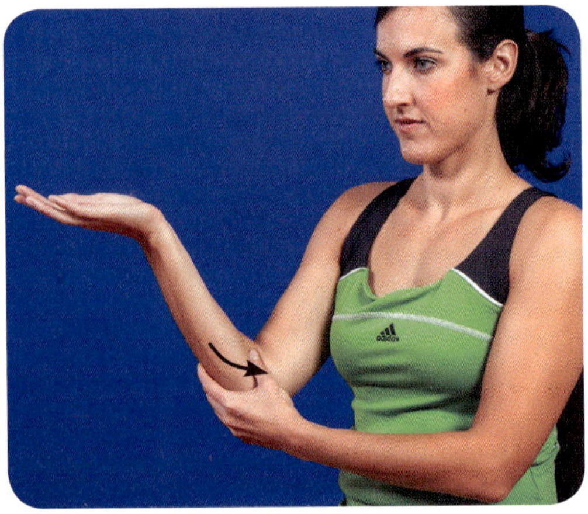

그림 8.43 압박을 유지하면서 손목을 유연하게 신장시킬 수 있다.

단계 3: 팔꿈치부터 손목까지 아래팔을 치료한다.

TIP 자신의 먼 쪽을 치료해 가면서 압력을 줄여 줄 필요가 있을 것이다. 이것은 아래팔에서 근육이 힘줄로 바뀌며, 앞면에서 눌릴 수 있는 많은 신경과 혈관의 구조를 담고 있기 때문이다.

자신의 손가락을 지속적으로 굽히는 타이피스트와 운전사들처럼 이 근육을 지속적으로 작동시키는 사람들에게 이 방법은 훌륭한 신장법이 된다. 또한 골퍼에게 좋은 방법이 되며 골퍼 엘보에서 보이는 불편함을 완화시켜 줄 것이다. 유날법을 적용하기 위하여 자신의 손을 사용하는 마사지 치료사들은 고객을 치료하는 사이 자신의 손목 굴곡근으로 능동적 STR을 시행하면 좋다.

장점

- 이것은 비교적 적용하기 쉬운 방법이다.
- 치료사들이 고객들을 치료하는 사이에 자신들의 아래팔에 사용할 수 있는 좋은 방법이다.

단점

- 자신의 엄지손가락으로 지나친 압력을 가하는 것은 피하도록 주의해야 한다.

치료 사례

무거운 쇼핑백을 들거나 베드를 들어야 했을 때 나의 손목 굽힘근에 자주 이러한 STR을 사용했다. 또한 이 책을 쓰는 동안 타이핑 중간중간에 이 방법을 적용했다.

간단한 질문

1. 삼두근에서 STR을 특별하게 느끼기 좋은 시기는 언제인가?
2. 삼두근에 수동적 STR을 받을 때 고객은 어떤 자세를 취하는가?
3. 손목 신전근으로 능동적 STR이 시행될 때 자신의 손목을 굴곡 또는 신전에서처럼 어떤 자세에서 시작하는가?
4. 손목 굴곡근으로 능동-보조적 STR을 시행할 때 근육을 팔꿈치 근처 또는 손목 근처, 어디에서 고정하는가?
5. 수근굴근에 대한 STR에서 효과를 볼 수 있는 고객의 예를 세 가지만 들어 보라.

PART IV

연부조직 이완법 프로그램

이 부분은 실제 고객과의 상담 과정을 말해 줄 것이며, 여러분들이 궁금해하는 몇 가지 여러 예문을 제공하고, 일부 치료사들이 사용하고 있는 기록 방식의 예도 제공한다. 상이한 상담 형태 이면의 근거를 숙독하고 두 가지의 너무도 상반된 사례 연구에서 보여 준 정보를 비교함으로써 하나의 치료 프로그램을 설계할 때 필요한 정보의 이용 방법에 대한 착상을 제공할 것이다. 비록 치료사들이 그들에 대한 규제기관이나 보험 담당자의 요구에 맞추기 위하여 상이한 상담의 형식을 이용할지라도 여기서 제공된 것들은 도움이 될 만한 사례가 된다.

자기 자신의 양식과 다른 사람의 양식들을 어떻게 비교할 것인가? 여러분들은 첫 질문 단락에서 정리된 그러한 질문들과 유사한 질문을 던지는가? 예를 들어 여러분들은 신체 차트나 VAS를 이용하는가? 전반적으로 이 부분은 여러분들이 치료 프로그램을 어떻게 조합하는가에 대하여 도움을 주고자 하는 의도에서 작성되었다. 이것은 규범적이기보다는 설명적일 것이다. 필요에 맞게 여러분의 상담 과정 중 이 내용의 여러 부분을 개선하고, 자신의 치료 프로그램에 STR을 결합할 수 있기를 기원한다.

9

연부조직 이완법 프로그램 만들기

모든 치료사들은 고객 상담의 중요성을 알고 있다. 치료사들은 고객이 치료를 원하는 이유, 치료에서 고객이 기대하는 것, 그리고 가능한 치료법에 대하여 금기가 될 수 있는 어떤 요인이 존재하는지를 찾아낼 필요가 있다. 모든 형태의 질문서는 치료사 또는 고객이 증상을 그림으로 표시하는 신체지도(Body map), 그리고 통증, 경직 또는 기타 이상 감각 등의 강도를 기록하도록 사용되는 VAS를 포함해서 고객에 관한 정보를 진술하도록 사용된다. 대부분의 정부기관과 보험 담당자들은 치료사로서 우리가 단지 치료 과정을 상세하게 기록하는 것뿐만 아니라 환자들이 특정한 치료에 동의하는 것, 그리고 우리의 치료법이 금기증에 속하지 않는다는 것을 확인하는 타당한 단계를 밟을 것을 요구한다. 이것을 읽고 있는 여러분들은 이러한 요구사항에 익숙할 것이며, 그것들이 우리 모두에게도 유익하다는 것을 이해할 것이다. 기록은 우리를 보호해 줄 것이며 우리의 전문분야를 보장하고 지속되도록 도와줄 것이다. 두말할 것도 없이, 상담기록지 각각의 이면에 놓인 근거를 살펴보는 것이 유용할 것이다. 당신이 새롭게 자격을 갖춘 치료사이거나 마사지 이외의 다른 신체 치료를 시행했으며, 마사지 상담 기록에서 사용되는 기록지 양식과 이전에 사용했던 기록지 양식 사이의 유사성과 차이에 관하여 알고 싶어 한다면 이 장이 특히 도움이 될 것이다.

고객들이 바쁜 병원에서 치료를 받을 때 의사들이 간과할 수 있는 몇 가지 기본사항들에 대해 의대생들에게 가르치는 것이 필요하다고 생각했고, 의사의 에티켓 체크리스트를 사용할 것을 제안했다. 예를 들어 병원에서 고객과 처음 만나는 경우 ① 방에 들어가도 되는지 허락을 구하고, 대답을 기다린다. ② 신분증을 보여 주며 자기소개를 한다. ③ 악수를 한다. ④ 미소로 고객을 대한다. ⑤ 자신의 역할을 간략히 설명한다. ⑥ 고객에게 병원에 있는 것에 대해 어떻게 느끼는지 물어봐야 하며, 특히 중증이나 치료 중인 경우에 중요하다.

고객이 첫 치료를 위하여 당신에게 왔을 때 고객에게 묻게 될 몇 가지 질문을 알아보는 것으로 시작할 것이다. 이러한 질문들을 전반적으로 읽어 봄으로써, 아마도 당신은 이미 질문들을 구분하고 새로운 질문을 확인하고 싶을 것이다. 다음으로 우리는 정보 기록의 두 가지 방식인 신체지도 차트와 VAS를 살펴볼 것이다. 또한 자세 평가를 시행하는 것의 가치를 살펴보며, 가동범위(ROM)와 기타 특수 검사들이 사용되는 이유도 알아볼 것이다. 마지막으로 우리는 두 가지 사례 연구를 재검토해 보며 수집된 정보가 치료 프로그램의 전반에 어떤 영향을 미치는지 살펴보게 될 것이다. 또한 이러한 한 가지 사례에서 사용된 완전하게 기록된 예를 제공하며, 다른 것을 요약할 것이다.

이 장의 끝부분에서는 자신의 상담에서 추가하고 싶은 어떤 것을 발견하거나, 현재 시행하고 있는 상담이 충분하다는 것을 확산하게 될 것이다.

처음의 질문

처음 질문은 고객 상담의 한 부분을 구성한다. 그림 9.1의 처음 질문은 치료사가 치료를 위한 이유를 확인하며, 사용하게 될 연부조직 이완법의 유형, 그것이 효과적일 것인지, 또는 그 방법이 전부 사용되어야 하는지에 대한 단서를 제공해 준다. 일부 치료사들은 지침화된 질문을 사용하는 것을 좋아하며 다른 치료사들은 자신들이 그 답변을 확인하고 추정하는 동안 반쯤 구성된 방식에서 고객이 이야기를 하도록 허용하는 것을 선호한다. 모든 치료사들은 '네/아니오'를 요구하는 질문보다는 열린 질문을 목적으로 한다. 열린 질문은 더 많은 정보를 이끌어낸다. 가능한 한 고객의 단어를 사용해서 답변을 기록하도록 연습하는 것이 좋은 방법이며 암시하는 것은 피해야 한다. 어떤 고객이 통증으로 찾아왔을 때, 고객이 경직감 또는 무언가 당기는 느낌이라고 하면 종종 '어디가 아프세요?'라고 묻고 싶은 유혹이 든다.

당연히 질문을 던지는 것도 하나의 기술이며 상담 과정에서 가장 중요한 부분이다. 효과적인 질문은 다음에 이어질 어떤 것에 대한 장면을 그려 준다. 고객들은 자신의 이야기를 할 때 충분히 편안함을 느껴야 하며, 치료사로서 당신은 고객이 조급함을 느끼는 동안 돌출적인 언급을 확인하며 명료하게 만들 필요가 있다. 여러분은 이미 이러한 처음 질문이 고객과 갖게 되는 직업적인 관계를 결정하는 방식을 발견했을 것이다. 세심한 질문은 고객과의 공감대를 얻도록 도울 것이며, 퉁명스럽게 재촉하거나 냉담한 태도로 하는 질문들은 고객을 멀어지게 만든다.

상당한 정보가 들어 있는 사례에서 처음 질문 과정의 말미에 상황에 대한 자신의 인식을 요약하는 것, 그리고 고객에게 이것을 말해 주는 것은 좋은 생각이다. 예를 들어 '그래요. 확실하게 하면, 당신은 이전에 전혀 다리에 문제가 없었지요. 한 달 전 당신이 조깅을 시작했으며 그 이래로 대퇴부 앞쪽에서 쑤심이 점차로 증가하는 것을 알게 되었고요. 당신이 서 있거나 쪼그리고 앉아 있을 때 이러한 쑤심이 심해지지만 안정을 취한다면 장시간 이내에 사라지는 듯 느낀다는 것이죠. 당신은 달리기에 대한 지침서에서 보았던 운동 후 신장법의 일부를 따라했지만, 그렇게 규칙적으로 하지는 않았고요. 지금은 당신이 신장하려고 시도할 때 대퇴부의 앞면이 훨씬 더 아프다는 것이죠' 이것은 고객에게 모든 점을 명료하게 만들 기회를 제공한다. 아마

처음의 질문서

고객 이름: ______________________________ 날짜: __________

1. 어떻게 도와드릴까요?

2. 어느 부위가 불편한지 말해 주겠습니까?

3. 언제부터 시작되었습니까?

4. 원인이 무엇이었습니까?

5. 점차로 좋아졌나요 심해졌나요, 아니면 그대로입니까?

6. 혹시 무엇이 불편함을 심하게 만들었습니까?

7. 혹시 무엇이 불편함을 덜하게 해 주었나요?

8. 이러한 불편함 때문에 이전에 치료받은 적이 있습니까? 받았다면 치료가 도움이 되었나요?

9. 이전에도 이러한 상태를 겪었습니까?

10. 이전에 같은 부위에 어떤 손상이 있었습니까?

11. 당신이 느끼고 있는 불편함의 상태를 설명할 수 있습니까?

12. 이러한 상태가 일이나 레저 활동에 어떤 지장을 줍니까?

13. 혹시라도 제가 알아야 하는 어떤 다른 내용이 있나요?

그림 9.1 치료를 받으러 온 이유를 확인하고, 어디에, 그리고 어떤 연부조직 이완법이 사용될 것인가에 대한 단서를 수집하도록 이러한 처음의 질문을 사용한다.

출처: J. Johnson, 2009, *Soft Tissue Release* (Champaign, IL Human Kinetics).

도 환자는 발생한 일들을 확실하게 설명하지 못했을 것이며, 또는 당신이 무엇인가 오해했을 수도 있다. 때때로 다시 들려지는 자신의 이야기를 청취하는 것은 고객이 완전하게 잊었던 어떤 것을 상기시키게 된다. 이것은 너무도 흔하다. '참! 제가 한번은 허벅지를 차였네요. 그렇지만 그것은 몇 년 전인데. 내가 그 사실을 까맣게 잊고 있었네! 내가 축구를 하고 있었고 다리를 발길에 채였죠. 피가 나거나 상처는 없었고, 다만 크게 멍이 들었지만 며칠 지나고 사라졌어요. 그것이 이것과 관계가 있을까요?'

여러분이 알고 있듯이 우리가 그렇게 많이 질문하는 그리고 전신적으로 치료하는 것을 의도하는 경향에 대한 이유의 한 가지는, 예를 들어 어떤 고객이 고관절의 문제를 보여 주는 한편, 한 부위의 어떤 손상은 신체의 다른 부분에도 영향을 준다는 것이다. 고객이 어떤 오래된 손상의 연관성을 인식하지 못하여 그것에 관하여 잊고 있거나 언급할 가치가 없다고 생각할 수 있다는 것을 고려해야 한다. 예를 들어, 어깨 관절 통증으로 찾아온 고객이 자신이 최근에 채찍질 손상에서 회복된 것을 언급하지 않을 수 있다. 고객이 해부학에 관하여 모른다면 고객은 목의 근육들 일부가 어깨 관절에 영향을 미친다는 것을 알지 못하기 때문이다.

병원에서 그리고 치료의 영역에서 일하는 모든 영역의 치료사들은 제한된 시간으로 치료하기 때문에 흔히 그들의 처음 질문은 고도로 숙련될 것이다. 어떠한 답변이 더 많은 조사를 요구하는지 그리고 어떤 것이 별로 중요하지 않은지 확인하는 법을 배워야 한다. 종종 우리는 어떤 유형의 고객을 치료하고 있는지 배워 보며, 이것은 그들을 어떻게 치료할 것인지의 정보를 제공한다. 예를 들어 규칙적으로 그리고 강하게 운동하며 과사용 손상으로부터 고통받기 쉬운 사람은 이제 막 운동 프로그램에 참여한 사람과는 다르게 충분한 휴식을 갖도록 권해질 것이며, 가능한 한 손상을 피하도록 충분하게 권고받게 될 것이다. 드문 사례에서 어떤 고객은 전문의에게 인계될 필요가 있다는 것이 이러한 초기 단계 중에 분명해지곤 한다. 그렇지만 처음 질문 단계의 말미에 자신의 질문을 구체화하며, 고객이 찾아온 이유, 그들의 문제가 무엇이고 어디에 있는지, 그리고 더 깊은 평가를 시행해야 하는 어떠한 금기증이 존재하는가에 대한 여러분의 견해를 만들어야 한다.

TIP 정확하고 간단명료하게 요약된 진술을 확보하는 것은 그 자체가 하나의 기술이다. 만약 이러한 분야에서 자신의 확신을 증진시키고자 한다면 다음을 연습한다. 가족이나 친구에게 질문을 던지며 사람들이 말하는 것을 요약하도록 연습한다. 치료를 위하여 여러분에게 찾아올 수 있는 어떤 문제가 있는 누군가를 찾아볼 필요가 있다. 질문을 던지고 주된 문제, 어떤 금기증, 그리고 처음 질문 후에 치료가 가능한지의 여부를 결정하는 데 걸리는 시간을 측정하는 것을 연습한다. 스스로에게 20분의 시간을 한정한다. 다시 시도하며 이번에는 10분으로 한정한다. 여러분이 물었던 질문으로부터 스스로 확인할 수 있는 핵심질문이 있었는가, 그리고 단지 5~7분 이내에 고객의 주된 문제를 유도해 낼 수 있는 핵심 질문이 있었으며 그 질문을 상담 초기에 그들에게 물었는가?

로젠츠베이그 외 연구진(2014)은 '고객 중심의 관리를 위한 방법: 고객에게 중요한 질문을 할 수 있는 방법에 대한 체계적 연구'라는 제목의 논문에서 고객과 치료의 초석을 이루는 임상의사 간의 협력 관계를 확립하기 위해서는 질문을 통해 고객의 우려를 이끌어내야 한다고 말한다. 연구자들은 고객 중심 치료에 정보를 제공하도록 고안되었으며 신체검사 또는 기능검사를 포함하지 않은 고객의 보고서와 결과 측정에 관한 내용을 체계적으로 검토했다. 고객의 전반적인 건강 인식, 스트레스, 통증, 피로, 우울증, 불안 및 수면에 관한 것이다. 이러한 측정 결과들을 분석함으로써 연구자들은 시각아날로그건강상태(VAHS) 양식을 만들었는데, 여기에는 고객들과 대화를 하는 데 사용할 수 있는 임상적으로 타당하고 신뢰할 수 있는 질문이 포함되어 있다. VAHS에는 다음과 같은 7개 질문이 포함되어 있으며, 각 질문은 0(우수)에서 10(나쁨)으로 평가된다. 이러한 질문은 다음과 같다.

1. 전반적인 건강 상태를 어떻게 평가하시겠습니까?
2. 얼마나 많은 정신적 스트레스를 겪고 있습니까?
3. 얼마나 많은 통증을 겪고 있습니까?
4. 얼마나 많은 피로를 경험하고 있습니까?
5. 우울증이 얼마나 됩니까?
6. 당신은 얼마나 많은 불안을 겪고 있습니까?
7. 당신은 잠을 편안하게 잡니까?

다음 내용은 처음 질문 과정에서 일부분으로 사용해야 하는 몇 가지 질문이다. 반드시 이러한 순서로 질문할 필요는 없으며, 여러분은 목록을 수정하고 싶을 수도 있다. 이것들은 고객이 각별히 신체의 일부에 특정한 상해나 문제를 갖고 당신을 찾아올 때 물어야 하는 유용한 질문이다. 그렇지만 만약 고객이 건강을 위한 전신 마사지를 받으러 왔다면 생략해도 될 것이다. 이러한 질문들은 마사지 치료사에 의하여 시행된 상담에서 포함되어야 하는 것들이다. 스포츠

치료 사례

심한 통증을 호소하는 고객이 등의 마사지를 위하여 찾아왔다. 그는 너무도 특이한 사고를 당했다. 그는 서커스장 주변을 빠르게 달리는 훈련이 포함된 말타기 프로그램을 시행하고 있었다. 자신의 양발로 말 등에 서려고 하던 중 허리 주변에 부착했던 안전고리가 당겨져 말 밖으로 떨어졌다. 이러한 이야기를 하는 동안 그는 무척이나 힘들게 서 있었으며, 셔츠를 걷어 올리며 '여기를 보세요'라고 말했다. 그의 허리 양쪽에는 두 개의 매우 커다란 멍이 있었다. 확실히 모든 종류의 마사지가 금기시되는 급성의 손상이었다. 그는 즉시 전문 병원으로 인계되었다.

마사지사, 물리치료사, 테라피스트, 정골요법사, 카이로프락터는 이러한 질문들을 확장하거나 변형할 것이다. 여기서 우리는 고객이 연부조직 이완법을 포함한 마사지의 어떤 형태를 필요로 할 것임을 가정했다.

1. 어떻게 도와드릴까요?

많은 시작 질문이 존재하며 불행스럽게도 가장 흔히 사용되는 것이 '어디가 아프십니까?' 아니면 '무엇 때문에 오셨나요?'이다. 질문이 특정적이기는 할지라도 이것은 역시 암시적이기 때문에 이러한 것은 권할 만하지 못하다. 첫째로 고객은 어떤 통증도 없을 수 있다. 그들은 아마도 경직이나 관절의 굳어짐 또는 불편함만이 있을 수 있다. 고객이 당신과 동일한 용어를 사용하기에 앞서 자신이 어떻게 느끼는가 말하도록 하는 것이 가장 좋다(당기는 느낌? 당신이 바닥을 내려다볼 때 역시 당기는가?). 두 번째로, 고객은 전혀 자신의 상태를 하나의 문제로 감지하지 않을 수 있다. 많은 환자들은 전반적인 건강 관리 차원에서 마사지를 받으러 올 수 있다. 예를 들어 달리기 선수는 장경인대와 연관된 문제 발달의 개연성을 예방하는 차원에서 마사지를 원할 수 있다. 일부 헬스 트레이너는 마사지가 근육통(DOMS)의 개연성을 감소시키도록 도와준다고 믿고 있다.

당신에게 도움이 될 시작 질문을 선택한다. 만약 '무엇 때문에 오셨습니까?'라는 것이 진부한 질문처럼 느껴진다면 또는 '어떻게 오셨습니까?' 등이 지나치게 거칠게 느껴진다면, 다음처럼 막연하게 던지도록 시도한다. '안나가 당신 무릎이 불편하다던데, 그렇습니까?' 이러한 첫 질문은 장황한 설명으로 이어질 필요가 없다. 또한 당신이 문제의 핵심으로 향할 수 있어야 한다. '물리치료사가 저에게 오십견을 갖고 있다고 하네요. 원한다면 마사지를 받는 것도 괜찮다고 하더군요.'

2. 어디가 불편한지 설명해 줄 수 있나요?

시작 질문은 고객의 주된 불편함 그리고 그것이 영향을 미치는 신체 부위 또는 치료를 받으러 온 어떤 다른 이유 등을 알아볼 수 있어야 한다. 만약 고객이 근육과 연관된 문제를 설명한다면, 당신은 전체 근육 또는 일부 근육이 그 문제인지 확인할 필요가 있다. 그러므로 일부 치료사들은 개별적으로 던져지는 구분된 질문을 선호한다. '어디가 불편한지 말해 주겠어요? 당신은 그 상황을 다른 말로 표현할 수 있다(예를 들어 '어디가 아픈지 보여 주겠어요?' 또는 '무릎 앞쪽 또는 무릎 뒤쪽에서 불편함을 느끼나요?'). 연부조직 이완법은 특정한 근육 섬유를 신장시키도록 사용될 수 있다. 예를 들어 슬괵근에서 오래된 슬괵근 열상이 존재하는 것을 안다면 이것이 나중의 촉진 과정에서 그리고 당신의 치료에서 슬괵근에 보다 집중할 수 있다는 것을 의미하므로 아주 도움이 된다. 흔히, 치료사는 차트를 작성할 때 이러한 질문을 신체지도(259쪽 그림 9.3 참조)에 그리거나 상담 차트에 공간이 있다면 작은 그림을 그려 표시할 것이다. 이어진 치료 후에는 처음의 불편한 부위가 (만약 한 곳만이라면) 없어졌는가 알아보기 위해 차트를 참조할 수 있다.

3. 언제부터 시작되었나요?

여기서 당신은 문제가 점진적이거나 갑작스런 발생을 보였는지 확인하려고 노력하고 있다. 고객이 지금 막 좌상을 입은 근육과 같이 급성의 상태를 묘사하는가? 또는 이러한 상태가 몇 시간 전에 발생한 것임을 묘사하는가? 예를 들어 어제 손상받은 장딴지 근육은 몇 주 전에 발생한 장딴지 근육 좌상으로 여전히 문제를 만들고 있는 것과는 다르게 치료할 것이다. 좌상이 급성이면 급성일수록 STR을 적용할 확률은 적어진다. 이러한 질문은 또한 과도한 사용으로 인한 손상을 확인하도록 도와줄 것이다. 건병증과 같은 과사용 손상은 점진적으로 나타나며 아마도 반복된 동작에서 악화될 것이다. 종종 어떤 환자는 상태가 시작된 시점을 잘 알지 못하며 또한 고객은 상태가 STR로 치료될 수 있는 것인가에 대한 단서도 제공하지 못한다. '내가 네 시간인가 다섯 시간 동안인가 컴퓨터를 하였더니 증상이 시작되었어요.'

4. 어떻게 그것이 유발되었는가?

어떤 손상에 대하여는 알려진 원인이 존재하지만(제가 뛰고 있었고 그때 갑작스럽게 다리가 찌르는 듯 아파졌고요, 더 이상 뛸 수 없었어요), 과사용 또는 자세적 스트레스로부터 유발되는 근육 쑤심과 같은 모습의 발병은 고객이 악화시킨 요인을 알 수 없을 만큼 무의식적으로 진행된다. '별다른 이유가 없었어요. 운전할 때 그냥 아팠고요. 차가 막혀서 기어를 자주 바꿀 때 더 심해졌어요. 이어서 어깨와 마찬가지로 팔이 아프기 시작했네요.'

5. 조금씩 나아집니까? 심해지나요? 또는 변화 없이 그대로입니까?

상태가 어떤 양상을 보이는지 아는 것은 STR의 치료에서 특별히 유용하다. 어떤 상태가 심해지고 있다면 이것은 고객이 안정이 요구되는 과사용 상태에 있다는 것, 또는 환자를 이송할 필요가 있다는 것을 나타낼 것이다. 이러한 상태의 어느 것도 STR로 치료될 수 없다. 다른 한편으로 고객이 점차 더 경직되는 듯 보이는 슬괵근을 보여 준다면, 이것은 STR이 도움이 된다는 것을 보여 준다.

6. 특별히 악화시키는 것이 있나요?

어떤 것이 상태를 악화시키는가를 아는 것은 너무도 중요하다. 과사용 손상은 이완된 부분을 사용하면 악화된다. 이 질문에 대한 답변은 고객에게 안정을 권할 것인지, 신체의 다른 부분을 이용하도록 권할 것인지 치료 후 권고사항을 결정할 때 치료사를 도와줄 것이다.

7. 증상을 완화시키는 것이 있나요?

완화시키는 요인을 아는 것 역시 유용하다. 신장법이 통증, 경직 또는 불편함을 줄여 주도록 도와준다고만 하는 환자는 STR로부터 도움을 얻게 된다. 일부 치료사들은 '증상을 완화시키기 위해 스스로 하는 어떤 것이 있나요?'라고 질문한다. 때때로 고객은 직접적인 진술(아니요. 내가 자전거 타기를 그만두면 멈춥니다. 내가 거길 문지르면 조금 나은 듯해요.)을 하거나 자신이 사용하는 동작을 보여 주겠지만 쉽게 설명하지 못한다. '이렇게 바르게 앉으면 통증이 사라져요.' '꽤 자주 이렇게 걷고 싶어져요.' '그러면 한동안 조금 나은 듯 보입니다.' 종종 근육 긴장은 신장하기나 자세를 바꾸는 것으로 완화되므로 이러한 움직임이 도움이 된다고 하는 환자는 그들의 상태가 연부조직과 관계가 없다고 말하는 고객들보다 STR에 더 적합할 것이다.

8. 이러한 불편함으로 이전에 치료받은 적이 있나요? 도움이 좀 되었습니까?

고객이 이미 당신에게 말했기 때문에 때때로 이러한 질문을 할 필요는 없을 것이다. '마사지가 도움이 되었어요.' '정골요법사에게 치료받을 때 한동안 괜찮았어요.' 또는 '체육관의 트레이너가 그것을 마지막으로 치료했지요.' 이런 이야기들을 할 때 당신은 이전의 마사지가 어떠했는지, 정골요법사가 무엇을 했는지 또는 체육관에서 신장법이나 근력 강화법을 사용했는지 등을 알아내야 한다. 만약 고객이 자신이 이전에 마사지를 받았으며 그것이 상태를 악화시켰다고 한다면, 이것은 당신이 다시 한 번 마사지를 시행하기는 어렵다는 것을 뜻한다. 반대로, 고객이 이전에 STR을 받았다면 그리고 치료사가 어디 어디를 고정했으며 얼마나 많이 했는지 정확하게 말해 줄 수 있다면 도움이 될 것이다.

9. 이전에도 이 상태와 비슷한 적이 있었나요?

만약 고객이 어떤 특정 질환으로 지속적으로 고통을 받는다면 그것은 고객이 보다 규칙적으로 치료받을 필요가 있다는 것을 의미하거나 또는 치료해야 할 필요가 있는 내재한 질환이 존재한다는 추측이 가능하다. 아마도 환자는 자신의 운동법을 바꿔야 할 필요가 있을 것이다. 놀랍게도 가끔 고객들은 통증을 유발한 동작을 반복한다. '딱딱한 바닥에서 달릴 때 나는 항상 정강이 통증을 느낍니다.', '쉬지 않고 스트레칭도 없이 네 시간 동안 운전할 때 목이 아파지기 시작해요.'

10. 이전에 같은 부위에 어떤 손상이 있었나요?

항상 연관되지 않을지라도 이러한 질문은 종종 장기간 지속된 문제의 근거를 알도록 도와준다. 예를 들어 이미 상처(반흔 조직)가 있는 오래된 상처 위에서 새로운 상처(반흔 조직)의 형성은 보다 오랜 시간, 그리고 보다 특정한 시기의 STR 치료를 요구하는 경직 부위로 이어질 것이다.

11. 당신이 느끼는 불편함의 유형을 설명할 수 있겠습니까?

어떤 치료사는 상태의 초기에 이러한 유형의 질문을 던지는 것을 선호하며, 때때로 고객들은 자신의 통증, 경직, 불편함을 당신이 묻기도 전에 설명한다. '글을 쓸 때마다 항상 그렇게 아파요.' 고객이 자신의 입으로 특정 단어를 표현함이 없이 말하는 것을 기록함에 항상 주의한다. '머리를 돌릴 때 여기 목 근처에서 무언가 짓눌리는 것처럼 느껴져요.' 이것은 유용한 정보이며 '내가 머리를 돌릴 때 통증이 있어요'와 같은 표현과는 너무도 다른 것이다. 당신이 물을 수 있는 가장 좋은 질문의 한 가지는 '그것이 어떻게 느껴지세요?'가 된다. 만약 당신이 그 고객을 치료한다면 당신의 치료가 효과적이라고 여기는지를 알고 싶을 것이다. 당신은 그때 예를 들어 '머리를 돌릴 때 여전히 무언가 짓눌리는 것처럼 느껴집니까?'라고 질문할 수 있다. 어떤 치료사들은 고객이 느끼는 강도를 측정하기 위해 VAS(261쪽 그림 9.4 참조)를 사용한다.

12. 이러한 상태가 일이나 레저 활동에 영향을 줍니까?

이러한 질문은 재활 치료의 일부로서, STR이 사용된다면 고객이 얼마나 빠른 회복을 원하는지(일단 내가 무릎을 완전하게 구부릴 수 있다면, 의사가 일하러 가도 좋다고 했어요), 얼마나 스트레스를 받고 있는지(다른 사람들은 모두 지쳐가고 있습니다. 내가 우리 팀을 망치는 것처럼 느껴집니다. 만약 제가 목요일 경기를 할 수 있다면 좋을 것 같습니다.) 또는 그 문제가 활동을 제약하는지(뭐든 당기려고 하면 벌써 슬괵근이 경직되어 아플까 봐 걱정한답니다. 지난번에도 그랬어요. 그리고 이주일 전에 운동을 그만뒀다고요.)에 대한 모든 형태의 단서를 제공한다. 전반적으로 이러한 질문은 고객이 치료에 대하여 어떤 반응을 할지 그리고 자신의 치료에 대한 기대치를 확인하도록 도와준다.

13. 혹시라도 제가 더 알 필요가 있는 것이 있나요?

이것은 중요한 끝내기 질문이다. 우리는 고객에 관하여 모든 것을 알 수 없다. 환자는 '그럼요. 우리 아이 보모가 아프기 때문에 오늘은 단지 30분밖에 시간이 없어요.'와 같은 매우 기본적인 어떤 것이나 치료에서 직접적인 영향을 주게 될 어떤 것을 표현할 것이지만, 의료적 질문서로 선별될 만한 것은 아닐 것이다. '이것을 다시 설명하자면, 다른 치료사에게 치료를 받았을 때 일어나면서 조금 어지럼증을 느꼈어요.'

고객이 당신의 처음 질문에 대하여 반응하는 방식은 직접적인 질문의 결과에서 반드시 보여 주지는 않는 풍부한 정보를 제공할 것이다. 예를 들어 그들의 답변은 치료, 의료인 또는 그들 자신의 몸 등에 관하여 어떻게 느끼는가를 나타낼 것이며, 그들의 반응은 종종 당신이 더 질문할 필요가 있는 것을 흔하게 강조해 준다. 고객이 시작 질문에 답변하는 방식은 상담의 나머지를 당신이 어떻게 이어가야 하는가에 대한 힌트를 제공한다.

고객의 병력

고객의 병력은 매우 중요하다. 이것은 단지 고객이 치료받길 바라고 있는 문제에 대한 가능한 원인을 확인하도록 도와줄 뿐만 아니라 마사지에 대한 금기증을 걸러 내도록 도와준다. 그림

병력

이름:	집전화:	사무실:
주소:	휴대폰:	생년월일:
담당의 이름/전화번호: 주소:		
직업:	체중:	신장:
현재 복용하는 약:	참고사항:	
최근 수술이나 질환:	임신 여부:	

순환기계 문제: (심장, 폐부종, 고/저 혈압, 순환장애)	
호흡기계 문제: (천식, 기관지염, 건초열[꽃가루 알러지 등])	
피부질환: (피부염, 습진, 민감성, 버섯감염)	
신경계 질환: (좌골신경통, 간질, 편두통)	
비뇨기계 질환: (방광염, 아구창, 신장질환)	
면역계 질환: (감기 잘 걸림, 감소된 면역 상태)	
호르몬계통 질환: (당뇨)	
소화기계 질환: (소화장애, 변비, IBS)	
스트레스성 또는 심리적인 문제: (우울증, 불안증, 발작증, 조울증)	

면책 조항: 내 자신의 치료와 연관된 어떤 정보도 숨기지 않았으며 내가 받는 치료에 대한 모든 책임을 이해하고 수용함을 충분히 숙지했음을 확인한다. 나는 또한 이러한 양식에서 상세하게 올바른 정보를 제공했음에 동의하며, 치료사에게 이러한 상태의 변화가 있을 시 반드시 알릴 것도 동의한다.

고객의 서명: ______________________________

치료사의 서명: ______________________________ 날짜: ______________

그림 9.2 모든 고객들은 병력을 전부 말해야 한다. 치료사는 고객에 관한 연부조직 이완법에 대하여 금기가 될 수 있는 정보를 각별히 숙지해야 한다.

출처: J. Johnson, 2009, *Soft Tissue Release* (Champaign, IL: Human Kinetics).

9.2는 병력 양식의 예이다. 연부조직 이완법에 대한 금기증은 쉽게 멍듦, 얇은 피부 그리고 과도 가동성 증후군을 포함한다는 것을 명심한다. 마사지나 STR에 대한 가능한 다른 금기증은 최근의 생리학적 외상, 장기간의 스테로이드 사용, 지나치게 높거나 낮은 혈압, 정맥류, 감염성 피부질환, 심장 문제, 당뇨, 골다공증, 그리고 폐부종 등이다. 이러한 질환의 일부에서 마사지는 신체의 다른 부분에서 사용될 수 있지만 이완된 부위에 사용되지는 않는다. 임신 초기 12주 동안에는 STR을 포함한 모든 형태의 마사지가 금기라는 것을 잊지 말아야 한다.

신체지도 사용 방법(평가)

신체지도(그림 9.3)는 치료사가 계속되는 치료를 하기에 앞서 변화를 기록할 때 유용하고 손쉬운 참고자료가 될 것이다. 신체의 틀을 단순하게 그린 신체지도는 앞면, 뒷면, 그리고 가끔은 옆면을 보여 주며 그림 위에 고객의 증상 부위를 기록한다. 이것은 종아리에서 경직이 근육의 길이를 따라서 또는 횡으로 이어지는지 또는 그 증상이 아킬레스건처럼 특정한 부위에서 국소화되는지를 신속하게 알아볼 수 있기 때문에 도움이 된다. 일부 치료사들은 감각에서 차이를

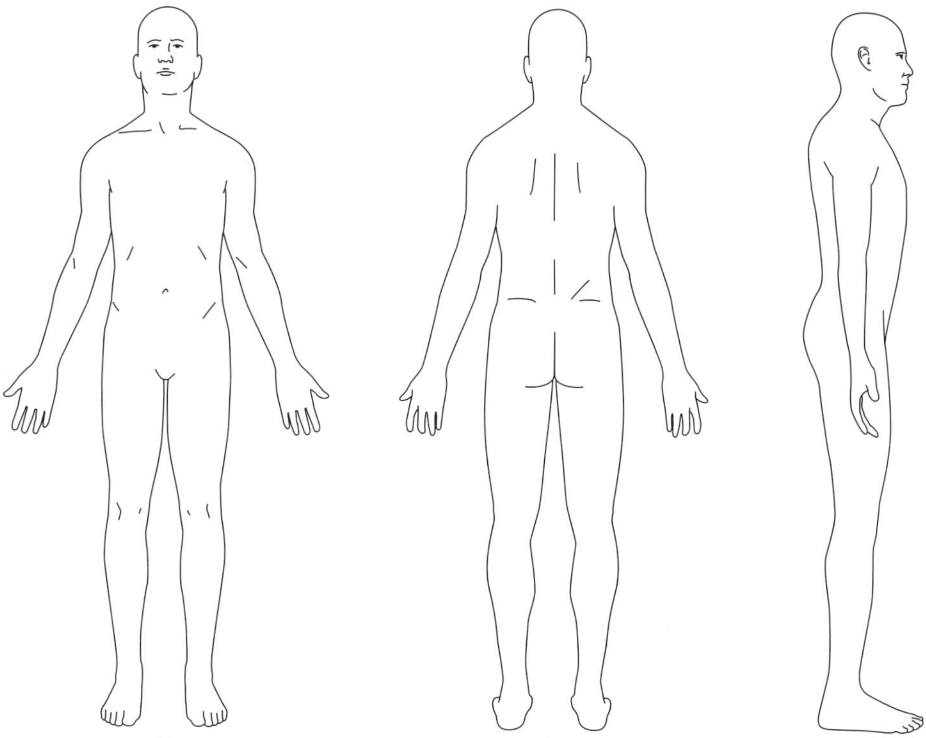

a b c

그림 9.3 고객의 증상 부위를 기록하기 위하여 이와 같은 신체지도를 이용한다.

나타내기 위하여 다른 형태의 표식을 사용한다. 예를 들어 짙게 칠하는 것은 아마도 증가된 통증이나 경직을 보여 줄 것이다. 신체지도는 또한 예전의 손상 또는 국소적 금기증(예를 들면, 운동선수의 발과 같은)이 존재하는 부위를 표시할 수 있다. 신체의 여러 부위에 연관되는 증상을 기록할 필요가 있을 때 일부 치료사는 치료할 주된 부위를 확인하기 위해 (1)번을 사용하듯이 (1), (2), (3)과 같은 번호를 매기면서 표시하는 것을 좋아한다. 경험이 있는 치료사는 다 알고 있듯 증상이 있는 부위가 반드시 문제가 있는 부위는 아니기 때문에 신체지도가 반드시 치료할 부위를 보여 주는 것은 아니다.

때때로 신체지도를 고객에게 보여 주고 올바른 부위에 표시를 했는지 확인하면서 신체지도를 채우는 것이 도움이 된다. 어떤 치료사는 어디서 문제가 존재하는지 그리고 어디에서 과거에 발생했는지 전체적인 그림을 알 수 있도록 표시하기 위해 상태의 처음 질문에 신체지도를 사용한다. 이것은 만약 손상의 복합적인 병력이 존재하거나 치료할 부위가 많다면 도움이 될 것이다. 다른 치료사는 고객을 촉진하는 중이나 조직이 평가되는 처음의 마사지 치료 후에 지도를 채워 넣는 것을 선호한다. 고객이 치료사에게 제공한 정보를 명료하게 기록하는 것은 고객이 말한 것과 주관적인 평가의 한 부분으로서 간주된 것을 기록하는 것인 반면, 촉진이나 마사지로부터 치료사의 소견을 기록하는 것은 객관적인 평가의 한 형태이다. 치료사가 일관성을 유지하는 한 어떤 방법을 사용해 치료하는가는 문제가 되지 않는다.

신체지도를 사용하는 또 다른 유용한 방법은 통증유발점을 기록하는 것이다. 이 방법으로 나중에 상담하는 동안 신체지도를 다시 참조하여 치료가 통증유발점을 해결하는 데 효과적인지 여부를 확인할 수 있다.

TIP 만약 치료사의 객관적인 소견을 기록 중이라면 치료 후 고객에게 신체지도를 보여 주는 것이 항상 권할 만한 것은 아니다. 이것은 단지 치료사가 각별하게 보았던 경직된 또는 열감이나 증가된 민감성이 있는 조직이 어디인가 나타나도록 지도 위에 모든 종류의 소견을 표시한 것을 보여 주기 때문이다. 여러 표시들로 가득 채워진 신체지도는 일부 고객에게는 불안감을 준다. 그것이 단지 실제로는 별것 아닌 소견들을 드러낼 뿐인데, 고객들은 자신들이 잘못된 모든 질환을 갖고 있다고 생각할 수 있을 것이다.

주관적 감각 측정

시각적 비교 척도(그림 9.4)는 통증, 경직, 당기는 느낌, 쑤심, 또는 다른 모든 것과 같은 주관적인 척도를 기술하도록 사용될 것이다. 그 척도는 신속하고 쉽고 효과적이다. 간단하게 종이 위에 직선을 그린다. 왼쪽 끝에는 '통증 없음' 또는 '경직 없음' 등을 적는다. 직선의 오른쪽 끝에는 반대 내용을 기록한다. '가장 아픈 통증' 또는 '최대의 경직' 등. 고객에게 직선을 보여 주며, 자신의 정도를 그 직선 위에 표시하라고 요청한다. 치료 후 당신은 새로운 VAS를 그리고 다시 한 번 자신의 상태를 표시하라고 요청한다. 예를 들어 치료의 목적이 통증의 감소였다면 새로

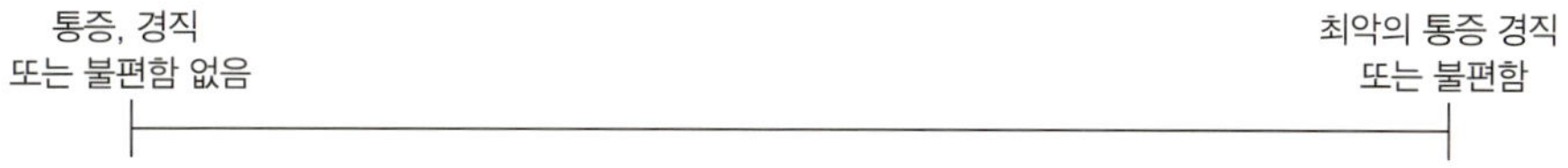

그림 9.4 시각적인 통증 비유 척도

출처: J. Johnson, 2009, *Soft Tissue Release* (Champaign, IL Human Kinetics).

운 표시는 아마도 직선의 보다 왼쪽에서 이루어질 것이다. 치료 후에 즉시 이러한 방식에서 환자를 항상 재측정할 필요가 있는 것은 아니다. 때때로 치료는 고객이 말한 것이나 행동하는 것에서 도움이 되었음을 분명하게 보여 줄 것이다. 또한 만성의 상태는 단지 한 차례의 치료로 해결되는 것도 아니다. 아마도 VAS를 사용해서 고객을 다시 테스트하기에 앞서 여러 차례의 치료가 필요할 것이다. 기프트(1989)는 모든 고객이 주관적 감정을 직선으로 표현할 수 있는 것은 아니라는 문제를 제시했다. 특히 이전의 통증 감각에 대해 질문하기 위해 VAS를 사용할 때, 고객이 실제로 그 감각을 기억하지 못할 수도 있다.

맥길의 통증 설문지(Melzack, 1975)는 통증을 측정하는 여러 방법 중 하나이다. 만약 어린이, 노인 또는 채찍질 손상과 같은 질환을 가지고 있는 고객을 치료하고 있다면, 그 특정 대상자의 감각을 측정하기 위해 사용되었던 척도를 탐구해 볼 가치가 있을 것이다. 예를 들어 호커 외 연구진(2011)은 류머티스에서 사용되는 통증 측정 시스템의 개요를 제공한다.

TIP VAS에 숫자를 기입하지 않는다. 고객들은 숫자를 기억하며, 아마도 어떤 특정한 숫자를 선호할 것이다. 예를 들면 고객들이 상당히 감소된 경직을 반드시 느껴야 한다고 생각할 것이므로 이전에 기록한 수치가 6이었음을 기억하고 3이라고 표시할 것이다. 만약 빈칸이 있는 VAS로 환자를 평가한다면, 치료 후에 고객이 감소된 경직을 느꼈다면 이것은 반드시 3이 아닌 4나 5 정도로 감소되었음을 보게 될 것이다.

자세 평가

신속한 자세의 평가는 STR의 적용에 연관될 수 있는 더 많은 정보를 제공한다. 고객의 어느 근육이 단축되고 경직되었으며 어느 것이 늘어나고 약해졌는지 찾아본다. 짧고 경직된 근육을 표적으로 그것들을 늘리도록 STR을 사용하며 이미 길어진 근육은 신장하지 않도록 유의한다. 일반적으로 가슴의 근육(대흉근과 같은)이 경직될 때 가슴 근육(승모근의 중간 섬유와 같은)은 보다 길어지고 약할 것이다. 복부의 근육이 약할 때는 요추의 근육(척추기립근과 같은)과 고관절 굴곡근은 경직되어 있다. 자세 평가에 관한 더 자세한 정보를 얻으려면 Jane Sohnson의 『자세 평가』(치료사를 위한 지침서)나 Florence Peterson Kendall이 저술한 『근육: 자세와 통증치료에 있어서 근육의 기능과 검사』를 읽어 보길 바란다.

가동범위와 기타의 특수 검사들

만약 STR이 가동범위(ROM)를 증가시키도록 사용되었다면 그때 치료되는 부위와 근육들의 ROM을 집중적으로 다룬 차트를 기록하는 것이 도움이 된다. 예를 들어, 어떤 고객이 경직된 또는 통증이 심한 어깨 관절을 치료받고 있다면 어깨 관절에서 ROM을 아는 것은 제한을 평가하기 위하여 그리고 치료의 효과를 측정하기 위하여 유용할 것이다. 기타의 특수 검사들은 다리 펴고 올리기(SLR: 슬괵근 길이에 대하여), 토마스(Thomas) 검사(고관절 굴곡근 길이에 대하여), 오버(Ober) 검사(장경인대에서 경직에 대하여) 그리고 비복근과 가자미근 사이에서의 경직에 대한 감별 검사 등을 포함할 것이다.

치료를 위한 프로그램

일단 치료사가 모든 정보를 수집했다면 고객에 대한 치료 프로그램을 세워야 할 것이다. 이것을 위하여 그림 9.5와 같은 한 가지 형식을 사용할 수 있다. 다음 내용은 그 양식에서 다양한 영역에 대한 설명이다.

- 주관적: 고객이 느끼는 방식 그리고 고객이 치료에 앞서 말한 것을 기록한다. 또한 고객이 치료에 동의한 것을 기록한다.
- 객관적: 이 부분은 치료사로서의 관찰 내용을 기록한다. 자세적 평가, ROM, 특수 검사, 그리고 촉진을 통해서 발견한 모든 것으로부터의 정보와 함께 신체지도에서 표시된 관찰 등을 포함한다.
- 치료: 시행한 치료가 무엇이고 어떻게 했는지를 기록한다.
- 평가: 시행된 치료에 대한 평가를 기술한다. 여기에서 치료 목적에 합당한가를 살펴보기 위하여 필요하다면 재평가할 계획도 적어 넣는다.
- 계획: 다음과 같은 질문에 대하여 생각해야 할 것이다. 다음 치료에서 시행하고 싶은 치료는 무엇인가? 다음 치료는 언제인가? 고객에게 알려줘야 하는 치료 후의 권고사항이 존재하는가?

치료 프로그램

고객 이름: ______________________________ 날짜: ____________

- 주된 문제:
- 별도 사항:
- 치료의 목적:

주관적 내용

객관적 내용

치료 내용

평가

치료 계획

고객의 서명: ______________________________

그림 9.5 고객의 치료 계획을 설계하기 위하여 이와 같은 양식을 사용할 수 있다.

출처: J. Johnson, 2009, *Soft Tissue Release* (Champaign, IL: Human Kinetics).

사례 연구

다음은 고객 A와 고객 B에 대한 평가이다. 그들을 주의 깊게 살펴보면서 상응하는 치료 계획을 세웠다. 여러분은 이 평가가 그들 각각에게 제공된 STR의 형태에 어떻게 영향을 미쳤는지 알 수 있는가?

고객 A

고객 A는 무릎 관절 치환수술(인공관절술)을 받은 후 병원에서 퇴원하고 2주 후 무릎 관절 통증, 경직 그리고 감소된 ROM 문제로 찾아왔다. 고객 A의 차트는 그림 9.6~9.9를 통해서 볼 수 있다.

고객 A의 정보

다음은 고객 A의 질문 양식의 요약이다.

- 처음 질문(그림 9.6 참조): 처음 질문에서 치료 프로그램을 구성하도록 도와주는 중요한 정보가 수집되었다. 그 문제는 분명하게 고객의 일상생활에 영향을 주고 있었다. 예를 들어 그녀는 계단을 내려갈 때 어려움이 있었고 자신의 개를 산책시킬 수 없었다. 그럼에도 불구하고 물리치료를 받는 중에 시행한 운동이 자신의 통증을 심화시켰기 때문에 운동을 하는 것을 원치 않았다. 아무튼, 우리는 그녀가 좋아지게 될 것임을 알았다. 그녀는 무릎에 스스로 마사지와 가동증진 운동을 하고 있었다. 이것은 아마도 자신에게 처방되었던 운동 방법보다는 덜 아픈 어떤 방법을 통해서 무릎의 유연성을 증가시킬 수 있는 무언가를 원하고 있음을 보여 주었다. 우리는 그녀가 걷기를 좋아하고 개를 규칙적으로 산책시키고 있었으며, 이것은 중대한 동기 유발의 요소가 될 것임을 인식했다. 비록 그녀가 지난번처럼 빨리 회복되지 않음에 난처해하고 있을지라도 이전에 자신의 다른 무릎에 이러한 수술을 받았다는 사실은 이러한 특수한 상황에 대한 재활 과정에 고객이 익숙하다는 것을 말해 준다.
- 병력(그림 9.7 참조): 주된 소견은 그녀가 치료하지 않은 고혈압이 있다는 것이다. 이것은 고객이 수술 후에 평상시보다 활동이 줄어들어 체중이 불게 되는 회복기가 존재한다는 것을 의미하기 때문에 중요하다. 이러한 사례는 이전에 활동적이었던 고객의 경우에 흔히 발생한다. 체중의 증가는 혈압을 증가시킨다. 그러므로 고객이 가능한 한 지나치게 힘들이지 않고(운동은 혈압을 증가시킨다) 가동성을 증가시켜야 한다는 것은 매우 중요하다. 비록 고객이 스트레스를 받는 느낌을 말하지는 않았지만 이전의 회복이 매우 빠르게 느껴졌다는 사실에서 유추해 볼 때 불안증에 대한 암시가 존재했다. 긴장된 근육이 모세혈관의 흐름을 제한하기 때문에 스트레스 역시 혈압을 증가시킨다. 좋

은 소식은 마사지가 혈압을 내려주므로 마사지와 함께 STR을 사용하는 것이 도움이 될 것이라는 믿음뿐이었다.

중요한 것은 고객이 2년 전에 왼쪽 무릎에 성공적인 인공관절 수술을 받았다는 것이다. 이것은 그녀가 재활 과정을 잘 알고 있으며 물리치료적 운동을 시행하는 것의 중요성(비록 본인이 싫어할지라도)도 잘 알고 있음을 보여 준다. 마사지 치료사가 운동을 처방하지는 않을지라도 마사지 치료사들은 가끔 물리치료사나 임상 운동처방사에 의하여 계획되었던 운동프로그램을 고객이 잘 따라할 수 있도록 격려함에 있어 중요한 역할을 하게 된다. 고객이 다른 전문가(물리치료사)로부터 역시 치료를 받고 있음을 알게 됨으로써 마사지와 STR에 대한 동의를 얻는 것 역시 중요하다. 어떤 경우에는 신장법이 기존의 치료에 대하여 부작용을 유발할 수 있으므로 치료에 앞서 승낙과 조언을 구하는 것이 최선의 방법이다.

현재의 약물은 무릎 관절 통증에 대한 진통제를 포함한다. 이것은 아주 가볍게 사용할 때라도 고정 압력의 깊이에 대한 고객의 느낌은 반드시 알아야 하며, 마사지의 일부 형태는 모든 종류의 진통제를 복용하는 고객에게 금기가 되기 때문에 또한 중요하다. 이것은 또한 고객에게 치료에 앞서 진통제를 복용하지 말 것을 유념시킬 필요가 있음을 의미한다. 치료는 고객에게 진통제를 복용할 필요를 느끼는 것을 줄여줄 기회를 제공한다. 어떤 것도 의미가 없었으며 고객에게 마사지에 대한 금기는 없었다.

- 신체지도(그림 9.8 참조): 양쪽 무릎 앞에 길쭉하게 상처가 있었다. 신체지도와 의무기록을 통해서 무릎 관절이 주된 문제의 부위이고(비록 그 부위가 반드시 치료되어야 하는 것은 아닐지라도), 상처가 수술 과정을 보여 준다는 것을 쉽게 확인할 수 있었다. 오른쪽 무릎은 외견상으로 부어 있었다. 통증과 더불어 이것은 유연성을 제한하는 하나의 요인이 될 것이다.
- VAS(그림 9.8 참조): 고객의 주된 문제는 통증이며, 그녀는 심한 통증을 보여 주는 0에서부터 10까지의 통증 척도에서 7에 해당하는 지점에 표시했다. 이것은 상당히 높은 통증 점수가 된다. 비록 우리가 무릎이 얼마나 민감한지에 대하여 알 수 없을지라도(즉, 통증이 얼마나 빠르게 나오는지) 매우 조심스런 치료가 필요하다는 것을 의미하며, 단지 체중을 싣는 것만으로도 통증이 심해지므로 고객이 베드로 올라가고 내려오는 것을 도와주고, 일단 고객이 서 있게 되면 지나치게 많이 움직이지 않도록 하는 것이 중요할 것이다.
- 자세의 평가: 고객은 과체중을 보여 준다. 상처는 고객이 무릎 수술을 받은 것을 보여 준다. 양쪽 무릎 모두 앞면에 세로 방향의 상처가 존재한다. 오른쪽 무릎의 앞, 뒤, 옆모습에서 부종은 염증 과정이 아직 활성화되어 있으며, 이것은 치료를 어렵게 할 것임을 의미한다.
- 가동범위와 기타 특수 검사: 능동적 및 수동적 무릎 관절 굽힘이 앉은 자세, 누운 자세, 그리고 엎드린 자세 모두에서 검사되었다. 전체가 다 불편했으며 능동과 수동의 굽힘

모두 가장 심했다. 환자는 비록 앞쪽의 무릎 관절 상처가 있었을지라도 엎드린 자세에서 ROM 검사를 하는 것을 가장 선호하였다. 이것은 슬괵근에 대한 STR을 엎드린 자세의 고객에게 시행할 수 있다는 것을 보여 주기 때문에 매우 흥미롭고 유용한 소견이 된다.

- 촉진: 상처 주위에서 약간의 쑤심이 있었지만 주변 조직의 촉진에서 다른 통증은 보이지 않았다.

치료를 위한 고객의 프로그램

그림 9.9는 고객 A에 대하여 설계된 치료 프로그램이다. 주된 목적은 고객이 오른쪽 무릎 관절의 굽힘과 폄에서 범위의 증가를 얻도록 도와주는 것이다. 비록 사두근에 대한 STR이 사용되었을지라도 최근 수술한 부위에 대하여 권장할 만한 것이 아님에 유념한다. 그러므로 STR은 무릎 관절의 폄을 증가시키도록 슬괵근으로만 적용하였다. 치료의 한 부분으로 치료사는 무릎이 굽힐 수 있는 지점까지 범위를 천천히 증가시켰으며, 부드럽게 다리를 흔들어 줌으로써 고객의 주의를 분산시켰다. 전반적인 효과는 엎드린 자세에서 무릎 관절에 대한 5도의 굽힘 증가와 고객이 다리를 쭉 편 상태, 즉 폄으로 앉을 때 무릎 뒤쪽에서 불편감의 감소이다.

고객은 처음에 5일간 매일 치료하였고 3주 동안은 1주에 한 차례씩 치료하였다. 고객을 매일 치료하는 것은 드문 일이다. 그렇지만 이 고객은 자신의 치료에서 유독 빠르게 회복을 얻고자 했으며, 치료가 매우 부드러웠고 증가된 범위가 오래 지속되지 않았기 때문에 짧을지라도 규칙적인 치료가 이 경우에는 적합한 듯 보였다. 5회의 치료 후 고객에게 치료 횟수를 줄이도록 자가 마사지와 물리치료적 운동을 지속하고 필요할 때마다 냉찜질을 하도록 권고하였다.

고객 B

고객 B는 자신의 슬괵근과 비복근이 점차 더 경직되는 것처럼 느껴져 치료를 위하여 찾아온 달리기 선수였다. 지금부터 여러분은 상담의 상이한 면을 보게 될 것이며, 이 두 번째 고객에 대한 정보와 고객 A를 비교해 보길 바란다. 치료 프로그램(276쪽 그림 9.10 참조)과 처음 질문에서부터 소견의 요약, 의료적 설문지, 그리고 평가 등이 제공된다. 여러분은 이러한 모든 평가가 전적으로 STR만을 사용할 것인지, STR의 어떠한 형태를 사용할 것인지, 어느 정도의 빈도로 할 것인지를 결정하도록 도와주는 것임을 알 수 있겠는가?

고객 B의 정보

다음은 고객 B의 질문 양식의 요약이다.

- 처음 질문: 환자는 이전에 4주 동안 달리기를 했으며 슬괵근과 장딴지 근육에서 증가하는 경직을 경험했다. 예상했듯이 경직의 느낌은 점진적으로 나타났고 점점 심해졌

다. 증상은 달리기 그리고 장시간 앉아 있을 때 심해졌으며, 처음에는 더운 물 목욕으로 완화되었지만 지금은 변화가 없는 듯하다. 보다 중요한 것은 고객은 어떤 통증도 말하지 않았다. 고객은 2년 전 축구경기 중에 슬괵근을 다쳤지만 정확하게 언제 이것이 발생했는지 기억하지 못했다. 그는 책에서 본 몇 가지 신장법을 해보려고 시도했지만, 그 방법들은 요통만 일으켰다. 이것은 다리로만 치료가 국소화되기 쉬운 간단한 사례인 듯 보였다. 고객이 어떤 종류의 신장법을 시행했는가를 살펴볼 가치가 있을 것이다.

- 병력: 고객 B는 긴장성 두통(장시간에 걸친 컴퓨터의 사용과 연관)으로 고통받았지만 별로 중요한 문제는 아니었으며, 마사지에 대하여 아무런 금기증도 없었다. 목과 어깨의 긴장은 STR로 치료될 수 있으며 이것은 나중에 고려할 필요가 있는 것으로 기록되었으나 지금은 첫 치료의 일부분으로 포함되지 않았다.
- 신체지도: 양쪽 다리의 뒤쪽은 지도에 표시되어 있으며 정확하게 주된 문제의 부위가 어디인지 보여 준다. 고객이 긴장성 두통으로 고통받는다는 사실은 이차적인 문제로서 신체지도에 기록되어야 할 것이다.
- VAS: 고객이 경직을 경험하고 있는 부위인 양쪽 다리 근육의 각각을 보여 줄 수 있도록 고객에게 네 개의 시각적 비교척도(양쪽 다리 모두 각각 비복근과 슬괵근에)가 사용되었다. 흥미롭게도 고객은 아마도 과거에 손상을 경험했던 부위인 왼쪽 슬괵근(척도에서 5)과 비복근(척도에서 6)에 더 심한 경직의 느낌을 받았다. 이것은 고객이 왼쪽 슬괵근의 감소된 기능에 대한 보상으로 오른쪽에 보다 더 많은 체중을 실었기 때문일 것이다. 오른쪽 슬괵근에 대한 VAS 점수는 4였고 왼쪽 비복근 역시 4였다. 또한 경직성에 대한 고객의 감각은 양쪽 모두에서 자신의 아킬레스건까지 이어졌다는 것이 주목되었다.
- 자세의 평가: 고객 B가 양쪽 모두에서 약간 무릎을 구부리며 조금 꾸부정하게 서 있는 것을 드러냈다. 고객이 똑바른 자세로 서 있기가 불편한 느낌을 받는다고 했기 때문에 평가는 어려웠다. 다리를 곧게 펴고 서 있는 것이 슬괵근에서 긴장을 악화시키는 것으로 보였다. 고객이 하루 종일 일터에서 앉아 있다고 했으므로 앉은 자세에 대한 관찰도 역시 시행되었다. 이것은 고객이 가장 편안하게 느끼는 자세로 무릎을 구부리고 발목을 의자다리에 받치고 앉는 것을 선호한다는 것을 보여 주었다.
- 가동범위와 기타 특수 검사: 하지직거상(SLR)는 고객의 슬괵근 길이를 검사하도록 이용되었다. 검사 중에 양쪽에서 거의 즉각적으로 긴장의 증가를 말한 각도는 오른쪽 다리에서 65도 그리고 왼쪽 다리에서 70도였다. 이것은 고객이 일터에서 하루의 약 6시간 동안 무릎을 구부린 채 앉아 있기 때문에 충분히 예측 가능했다. 비복근과 가자미근을 검사하기 위하여 서 있는 고객에게서 한 가지 감별검사가 시행되었다. 양쪽에서 감소된 배측 굴곡을, 그리고 오른쪽에서 단축된 가자미근을 보여 주었다.
- 촉진: 평가는 오일 없이 이루어졌다. 양쪽에서 슬괵근과 비복근에서 증가된 긴장이 존재하였다. 이전의 손상에 대한 고객의 말을 뒷받침할 왼쪽 슬괵근의 근육 건에서 반흔조직으로 보이는 촉진할 수 있는 덩어리가 존재하였다.

치료를 위한 고객의 프로그램

제공된 정보를 바탕으로 고객 B의 치료를 위한 프로그램이 고안되었다(그림 9.10 참조). 치료의 주된 목적은 고객의 슬괵근과 비복근에서 긴장의 느낌을 감소시키는 것이었다. 비록 SLR 검사가 슬괵근의 길이를 평가하도록 사용되었으며, 이것이 양쪽의 치료 후 불균형적으로 개선되었을지라도 슬괵근 길이를 증가시키는 것은 치료의 주된 목적은 아니었다. 고객이 근육 경직의 느낌을 말하도록 돕기 위하여 VAS 척도가 이용되었다. 고객의 주된 관심사는 보다 길어진 슬괵근이 아니라 더 이상의 경직감을 느끼지 않는 것이었다. 환자는 경직으로 인해서 자신의 새로운 달리기 프로그램을 이어갈 수 없을까 걱정했던 것이다.

이것은 능동적 STR이 일주일에 한 차례의 마사지에 추가되어 어떻게 효과적으로 적용될 수 있는가의 좋은 예가 된다. 이 사례에서 능동적 STR은 아마도 고객의 근력을 감소시킬 것이기 때문에 달리기 전에는 능동적 STR을 피하는 것이 중요하다는 것을 설명할 필요가 있다.

또한 달리기 직후 지나치게 깊이 능동적 STR을 적용하는 것에 관하여 주의시키는 것도 중요하다. 아마도 테니스공의 깊은 압력으로 심해질 수 있는 근육 내부에서의 미세 열상이 처음에 숨어 있을 수 있다. 능동적 슬괵근 그리고 비복근 신장법은 운동 후 STR에 대한 대체 방법으로 적용되었다.

고객은 4주 동안 주 1회씩 치료했으며 비슷한 방법으로 시행되었다. 경직의 느낌은 양쪽 다리 모두에서 감소되었다. 운동 후 신장법이 격려되었으며 일터에서 앉은 자세를 취할 때도 충고에 따르도록 제안하였다. 비록 SLR에 대한 소견이 많이 달라지지 않았을지라도, 비복근 조직에서 증가된 유연성을 보여 주는 발목 관절 배측 굴곡에서 현저한 증가가 존재했다.

고객 C

고객 C는 어깨의 후면에 통증과 관절 가동범위의 감소를 호소했다.

고객 C의 정보

다음은 고객 C의 질문 양식의 요약이다.

- 처음 질문(그림 9.6 참조): 이 고객은 3년 이상 콜센터에서 전화 헤드셋을 착용한 상태로 장시간 앉아서 근무했다. 지난 12개월 동안 고객은 목과 어깨의 통증을 호소하기 시작했으며, 어깨의 움직임에 제한이 생겼다. 그러나 통증의 빈도와 지속시간이 계속해서 증가되며 악화되었다. 통증은 처음에는 불편한 정도의 낮은 수준으로 몇 분 동안 지속되다가 하루 동안 괜찮아졌다가 운동을 하면 악화되었다. 상담 당시 통증은 강렬한 상태였으며, 하루에 60분 정도만 괜찮았고, 핫팩을 사용해 보았지만 처음에는 증상이 완화되었지만 이제는 별 차이가 없으며 움직이거나 스트레칭으로도 완화되지 않았다. 이처럼 목과 어깨에 점점 심각해지는 증상으로 걱정을 하고 있었다.

- 병력: 이 고객은 10년 전 교통사고 후 L4/L5 척추를 수술했으며, 이로 인해 장시간 앉아 있거나 30분 이상 서 있으면 허리 통증이 유발되었고, 상체 마사지에 대한 금기증은 없다.
- 신체지도: 고객은 신체지도를 사용해서 통증이 느껴지는 부분을 표시했다. 통증은 견갑골의 내측 경계를 따라 아래로 뻗어 어깨 뒤쪽으로 방사되며 승모근 상부까지 나타났다.
- 시각적 비교 척도: 이 고객은 통증 감각을 VAS로 변환할 수 없어 사용하지 않았다.
- 자세의 평가: 이 고객은 머리가 앞쪽으로 이동한 거북목 자세가 서 있는 자세와 앉아 있는 자세 모두에서 나타났다. 서 있는 상태에서는 아무런 문제가 없었지만, 직장에 앉아서 모니터가 너무 높아 눈높이가 맞지 않아서 고객은 머리를 약간 뒤로 젖히고 일하는 것으로 관찰됐다.
- 가동범위와 기타 특수 검사: 목의 가동범위를 평가해 본 결과 굴곡이나 신전에는 아무런 제한이 없었지만, 양쪽 모두 불쾌한 느낌이 발생했으며, 오른쪽과 왼쪽 측면 굴곡에서 모두 30%의 제한이 있었고, 오른쪽과 왼쪽으로 회전 범위는 정상이었지만 '통증과 경직'이 동반되었다. 왼쪽과 오른쪽 양쪽 어깨의 가동범위를 90도 이상 들어 올리면 고객은 고개를 숙이면서 양쪽의 상부 승모근에서 통증을 호소했다.
- 촉진: 견갑거근의 통증유발점을 촉진 시 고객은 왼쪽과 오른쪽에 통증을 호소했으며, 두개골 아래 부분이 약간 민감했다.

치료를 위한 고객의 프로그램

제공된 정보를 바탕으로 고객 C의 치료를 위한 프로그램이 고안되었다(그림 9.11 참조). 치료의 주된 목적은 (1) 고객의 통증이 직장에서 업무 시 60분에서 이 시간보다 오랜 시간 좋아질 수 있도록 늘리고, (2) 통증의 정도를 줄이며, (3) 고객의 통증 발생 시간을 줄이고, (4) 통증 발생의 빈도를 감소시키고, (5) 목의 측면 가동범위를 개선하고 경직되고 당기는 느낌을 줄이며 회전 시 통증을 개선하는 것이다.

고객 D

고객 D는 왼쪽 팔의 엄지손가락과 집게손가락에 통증이 있다.

고객 D의 정보

다음은 고객 D의 질문 양식의 요약이다.

- 처음 질문: 이 고객은 실직 상태로 집에만 있던 비만의 고객이었으며, 왼쪽 팔의 통증으로 취미활동인 뜨개질을 못하고 있었고, 초기 상담 당시에는 현지 의사의 감독하에

체중관리 프로그램의 일환으로 수술을 기다리고 있었다. 협심증이나 심장 질환은 왼쪽 팔 통증의 원인에서는 배제하고 근육이 원인이라고 생각했으며 의사는 해결책으로 마사지를 권장했다.

- 병력: 이 고객은 체중이 171kg이었으며 매일 아스피린을 복용하고 있었다. 또한 갑상선 기능저하 때문에 매일 티록신을 복용했다.
- 신체지도: 고객은 신체지도를 사용해서 통증이 느껴지는 부분을 표시했다. 통증은 주로 팔의 앞쪽과 뒤쪽에 있으며, 때로는 전완에 이상 감각이 있고, 가끔 오른쪽 가슴 통증이 나타났다.
- 시각적 비교 척도: 이 고객은 통증이 지속적이고, VAS에서 10점 만점에 6점 정도였지만, 뜨개질을 할 때는 8~9점까지 증가한다고 호소했다.
- 자세 평가: 이 고객은 집에 있는 평범한 의자에서 휴식을 취할 때 평가되었다. 의자는 수직에서 약 45도까지 기울어졌으며, 고객은 목의 굴곡 위치를 표시했다.
- 가동범위와 기타 특수 검사: 고객이 똑바로 앉을 수 없었기 때문에 목과 어깨의 가동범위에 제한이 있었다. 양손의 팔꿈치, 손목 및 손가락에 대한 능동적, 수동적 가동범위를 검사한 결과 왼쪽 손목의 내전이 감소하고, 손목과 손가락 신전 시 통증이 발생하고 경직됨을 호소했다.
- 촉진: 상지의 사각근 촉진 시 전방 표면에 통증을 호소했으며, 뒤쪽은 만져 볼 수 없었고, 증상이 나타나지 않았다.

치료를 위한 고객의 프로그램

고객 D를 위한 치료 프로그램은 이러한 정보를 바탕으로 설계되었다(그림 9.12). 치료의 목표는 왼쪽 상지의 통증 빈도 및 강도를 VAS에서 10점 만점에서 6점 이하로 감소시키는 것이다.

맺음말

여러분은 이제 처음 질문의 중요성을 충분히 이해했을 것이며, 치료를 위하여 다양하고 상이한 평가들이 어떻게 이용될 수 있는가를 배웠을 것이다. 이 두 가지 사례 연구는 여기에서 STR이 도움이 될 수 있는 두 개의 매우 상이한 상황을 설명한다. 고객 중에 STR이 적합할 것 같은 누군가가 떠오르지 않는가? 이 장이 고객에게 이용할 수 있는 다양한 평가에 대한 약간의 통찰을 제공하길 희망하며, 이 방법들의 일부라도 치료를 시도하는 데 용기를 북돋아 주기를 바란다.

간단한 질문

1. 처음 질문을 할 때 '어디가 아프십니까?'라는 질문 대신 어떻게 묻는 것이 좋은가?
2. 고객이 몸의 한 부분 이상에서 치료가 필요하다면 기록에서 어느 부위가 주된 치료의 부위인가 신속하게 나타낼 수 있는가?
3. VAS는 무엇의 약자인가?
4. 치료를 위한 프로그램에서 주관적인 정보는 무엇을 말해 주는가?
5. 치료를 위한 프로그램에서 객관적인 정보는 무엇을 말해 주는가?

처음의 질문서

고객 이름: ______________________________ 날짜: ______________

1. 어떻게 도와드릴까요?
통증이 없었으면 좋겠어요. 마사지 치료가 도움이 되었으면 합니다.

2. 어느 부위가 불편한지 말해 주겠습니까?
오른쪽 무릎 통증

3. 언제부터 시작되었습니까?
그쪽으로 최근 인공관절 수술 이후에

4. 원인이 무엇이었습니까?
위와 같음

5. 점차로 좋아졌나요, 심해졌나요, 아니면 그대로입니까?
좋아짐. 느리게

6. 혹시 무엇인가가 그 불편감을 심하게 만들었습니까?
굽힘/폄을 증가시키기 위한 물리치료적 운동

7. 혹시 무엇인가가 그 불편감을 좋게 해주었나요?
물리치료 운동을 안 하면. 자가요법. 진통제 복용. 앞면 상처 주변을 피해 무릎 전체에 자가 마사지. 통증 없는 범위 이내에서 가동운동

8. 이러한 불편감 때문에 이전에 치료받은 적이 있습니까? 치료가 도움이 되었나요?
아니요. 그렇지만 2년 전에 왼쪽 무릎 인공관절 수술, 금방 회복되었음

9. 이전에도 이러한 상태를 겪었습니까?
해당 없음(n/a)

10. 이전에도 같은 부위에 어떤 손상이 있었습니까?
심한 관절염, 그래서 인공관절 수술함

11. 당신이 느끼고 있는 불편감의 내용을 설명할 수 있습니까?
무릎 관절의 능동 및 수동의 움직임 시 통증(NAS 수치 7 정도), 특히 굴곡에서 경직감

12. 이러한 상태가 일이나 레저 활동에 어떤 지장을 줍니까?
개와 산책이 어려움, 보행/계단 오르기 등 일상활동에서의 어려움

13. 혹시라도 제가 알아야 하는 어떤 다른 내용이 있나요?
환자는 물리치료적 운동을 시도할 때 '화끈한' 통증을 느낌. 이것은 운동 후에 '쑤심'으로 바뀌며, 몇 시간 동안 지속됨

그림 9.6 고객 A의 질문에 대한 답변

병력

이름:	집전화:	사무실:
주소:	휴대폰:	생년월일:
담당의 이름/전화번호: 주소:		
직업:	체중: 70kg	신장: 168cm
현재 복용하는 약:	참고사항: 없음	
최근 수술이나 질환:	임신여부:	

순환기계 문제: (심장, 폐부종, 고/저 혈압, 순환장애)	진단되지 않은 고혈압
호흡기계 문제: (천식, 기관지염, 건초열[꽃가루 알러지 등])	없음
피부질환: (피부염, 습진, 민감성, 버섯감염)	
신경계 질환: (좌골신경통, 간질, 편두통)	없음
비뇨기계 질환: (방광염, 아구창, 신장질환)	없음
면역계 질환: (감기 잘 걸림, 감소된 면역 상태)	없음
부인과적 문제 (PMT, 폐경, HRT, 생리불순)	없음
호르몬계통 질환: (당뇨)	없음
소화기계 질환: (소화장애, 변비, IBS)	없음
스트레스성 또는 심리적인 문제: (우울증, 불안증, 발작증, 조울증)	없음

면책 조항: 내 자신의 치료에 연관된 어떤 정보도 숨기지 않았으며 내가 받는 치료에 대한 모든 책임을 이해하고 수용함을 충분히 숙지했음을 확인한다. 나는 또한 이러한 양식에서 상세하게 올바른 정보를 제공했음에 동의하며, 치료사에게 이러한 상태의 변화가 있을 시 반드시 알릴 것도 동의한다.

고객의 서명: ______________________________

치료사의 서명: ______________________________ 날짜: ______________

그림 9.7 고객 A의 병력

고객 A에 대한 평가

시각적 통증 비유 척도

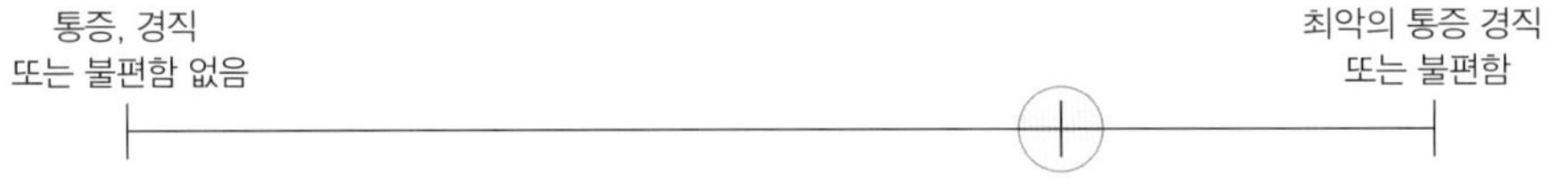

신체지도

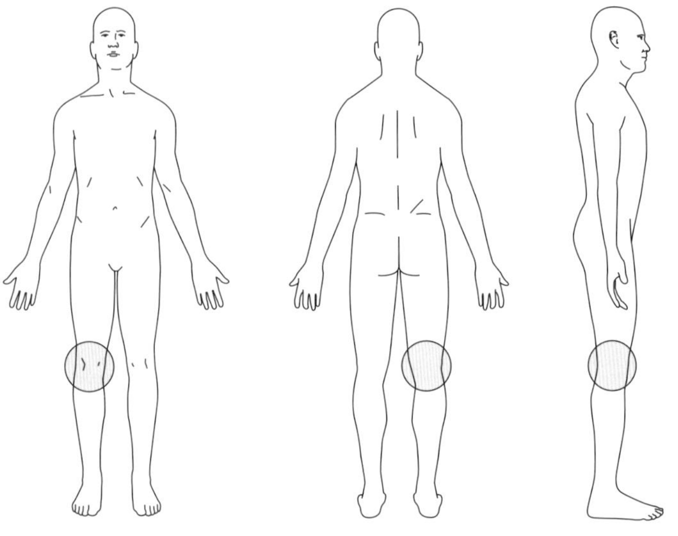

그림 9.8 고객 A의 시각적 통증 비유 척도와 신체지도

치료 프로그램

이름: 고객 A 날짜:

- 주된 문제: 인공관절 수술에 따른 오른쪽 무릎의 경직과 통증
- 별도 사항: 물리치료사가 치료에 동의함. 무릎 ROM을 증가시키기 위한 물리치료 운동 후에 통증이 심해짐
- 치료의 목적: 물리치료사의 권유로 무릎 관절 굽힘/폄을 성취하도록 도움. 굽힘으로 시작

주관적 내용

고객은 의식이 양호 그리고 치료 계획에 동의. 현재 무릎에 통증 없음.
이전의 통증에 대한 VAS(상담지 참조)

객관적 내용

오른쪽 무릎의 부종
양쪽 무릎 앞면으로 종방향의 수술 상처
좌위, 누운 자세 그리고 엎드린 자세에서 검사 시 제한된 능동 및 수동의 굽힘과 폄, 대부분 굽힘 시 국소화된 통증을 호소함
고객은 베드로 오르고 내리기 어려워함
엎드린 자세에서 무릎 관절 굽힘이 89도로 제한됨(통증에 의하여)

치료 내용

엎드린 자세에서 무릎 관절의 부드러운 수동적인 굽힘과 폄
약 2분간 방법 설명을 위해 왼쪽 슬괵근으로 옷을 통해 수동적 연부조직 이완법을 보여 줌
엎드린 자세에서 오른쪽 무릎으로 수동적 연부조직 이완법을 약 4분 시행(처음에 앞쪽 무릎으로 불편해함. 그래서 상처 바로 아래로 받침을 대 주고 계속함)
무릎 관절 폄 중 고객의 다리를 흔들어 주고 4분 더 반복함. 매번 몇 도씩 범위가 증가함
부종의 감소를 돕고 림프 배출을 돕기 위해 다리를 올리고 쉬게 함

평가

고객의 왼쪽 다리에 시연하므로 확신을 얻도록 도와줌
잘 치료되도록 베드에 닿는 그녀의 무릎을 받침으로 보호해 줌
고객은 그 방법의 적용 중 다리를 부드럽게 흔들어 주는 것을 상당히 좋아함
무릎 관절 굽힘은 수동 굽힘에서 5도 증가함
고객은 굴곡의 증가에 놀라워함,
바로 누운 자세에서 무릎을 펴고 쉴 때 '훨씬 편안함'을 보고함

치료 계획

위와 같은 방법으로 매일 10분간 STR. 고객은 위에서처럼 휴식을 취하도록 함
환자는 매일 물리치료적 운동과 함께 지속함
STR을 조절하기 위하여 앉아 있는 동안 사두근으로 근육에너지 방법을 시도

고객의 서명: ______________________________

그림 9.9 고객 A의 치료 계획, 치료 평가, 그리고 계획과 연관된 정보와 함께 주관적인 그리고 객관적인 정보도 포함한다.

치료 프로그램

이름: 고객 B 날짜:

- 주된 문제: 목과 어깨 양쪽의 뒤쪽 통증
- 별도 사항: 허리 통증 없이 30분 이상 앉아 있을 수 없다.

주관적 내용
고객 상태 양호하고, 치료 계획에 동의함

객관적 내용
양쪽에서 감소된 SLR(오른쪽 65도, 왼쪽 70도)
양쪽에서 감소된 발목 관절 배측 굴곡
경직에 대한 VAS(상담지 참조)
왼쪽 대퇴사두근에서 만져지지만 작고 통증이 없는 덩어리

치료 내용
STR 치료에 앞서 각각 5분 정도 양쪽 다리의 뒤쪽으로 기본적 웜업 마사지
엎드린 자세에서 양발이 베드 밖으로 나온 상태에서 수건을 통해 슬괵근으로 5분의 능동-보조적 STR 그리고 종아리로 능동-보조적 STR. 또한 다리 뒤로 2분의 심부 마사지 후 이어서 각각 3분의 슬괵근과 종아리근으로 STR 적용, 다시 2분간 마사지
누운 자세에서 양쪽 대퇴사두근과 전경골근으로 각각 10분씩 마사지
고객에게 슬괵근과 종아리근에 대한 능동적 STR 설명-누운 자세에서 사용하도록 단단한 테니스공을 주고 운동 전과 후 사용에 대한 주의사항을 알려줌.
능동적-운동 후 슬괵근과 종아리근 신장법을 고객에게 설명함

평가
치료 후 SLR: 오른쪽 75도, 왼쪽 75도. 능동검사에서 증가된 발목 관절 배측 굴곡
환자는 양쪽 다리에서 감소된 긴장감을 느낌
전반적으로 처음 치료가 슬괵근과 종아리근에서 고객의 경직감을 감소시킴에 효과적인 듯 보임

치료 계획
일주일에 한 번 위의 치료 계속
권장해 준 능동적 STR과 신장법을 시행하도록 격려
고객에게 달리기 운동 중 예방/유지를 위하여 양쪽 다리로 전체 치료를 고려하도록 함

고객의 서명: ______________________________

그림 9.10 고객 B의 치료 계획, 치료 평가, 그리고 계획과 연관된 정보와 함께 주관적이고 객관적인 정보도 포함한다.

치료 프로그램

이름: 고객 C 날짜:

- 주된 문제: 경직된 종아리와 허벅지
- 별도 사항: 고객이 매주 4회의 달리기 운동 계획을 이어가길 원함
- 치료의 목적: 슬괵근과 종아리근의 경직감 감소

주관적 내용

고객 상태 양호하고, 치료 계획에 동의함

객관적 내용

경추의 측면 굴곡이 양쪽에서 모두 30% 감소
경추의 회전 시 통증과 경직됨
경추의 굴곡과 신전 시 통증과 경직됨
견갑거근 양쪽에서 통증유발점 발견됨
양쪽 어깨를 90도 이상 신전 시 상부 승모근의 통증 발생

치료 내용

고객은 치료실에서 마사지 의자에 앉아서 어깨와 목의 뒤쪽으로 기본적 웜업 마사지를 좌우에 각각 5분 동안 적용함
STR은 왼쪽 및 오른쪽 견갑거근 모두에 통증유발점 치료를 위해 총 20분 동안 가벼운 마사지를 적용함
서서 고객의 견갑거근의 목 스트레칭을 가르침
고객의 책상 모니터의 위치를 적절한 위치로 조정하라고 조언하고 견갑거근 스트레칭을 수시로 하도록 권유함

평가

능동적 목의 가동범위: 목의 측면 굴곡 및 회전 범위는 약간 개선되었지만, 고객은 통증 및 경직된 느낌이 크게 감소했다고 보고함
어깨의 신전은 이제 90도 이상에서 아직 불편하지만 통증은 이제 없다고 함
초기 치료는 고객의 목 근육의 경직과 어깨 뒤쪽의 통증 치료에 효과적인 듯 보임

치료 계획

일주일에 두 번 위의 치료 계속
권장해 준 능동적 STR과 견갑거근 신장법을 시행하도록 격려
책상 모니터의 위치 조정(다음 치료 시 확인)
고객에게 목을 당기는 운동을 권장

고객의 서명: ______________________________

그림 9.11 고객 C의 치료 계획, 치료 평가, 그리고 계획과 연관된 정보와 함께 주관적이고 객관적인 정보도 포함한다.

치료 프로그램

이름: 고객 D 날짜:

- 주된 문제: 왼쪽 상지의 통증
- 별도 사항: 고객은 비만이며, 똑바로 앉을 수 없어 집에서 의자에 앉아 치료를 받아야 함

주관적 내용
의사는 왼쪽 통증의 원인이 근육임을 확인함, 치료 계획에 동의함

객관적 내용
양손의 팔꿈치, 손목 및 손가락에 대한 능동적, 수동적 가동범위를 검사 결과 왼쪽 손목의 내전이 감소하고, 손목과 손가락 신전 시 통증이 발생하고 경직됨을 호소

치료 내용
고객은 서 있는 자세가 불가능하기 때문에 집에 있는 전용 의자에 앉아 기울인 상태에서 왼쪽 사각근에 대한 치료를 위해 통증유발점에 STR을 적용하였지만 고객이 매스꺼움을 느꼈기 때문에 제한이 있었고, 고객은 가능한 더 바른 자세를 유지하고 머리의 위치와 사각근 통증의 관계에 대해 설명했다. 또한 손목과 손가락 굴곡근을 스스로 스트레칭 하는 법을 교육하고, 왼쪽 팔의 앞쪽과 뒤쪽의 신장을 스스로 10분간 적용한 후 손가락 벌림근과 손목과 손가락 굴곡근을 10분 동안 수동적으로 신장시켰다. 그리고 사각근 통증에 대한 기록지를 제공하고, 뜨개질이나 다른 좌식 활동을 제한할 것을 권장했다.

평가
증상이 조금 나아졌을 뿐이지만 고객의 교육은 잘 되었고, 고객은 사각근의 통증유발점을 촉진하는 방법을 이해하고, 일주일 동안 이러한 통증유발점에 치료를 적용하기로 동의함

치료 계획
일주일에 한 번 방문하여 사각근에 대한 능동적 STR의 효과와 손목 및 손가락 스트레칭에 대한 효과를 관찰함
고객이 스스로 사각근에 대한 통증유발점 치료를 연습함
고객은 조언 받은 대로 손목과 손가락 굴곡근육에 스트레칭을 연습함

고객의 서명: ______________________

그림 9.12 고객 D의 치료 계획, 치료 평가, 그리고 계획과 연관된 정보와 함께 주관적이고 객관적인 정보도 포함한다.

간단한 질문에 대한 답

1장

1. STR은 근육 내부에서 긴장의 특정한 부위를 표적으로 하는 반면, 전반적인 신장법은 전체 근육에서 적용한다.
2. 아래팔, 주먹, 팔꿈치 또는 마사지 도구를 사용하여 고정할 수 있다.
3. 고정을 적용할 때 몸 쪽 끝에서 시작한다.
4. 신장법은 일시적으로 근력을 감소시키기 때문에 STR은 운동 전 상황에서는 조심스럽게 사용해야 한다.
5. STR은 경기 후 적용될 수 있지만 엔도르핀의 증가된 수치로 인해서 감각되지 않을 미세 외상이 존재할 수 있기 때문에 너무 깊이 적용하지 않는다.
6. 통증유발점과 관련된 근육 문제:
   - 경직되고 약한 근육
   - 근력 감소
   - 근육통
7. 통증유발점과 관련된 관절 문제:
   - 관절 경직
   - 관절 통증

2장

1. 경기 전이나 후의 치료로서 STR을 적용할 때와 같이 가벼운 고정을 필요로 할 때는 조직을 고정하기 위하여 손바닥을 사용할 수 있다.
2. STR은 다음의 고객 유형에는 적합하지 않다.
   - 일반적인 마사지가 금기되는 사람들
   - 쉽게 멍드는 사람들
   - 과도 가동성 증후군이 있는 사람들
3. 세 가지 유형의 STR은 수동적, 능동 보조적, 그리고 능동적 STR이다.
4. 신장의 최종 부위에서 고정을 유지하지 않으며, 일단 신장된 후에는 고정을 제거한다.
5. STR의 효과를 측정하기 위해서는
   - 치료 전과 후의 통증 감각에 대하여 고객의 반응을 물어본다.
   - VAS를 사용한다.
   - SLR 또는 PNB와 같은 움직임 검사를 시행한다.

3장

1. 근육이 중립 자세로 놓일 때란 섬유들이 늘어나지도 짧아지지도 않은 상태이다.
2. 치료사는 수동적 STR에서 신장법을 시행한다.
3. 그렇다. 고정이란 근육이 신장되는 동안에만 유지되어야 한다.
4. 고객은 근육의 먼 쪽 끝으로 접근해 갈수록 신장감을 느끼기 쉬울 것이다.
5. 오일이 발라진 피부에서 수건을 통해서 치료하는 것은 매우 강한 고정을 제공하기 때문에 주의할 필요가 있다.

4장

1. 능동-보조적 STR을 시행하기 위하여 고객과 치료사 모두가 함께 참여한다. 치료사는 고정을 제공하며, 그동안 고객은 신장을 만들도록 움직인다.
2. 능동-보조적 STR은 치료 중 잘 이완하지 못하는 고객들에게 그리고 치료에 참여하길 원하는 환자들을 치료할 때 유용하다.
3. 능동-보조적 STR은 관절 범위를 증가시키며 주변 근육을 강화시키기 때문에 관절 고정 후의 재활 과정에 도움이 된다.
4. 수동적 그리고 능동-보조적 STR 사이의 가장 큰 차이는 수동적 STR에서 이완된 근육이 신장되는 반면, 능동-보조적 STR에서는 근육이 자주 신장성으로 수축하므로 신장된다.
5. 일부 고객들은 수동적 그리고 능동-보조적 STR을 혼용한다면 혼란을 겪게 된다. 하나는 고객에게 움직이라고 하며, 다른 하나는 움직이지 말라고 하기 때문이다.

5장

1. 짧게 만들고 싶은 근육을 중심성으로 수축시킨다.
2. 먼저 근육을 수축시키고 이어서 연부조직을 고정한다.
3. 첫 고정을 근육의 기시점 근처에서 만들고 원위부인 먼 쪽 끝으로 치료해 간다.
4. 만약 쉽게 멍든다면 STR을 피하는 것이 좋다. 비교적 강한 고정을 요구하기 때문에 의도치 않은 멍을 만들게 된다.
5. STR을 처음 배울 때는 동일한 부위에서 단지 2~3분 정도만 적용한다.

6장

1. 능형근에 대한 수동적 STR에서 신장을 만들기 위하여 어깨뼈를 앞으로 당길 필요가 있다. 그러므로 팔은 치료 시점에서 베드 밖으로 놓여야 한다.
2. 모든 고정의 압력을 분산시키도록 접은 수건을 통해서 치료한다.
3. 능동-보조적 STR은 신장법이 고객에 의하여 만들어지며, 환자들은 스스로가 통증이 없는 범위에서만 신장하려 하기 때문에 조직을 신장시키는 안전한 방법이다.

4. 빗장뼈와 봉우리의 돌기를 주의하며 등세모근의 위쪽 섬유로 능동-보조적 STR을 적용할 때는 이러한 골조직으로 압박하지 않는다.
5. 일단 편 고객에게 척추기립근으로 고정을 적용했다면 환자는 앞쪽으로 굽히며 신장을 만들게 된다.

7장

1. 슬괵근을 수동적으로 치료할 때 무릎 뒤 오금 공간으로 고정하지 않도록 조심한다.
2. 발바닥 굴곡근은 매우 강한 근육이므로 수동적으로 발목 관절을 배측 굴곡시키고, 이러한 근육을 신장시키기 위하여 더 많은 힘이 필요하다. 치료사의 허벅지를 이용하는 것은 더 많은 힘을 제공하며 손을 사용하는 것보다 스스로에게 더 안전할 것이다.
3. 능동적 STR을 시행할 때는 절대로 공 위에 서지 않는다. 위험하기 때문이다. 항상 앉은 자세에서 사용한다.
4. 평발(즉, 발목 관절이 외번된 사람들)인 사람은 다른 사람들보다 더욱 정확하게 종아리근에 대한 STR을 느끼게 된다.
5. 둔근에 대한 STR은 옆으로 누운 고객에게 적용된다.

8장

1. 삼두근에 대한 STR은 테니스, 숄더 프레스 그리고 익스텐션과 같은 팔꿈치 관절 신전을 포함하는 동작을 한 후 특히 잘 느껴진다.
2. 삼두근에 대한 수동적 STR은 아래팔을 베드 밖으로 내린 엎드린 자세의 고객에게서 시행된다.
3. 수근신전근에 대한 능동적 STR을 시행할 때는 손목을 폄으로 만들고 시작한다.
4. 수근굴근에 대한 능동-보조적 STR을 시행할 때는 팔꿈치 관절 근처에서 고정한다.
5. 타이핑, 운전, 그리고 골프와 같은 동작은 손목과 손가락의 굽힘을 필요로 하며, 이러한 동작을 자주하는 사람은 수근굴근에 대한 STR로부터 도움을 받게 될 것이다.

9장

1. '어디가 아프신가요?'라는 질문 대신 아마도 '그게 어떻게 느껴집니까?'라고 물을 것이다.
2. 고객이 몸의 한 부위 이상에서 치료가 필요한 것으로 보일 때에 치료가 필요한 주된 부위를 빠르게 표시하는 한 가지 방법은 신체지도를 사용하며, (1), (2), (3)과 같이 그 부위에 번호를 매기 것이며, (1)이 가장 중요하고 주된 부위를 나타낸다.
3. VAS는 Visual Analogue Scale의 약자이다.
4. 치료를 위한 프로그램에서 주관적인 정보는 고객이 이야기한 것 그리고 고객이 느끼는 방식을 말해 준다.

5. 치료를 위한 프로그램에서 객관적인 정보는 치료사로서 관찰 내용을 기록하며, 신체지도, 자세 평가, ROM 검사, 특수 검사 그리고 치료사가 촉진에서 보았던 모든 정보를 포함한다.

1장

American College of Sports Medicine. (2018). ACSM issues new recommendations on quality and quantity of exercise. Retrieved from www.acsm.org/about-acsm/media-room/news-releases/2011/08/01/acsm-issues-new-recommendations-on-quantity-and-quality-of-exercise

Chaitow, L. (2000). *Modern neuromuscular techniques*. London, England: Churchill Livingstone.

Davies, C. (2004). *The trigger point therapy workbook* (2nd ed.). Oakland, CA: New Harbinger.

Simons, D.G., Travell, J.G., & Simons, L.S. (1999). *Travell and Simons' myofascial pain and dysfunction: The trigger point manual. Vol 1: Upper half of body* (2nd ed.). Baltimore, MD: Lippincott Williams & Wilkins.

Stanton, T., Moseley, G., Wong, A., & Gregory, N. (2017). Feeling stiffness in the back: A protective perceptual inference in chronic pain. *Scientific Reports, 7*(1): 9681. Retrieved from www.nature.com/articles/s41598-017-09429-1

6장

Botha, D. (2017). A comparison between ischemic compression and foam rolling in the treatment of active rhomboid trigger points. University of Johannesburg. Abstract retrieved from https://ujcontent.uj.ac.za/vital/access/manager/Repository/uj:25556

Cummings, M. (2003). Myofascial pain from pectoralis major following trans-axillary surgery. *Acupuncture in Medicine, 21*(3): 105-107. Retrieved from http://aim.bmj.com/content/21/3/105

De Meulemeester, K., Castelein, B., Coppieters, I., Barbe, T., Cools, A., & Cagnie, B. (2017). Comparing trigger point dry needling and manual pressure technique for the management of myofascial neck/shoulder pain: A randomized clinical trial. *Journal of Manipulative and Physical Therapeutics, 40*(1): 11-20.

Fernandes-de-las-Peñas, C., Layton, M., & Dommerholt, J. (2015). Dry needling for the management of thoracic spine pain. *Journal of Manual Manipulative Therapy, 23*(3): 147-153. Retrieved from www.tandfonline.com/doi/abs/10.1179/2042618615Y.0000000001?journalCode=yjmt20

Florencio, L., Giantomassi, M., Carvalho, G., Goncalves, M., Dach, F., Fernandez-de-las-Penas, C., & Bevilaqua-Grossi, D. (2015). Generalized pressure pain hypersensitivity in the cervical muscles in women with migraine. *Pain Medicine, 16*: 1629-1634.

Johnson, J. (2012). *Postural assessment*. Champaign, IL: Human Kinetics.

Lee, J., Hwang, S., Han, S., & Han, D. (2016). Effects of stretching the scalene muscles on slow vital capacity. *Journal of Physical Therapy Science, 28*: 1825-1828. doi:10.1589/jpts.28.1825

Moraska, A., Schmiege, S., Mann, J., Butryn, N., & Krutsch, J. (2017). Responsiveness of myofascial trigger points to single and multiple trigger point release massages. *American Journal of Physical Medicine and Rehabilitation, 96*: 639-645. Retrieved from www.ajpmr.com

Robbins, M.S., Kuruvilla, D., Blumenfeld, A., Charleston, I.V., Sorrell, M., Robertson, C.E., . . . Ashkenazi, A. (2014). Trigger point injections for headache disorders: Expert consensus methodology and narrative review. *The Journal of Head and Face Pain, 54*(9): 1441-1459. doi:10.1111/head.12442

Shin, J.K., Shin, J.C., Kim, W.S., Chang, W.H., & Lee, S.H. (2014). Application of ultrasound-guided trigger point injection for myofascial trigger points in the subscapularis and pectoralis muscles to post-mastectomy patients: A pilot study. *Yonsei Medical Journal, 55*(3): 792-799. doi:10.3349/ymj.2014.55.3.792

Simons, D.G., Travell, J.G., & Simons, L.S. (1999). *Travell and Simons' myofascial pain and dysfunction: The trigger point manual. Vol 1: Upper half of body* (2nd ed.). Baltimore, MD: Lippincott Williams & Wilkins.

Taleb, W., Youssef, A., & Saleh, A. (2016). The effectiveness of manual versus algometer pressure release techniques for treating active myofascial trigger points of the upper trapezius. *Journal of Bodywork and Movement Therapies, 20*: 863-869.

Tewari, S., Madabushi, M., Agarwal, A., Gautam, S., & Khuba S. (2017). Chronic pain in a patient with Ehlers-Danlos syndrome (hypermobility type): The role of myofascial trigger point injections. *Journal of Bodywork and Movement Therapies, 21*: 194-196.

7장

Espí-López, G., Serra-Año, P., Vicent-Ferrando, J., Sanchez-Moreno-Giner, M., Arias-Buria, J., Cleland, J., & Fernández-de-las-Peñas, C. (2017). Effectiveness of inclusion of dry needling in a multimodal therapy program for patellofemoral pain: A randomized parallel-group trial. *Journal of Orthopaedic and Sport and Physical Therapy, 47*(6): 392-401.

Ferguson, L. (2014). Adult idiopathic scoliosis: The tethered spine. *Journal of Bodywork and Movement Therapies, 18*: 99-111.

Grieve, R., Barnett, S., Coghill, N., & Cramp, F. (2013). Myofascial trigger point therapy for triceps surae dysfunction: A case series. *Manual Therapy, 18*(6): 519-525.

Grieve, R., Cranston, A., Henderson, A., John, R., Malone, G., & Mayall, C. (2013). The immediate effect of triceps surae myofascial trigger point therapy on restricted active ankle joint dorsiflexion in recreational runners: A crossover randomised controlled trial. *Journal of Bodywork and Movement Therapies, 17*: 453-461.

Huguenin, L., Brukner, P., McCrory, P., Smith, P., Wajswelner, H., & Bennell, K. (2005). Effect of dry needling of gluteal muscles on straight leg raise: A randomised, placebo controlled, double blind trial. *British Journal of Sports Medicine, 39*: 84-90.

Oh, S., Kim, M., Lee, M., Lee, D., Kim, T., & Yoon B. (2016). Self-management of myofascial trigger point release by using an inflatable ball among elderly patients with chronic low back pain: A case series. *Annals of Yoga and Physical Therapy, 1*(3): 1013.

Patel, D., Vyas, N., & Sheth, M. (2016). Immediate effect of application of bilateral self myofascial release on the plantar surface of the foot on hamstring and lumbar spine flexibility: A quasi experimental study. *International Journal of Therapeutic Applications, 32*: 94-99.

Pavkovich, R. (2015). The use of dry needling for a subject with chronic lateral hip and thigh pain: A case report. *International Journal of Sports Physical Therapy, 10*(2): 246-255.

Renan-Ordine, R., Alburquerque-Sendin, F., de Souza, D., Cleland, J., & Fernandes-de-las-Peñas, C. (2011). Effectiveness of myofascial trigger point manual therapy combined with a self-stretching protocol for the management of plantar heel pain: A randomized controlled trial. *Journal of Orthopaedic and Sports Physical Therapy, 41*(2): 43-50.

Rossi, A., Blaustein, S., Brown, J., Dieffenderfer, K., Ervine, E., Griffin, S., Firierson, E., Geist, K., & Johanson, M. (2017). Spinal peripheral dry needling versus peripheral dry needling alone among individuals with a history of ankle sprain: A randomized controlled trial. *International Journal of Sports Physical Therapy, 12*(7): 1034-1047.

Trampas, A., Kitsios, A., Sykaras, E., Symeonidis, S., & Lararous, L. (2010). Clinical massage and modified proprioceptive neuromuscular facilitation stretching in males with latent myofascial trigger points. *Physical Therapy in Sport, 11*(3): 91-98.

8장

González-Iglesias, J., Cleland, J.A., del Rosario Gutierrez-Vega, M., & Fernández-de-las-Peñas, C. (2011). Multimodal management of lateral epicondylalgia in rock climbers: A prospective case series. *Journal of Manipulative and Physiological Therapeutics, 34*(9): 635-642.

Hidalgo-Lozano, A., Fernández-de-las-Peñas, C., Alonso-Blanco, C., Ge, H.-Y., Arendt-Nielsen, L., & Arroyo-Morales, L. (2010). Muscle trigger points and pressure pain hyperalgesia in the shoulder muscles in patients with unilateral shoulder impingement: A blinded, controlled study. *Experimental Brain Research,* 202: 915-925.

Nielsen, A. (1981). Case study: Myofascial pain of the posterior shoulder relieved by spray and stretch. *Journal of Orthopaedic and Sports Physical Therapy, 3*(1): 21-26.

Simons, D.G., Travell J.G., & Simons L.S. (1999). *Travell and Simons' myofascial pain and dysfunction: The trigger point manual. Vol 1: Upper half of body* (2nd ed.). Baltimore, MD: Lippincott Williams & Wilkins.

9장

Gift, A. (1989). Visual analogue scales: Measurement of subjective phenomena. *Nursing Research, 38*(5): 286-287.

Hawker, G., Mian, S., Kendzerska, T., & French, M. (2011). Measures of adult pain. *Arthritis Care and Research, 63*(Suppl 11): S240-S252.

Johnson, J. (2012). *Postural assessment.* Champaign, IL: Human Kinetics.

Kahn, M. (2008). Etiquette-based medicine. *The New England Journal of Medicine, 358*(19): 1988-1989.

Kendall, F.P., McCreary, E.K., Provance, P.G., Rodgers, M.M., & Romani, W.A. (2005). *Muscles: Testing and function with posture and pain* (5th ed.). Baltimore, MD: Lippincott Williams & Wilkins.

Melzack, R. (1975). The McGill Pain Questionnaire: Major properties and scoring methods. *Pain, 1*(3): 277-299.

Rosenzveig, A., Kuspinar, A., Daskalopoulou, S., & Mayo, N. (2014). Toward patient-centered care: A systematic review of how to ask questions that matter to patients. *Medicine, 93*(22): 1-10.

저자에 대하여

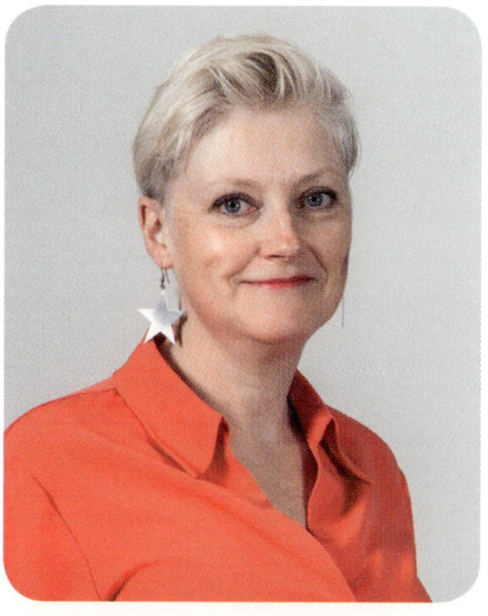

제인 존슨(Jane Johnson, MSc)은 근골격계질환을 전문으로 하는 공인 물리치료사이며 스포츠 마사지 치료사로서, 수년에 걸쳐 연부조직 이완법(STR)을 사용하고 교육해 왔으며, 해부학에 대한 탄탄한 기초를 갖고 있다. 존슨은 간결한 용어로 STR을 설명하며 운동선수, 취미로 운동을 하는 사람들, 사무직, 노동자 그리고 노인들을 포함하는 다수의 그룹을 치료했다. 다양한 유형의 고객들에게 STR을 적용할 수 있었으며 이러한 경험을 통해서 독자들에게 조언을 제공한다. 존슨은 오랫동안 고급 마사지기법을 교육해 왔으며 자신 역시 피트니스 강사, 마사지 치료사 그리고 물리치료사로서 일했다. 치료사들을 위한 회의나 학술대회에서 STR을 자주 소개했다.

존슨은 물리치료사협회의 정회원이며 건강전문가협의회(Health professions Council)에 등록되어 있다. 물리 및 자연치료사협회에서 스포츠마사지 분야의 상담사이며 시험관이고 해부학연구회의 일원이다. 여가 시간에는 치료사들을 위한 논문과 기고문을 저술하며, 자신의 개와 산책하기, 전시회장과 박물관을 방문하는 것을 좋아한다.

역자에 대하여

• **대표 역자**

백형진: 대한예방운동협회 협회장

• **공동 역자**

김성언: 세종대학교 체육학과

김주영: 건국대학교 글로벌캠퍼스 자연과학계열 조교수

김현수: 경희대학교 체육대학원 스포츠산업경영전공

김진영: 경희대학교 품새팀 AT

김준우: 바디메카닉 연구원

김영훈: 배명고등학교 교사

박강균: BM 필라테스&PT 강사

박원일: 고려대학교 연구원

양지혜: KBS스포츠예술과학원 외래교수

임원현: ABC필라테스 대표

전박근: 스포츠패나틱 대표

정한겸: (주)휴먼밸런스 대표이사

최희정: 차의과대학교 통합의학대학원 조교수